全国高职高专医药类规划教材

中药制剂技术

第二版

中国职业技术教育学会医药专业委员会　组织编写

张　杰　主编　金兆祥　主审

化学工业出版社

·北京·

本书为全国高职高专医药类规划教材，由中国职业技术教育学会医药专业委员会组织编写。本书内容以培养高端技能型中药制剂人才为目标，注重立德树人的理念，以党的二十大报告为指引，力求做到符合企业生产实际操作过程，满足中药固体制剂工、中药液体制剂工等相应职业资格的要求。书中详述了中药散剂、合剂、酒剂、煎膏剂、糖浆剂、颗粒剂、胶囊剂、片剂、滴丸剂、膏药剂等各个剂型的相关制备知识。

本书可作为高职高专中药制药专业教材，亦可作为职业技能鉴定高级工、技师培训教材。

图书在版编目（CIP）数据

中药制剂技术/中国职业技术教育学会医药专业委员会组织编写；张杰主编. —2 版. —北京：化学工业出版社，2013.3（2024.8重印）
全国高职高专医药类规划教材
ISBN 978-7-122-16409-4

Ⅰ. ①中… Ⅱ. ①中…②张… Ⅲ. ①中药制剂学-高等职业教育-教材 Ⅳ. ①R283

中国版本图书馆 CIP 数据核字（2013）第 018287 号

责任编辑：陈燕杰   装帧设计：关　飞
责任校对：吴　静

出版发行：化学工业出版社（北京市东城区青年湖南街 13 号　邮政编码 100011）
印　　装：北京科印技术咨询服务有限公司数码印刷分部
787mm×1092mm　1/16　印张 17¼　字数 433 千字　2024 年 8 月北京第 2 版第 8 次印刷

购书咨询：010-64518888   售后服务：010-64518899
网　　址：http://www.cip.com.cn
凡购买本书，如有缺损质量问题，本社销售中心负责调换。

定　　价：36.00 元

本书编审人员

主　　编　张　杰

副 主 编　李可欣　杨佃志

编写人员　（按姓氏笔画排序）

王峥业（江苏徐州医药高等专科学校）

石丽莉（江苏徐州医药高等专科学校）

孙艳峰（山东医药技师学院）

李可欣（沈阳药科大学）

杨佃志（山东医药技师学院）

张　杰（天津生物工程职业技术学院）

董　怡（天津生物工程职业技术学院）

主　　审　金兆祥（天津乐仁堂制药厂）

中国职业技术教育学会医药专业委员会
第一届常务理事会名单

主 任 苏怀德 国家食品药品监督管理局

副 主 任（按姓名笔画排列）

王书林 成都中医药大学峨嵋学院
王吉东 江苏省徐州医药高等职业学校
严 振 广东食品药品职业学院
曹体和 山东医药技师学院
陆国民 上海市医药学校
李华荣 山西药科职业学院
缪立德 湖北省医药学校

常 务 理 事（按姓名笔画排列）

马孔琛 沈阳药科大学高等职业教育学院
王书林 成都中医药大学峨嵋学院
王吉东 江苏省徐州医药高等职业学校
左淑芬 河南省医药学校
陈 明 广州市医药中等专业学校
李榆梅 天津生物工程职业技术学院
阳 欢 江西省医药学校
严 振 广东食品药品职业学院
曹体和 山东医药技师学院
陆国民 上海市医药学校
李华荣 山西药科职业学院
黄庶亮 福建生物工程职业学院
缪立德 湖北省医药学校
谭晓彧 湖南省医药学校

秘 书 长 陆国民 上海市医药学校（兼）
刘 佳 成都中医药大学峨嵋学院

第二版前言

本套教材自 2004 年以来陆续出版了 37 种，经各校广泛使用已累积了较为丰富的经验。并且在此期间，本会持续推动各校大力开展国际交流和教学改革，使得我们对于职业教育的认识大大加深，对教学模式和教材改革又有了新认识，研究也有了新成果，因而推动本系列教材的修订。概括来说，这几年来我们取得的新共识主要有以下几点。

1. 明确了我们的目标。创建中国特色医药职教体系。党中央提出以科学发展观建设中国特色社会主义。我们身在医药职教战线的同仁，就有责任为了更好更快地发展我国的职业教育，为创建中国特色医药职教体系而奋斗。

2. 积极持续地开展国际交流。当今世界国际经济社会融为一体，彼此交流相互影响，教育也不例外。为了更快更好地发展我国的职业教育，创建中国特色医药职教体系，我们有必要学习国外已有的经验，规避国外已出现的种种教训、失误，从而使我们少走弯路，更科学地发展壮大我们自己。

3. 对准相应的职业资格要求。我们从事的职业技术教育既是为了满足医药经济发展之需，也是为了使学生具备相应职业准入要求，具有全面发展的综合素质，既能顺利就业，也能一展才华。作为个体，每个学校具有的教育资质有限，能提供的教育内容和年限也有限。为此，应首先对准相应的国家职业资格要求，对学生实施准确明晰而实用的教育，在有余力有可能的情况下才能谈及品牌、特色等更高的要求。

4. 教学模式要切实地转变为实践导向而非学科导向。职场的实际过程是学生毕业后就业所必须进入的过程，因此以职场实际过程的要求和过程来组织教学活动就能紧扣实际需要，便于学生掌握。

5. 贯彻和渗透全面素质教育思想与措施。多年来，各校都重视学生德育教育，重视学生全面素质的发展和提高，除了开设专门的德育课程、职业生涯课程和大量的课外教育活动之外，大家一致认为还必须采取切实措施，在一切业务教学过程中，点点滴滴地渗透德育内容，促使学生通过实际过程中的言谈举止，多次重复，逐渐养成良好规范的行为和思想道德品质。学生在校期间最长的时间及最大量的活动是参加各种业务学习、基础知识学习、技能学习、岗位实训等都包括在内。因此对这部分最大量的时间，不能只教业务技术。在学校工作的每个人都要视育人为己任。教师在每个教学环节中都要研究如何既传授知识技能又影响学生品德，使学生全面发展成为健全的有用之才。

6. 要深入研究当代学生情况和特点，努力开发适合学生特点的教学方式方法，激发学生学习积极性，以提高学习效率。操作领路、案例入门、师生互动、现场教学等都是有效的方式。教材编写上，也要尽快改变多年来黑字印刷，学科篇章，理论说教的老面孔，力求开发生动活泼，简明易懂，图文并茂，激发志向的好教材。根据上述共识，本次修订教材，按以下原则进行。

① 按实践导向型模式，以职场实际过程划分模块安排教材内容。

② 教学内容必须满足国家相应职业资格要求。

③ 所有教学活动中都应该融进全面素质教育内容。

④ 教材内容和写法必须适应青少年学生的特点，力求简明生动，图文并茂。

从已完成的新书稿来看，各位编写人员基本上都能按上述原则处理教材，书稿显示出鲜明的特色，使得修订教材已从原版的技术型提高到技能型教材的水平。当然当前仍然有诸多问题需要进一步探讨改革。但愿本次修订教材的出版使用，不但能有助于各校提高教学质量，而且能引发各校更深入的改革热潮。

八年来，各方面发展迅速，变化很大，第二版丛书根据实际需要增加了新的教材品种，同时更新了许多内容，而且编写人员也有若干变动。有的书稿为了更贴切反映教材内容甚至对名称也做了修改。但编写人员和编写思想都是前后相继、向前发展的。因此本会认为这些变动是反映与时俱进思想的，是应该大力支持的。此外，本会也因加入了中国职业技术教育学会而改用现名。原教材建设委员会也因此改为常务理事会。值本次教材修订出版之际，特此说明。

中国职业技术教育学会医药专业委员会

主任　苏怀德

第一版前言

从 20 世纪 30 年代起，我国即开始了现代医药高等专科教育。1952 年全国高等院校调整后，为满足当时经济建设的需要，医药专科层次的教育得到进一步加强和发展。同时对这一层次教育的定位、作用和特点等问题的探讨也一直在进行当中。

鉴于几十年来医药专科层次的教育一直未形成自身的规范化教材，长期存在着借用本科教材的被动局面，原国家医药管理局科技教育司应各医药院校的要求，履行其指导全国药学教育为全国药学教育服务的职责，于 1993 年出面组织成立了全国药学高等专科教育教材建设委员会。经过几年的努力，截至 1999 年已组织编写出版系列教材 33 种，基本上满足了各校对医药专科教材的需求。同时还组织出版了全国医药中等职业技术教育系列教材 60 余种。至此基本上解决了全国医药专科、中职教育教材缺乏的问题。

为进一步推动全国教育管理体制和教学改革，使人才培养更加适应社会主义建设之需，自 20 世纪 90 年代以来，中央提倡大力发展职业技术教育，尤其是专科层次的职业技术教育即高等职业技术教育。据此，全国大多数医药本专科院校、一部分非医药院校甚至综合性大学均积极举办医药高职教育。全国原 17 所医药中等职业学校中，已有 13 所院校分别升格或改制为高等职业技术学院或二级学院。面对大量的有关高职教育的理论和实际问题，各校强烈要求进一步联合起来开展有组织的协作和研讨。于是在原有协作组织基础上，2000 年成立了全国医药高职高专教材建设委员会，专门研究解决最为急需的教材问题。2002 年更进一步扩大成全国医药职业技术教育研究会，将医药高职、高专、中专、技校等不同层次、不同类型、不同地区的医药院校组织起来以便更灵活、更全面地开展交流研讨活动。开展教材建设更是其中的重要活动内容之一。

几年来，在全国医药职业技术教育研究会的组织协调下，各医药职业技术院校齐心协力，认真学习党中央的方针政策，已取得丰硕的成果。各校一致认为，高等职业技术教育应定位于培养拥护党的基本路线，适应生产、管理、服务第一线需要的德、智、体、美各方面全面发展的技术应用型人才。专业设置上必须紧密结合地方经济和社会发展需要，根据市场对各类人才的需求和学校的办学条件，有针对性地调整和设置专业。在课程体系和教学内容方面则要突出职业技术特点，注意实践技能的培养，加强针对性和实用性，基础知识和基本理论以必需够用为度，以讲清概念，强化应用为教学重点。各校先后学习了"中华人民共和国职业分类大典"及医药行业工人技术等级标准等有关职业分类，岗位群及岗位要求的具体规定，并且组织师生深入实际，广泛调研市场的需求和有关职业岗位群对各类从业人员素质、技能、知识等方面的基本要求，针对特定的职业岗位群，设立专业，确定人才培养规格和素质、技能、知识结构，建立技术考核标准、课程标准和课程体系，最后具体编制为专业教学计划以开展教学活动。教材是教学活动中必须使用的基本材料，也是各校办学的必需材料。因此研究会及时开展了医药高职教材建设的研讨和有组织的编写活动。由于专业教学计划、技术考核标准和课程标准又是从现实职业岗位群的实际需要中归纳出来的，因而研究会组织的教材编写活动就形成了几大特点。

1. 教材内容的范围和深度与相应职业岗位群的要求紧密挂钩，以收录现行适用、成熟规范的现代技术和管理知识为主。因此其实践性、应用性较强，突破了传统教材以理论知识为主的局限，突出了职业技能特点。

2. 教材编写人员尽量以产、学、研结合的方式选聘，使其各展所长、互相学习，从而有效地克服了内容脱离实际工作的弊端。

3. 实行主审制，每种教材均邀请精通该专业业务的专家担任主审，以确保业务内容正确无误。

4. 按模块化组织教材体系，各教材之间相互衔接较好，且具有一定的可裁减性和可拼接性。一个专业的全套教材既可以圆满地完成专业教学任务，又可以根据不同的培养目标和地区特点，或市场需求变化供相近专业选用，甚至适应不同层次教学之需。因而，本套教材虽然主要是针对医药高职教育而组织编写的，但同类专业的中等职业教育也可以灵活的选用。因为中等职业教育主要培养技术操作型人才，而操作型人才必须具备的素质、技能和知识不但已经包含在对技术应用型人才的要求之中，而且还是其基础。其超过"操作型"要求的部分或体现高职之"高"的部分正可供学有余力，有志深造的中职学生学习之用。同时本套教材也适合于同一岗位群的在职员工培训之用。

现已编写出版的各种医药高职教材虽然由于种种主、客观因素的限制留有诸多遗憾，上述特点在各种教材中体现的程度也参差不齐，但与传统学科型教材相比毕竟前进了一步。紧扣社会职业需求，以实用技术为主，产、学、研结合，这是医药教材编写上的划时代的转变。因此本系列教材的编写和应用也将成为全国医药高职教育发展历史的一座里程碑。今后的任务是在使用中加以检验，听取各方面的意见及时修订并继续开发新教材以促进其与时俱进、臻于完善。

愿使用本系列教材的每位教师、学生、读者收获丰硕！愿全国医药事业不断发展！

全国医药职业技术教育研究会

编写说明

　　《中药制剂技术》是中药制药专业的核心课程，是在中医药理论指导下，运用现代科学技术，研究将中药材加工制成适宜剂型的一门综合性应用技术科学。《中药制剂技术》是中医药学的重要组成部分，是连结中医与中药的桥梁，是涉及药品生产及药品应用的一门综合性应用技术科学。

　　本教材是在中国职业技术教育学会医药专业委员会的组织下编写的。在编写过程中坚持以《关于全面提高高等职业教育教学质量的若干意见》教高【2006】16 号文精神为指导，根据国家职业大典中对应的职业，寻找对应的工种，按照工种设置教学项目，每一个工种按照企业生产实际工作过程中的岗位设置教学模块，按照岗位职责、技能要求、对应的相关知识，编写教材内容。以培养高端技能型中药制剂人才为目标，教材做到符合企业生产实际操作过程，满足中药固体制剂工、中药液体制剂工等相应职业资格要求。贯穿全面素质培养理念。配套相关应知应会基础，给以必要技能发展能力。

　　本教材由天津生物工程职业技术学院张杰担任主编，拟订编写大纲，进行全书的修改和统稿，并负责编写项目九；沈阳药科大学李可欣老师、山东医药技师学院杨佃志担任副主编，分别负责编写项目十七和项目三～五；山东医药技师学院孙艳峰负责编写项目一～二；江苏徐州医药高等专科学校石丽莉编写项目七～八；江苏徐州医药高等专科学校王峥业编写项目十三～十六；天津生物工程职业技术学院董怡编写项目六、十～十二。本书由天津乐仁堂制药厂金兆祥总工程师细心审阅、认真把关，在此表示感谢。

　　本书在编写过程中得到了各位编委所在学校领导及同行的大力支持和帮助，在此表示感谢。

　　由于时间仓促，编者的能力和水平有限，书中错误和不妥之处在所难免，敬请各位读者在使用过程中及时给予批评指正。

编者

目　　录

项目一　散剂的制备

散剂的生产工艺流程如下。

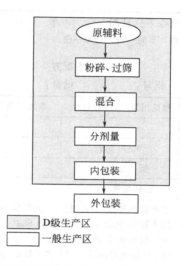

```
        ┌─────────┐
        │  原辅料  │
        └─────────┘
             │
        ┌─────────┐
        │ 粉碎、过筛 │
        └─────────┘
             │
        ┌─────────┐
        │   混合   │
        └─────────┘
             │
        ┌─────────┐
        │  分剂量  │
        └─────────┘
             │
        ┌─────────┐
        │  内包装  │
        └─────────┘
             │
        ┌─────────┐
        │  外包装  │
        └─────────┘
```

▭ D级生产区
▭ 一般生产区

模块一　配　　料

一、准备工作

1. 职业形象
穿着正确，移动准确，行动准确，工作正确。

2. 职场环境
（1）环境　D级控制区内进行生产，D级控制区要求门窗表面应光洁，不要求抛光表面，应易于清洁。窗户要求密封并具有保温性能，不能开启。对外应急门要求密封并具有保温性能。

（2）环境温湿度　应当保证操作人员的舒适性。

（3）环境灯光　不能低于300 lx（勒克斯），灯罩应密封完好。

（4）电源　应在操作间外，确保安全生产。

二、生产过程

（一）接受生产任务
自指令下发部门接受批生产指令（见表1-1），并仔细阅读批生产指令。按主配方（见

表 1-2) 领取药料。

表 1-1 批生产指令

品名	
规格	
批号	
投入批量	
生产开始日期	
生产结束日期	
生产车间名称	

指令人：　　　复核人：　　　指令下达日期：　　　年　　月　　日

注：本生产指令一式三份，生产部一份，车间一份，仓库一份。

表 1-2 主配方

品名：　　　　规格：　　　　批号：　　　　批量：

原辅料名称	批号或编号	理论用量/(万袋)或 kg	本批用量/kg	生产厂家	检验报告单号
前期再制品		≤　　　%			
前期再制品百分含量		折　合/万袋		理论单袋重/g	
合计/kg		实际批量/万袋		理论装量/g	
执 行 文 件	生产文件——生产管理规程、工艺规程、生产岗位 SOP 设备文件——设备操作 SOP、设备维护检修 SOP 卫生文件——卫生管理规程、清洁清洗 SOP 质量文件——QA 管理规程、取样 SOP、产品质量内控标准				
备 注					

下达人：　　　复核人：　　　主配方下达日期：　　　年　　月　　日

(二) 生产操作

1. 生产准备

(1) 生产操作人员按照《进出 D 级控制区人员更衣标准操作程序》进行更衣，进入生产操作间。

(2) 工序班长经一次更衣后，提前 10min 至车间办公室接收车间主任下发的批生产指令及批生产记录，将批生产指令及批生产记录下发给操作人员，并根据指令填写生产状态标志。

(3) 由工序班长组织操作人员对该岗位进行全面检查，检查有无前批次生产清场合格证 (副本)，并在有效期内；设备有无"完好"标志和"已清洁"标志；计量器具有无"计量合格证"，并在有效期内；检查完毕后，由工序班长填写"生产前准备记录"(见表 1-3)，并在"检查人"项签字。

(4) 由 QA 人员 (质量控制人员) 确认合格，在"复核人"项签字。

(5) 由工序班长根据生产指令取下现场所有标志，给设备换上"正在运行"标志，操作间换上"正在生产"标志。

2. 操作过程

(1) 仔细阅读批生产指令，按主配方到净料库领取物料。

表 1-3　配料室配料生产前确认记录

年　　　月　　　日　　　　　　　　　　　　　　　　　　　　　　　　班次：

产品名称		规格		编号	

A. 原辅料处理需执行的标准操作规程

1. [　]原辅料配料岗位标准操作规程
2. [　]原辅料配料岗位清洁规程
3. [　　　]标准操作规程
4. [　　　]标准操作规程

B. 操作前检查项目

序号	项　　目	是	否	操作人	复核人
1	是否有上批清场合格证				
2	生产用设备是否有"完好"和"已清洁"状态标志				
3	容器具是否齐备,并已清洁干燥				
4	原辅料是否有检验合格证,并已复称、复检				
5	是否调节磅秤、台秤及其他计量器具的零点				
备注					

(2) 仔细核对净药材的品名、重量,核对实物与标签一致。

(3) 操作人员依据主配方将各种净药材分别精确称量,分别放入洁净、干燥的不锈钢桶内,工序班长分别进行复核;填写称量记录,拴挂标签,各项填写完全。

(4) 由 QA 人员检查合格后,操作人员根据工艺要求用运输车将配好的净药材推到提取工序或按照《物料进出 D 级控制区标准操作规程》将净药材运至药材粉碎室,进行下一步生产。

(5) 填写批生产记录(见表 1-4),操作人及复核人签名。

表 1-4　配料工序生产记录

产品名称		产品规格		产品批号		生产日期	
备料	1.检查称量备料工序是否具有"清场合格证",检查设备是否具有"完好备用"标示和"已清洁"标示 2.检查当班物料的品名、批号、规格、数量是否异常 3.检查本岗位的衡器是否经校验准确 4.按生产指令备料、复核						
	备料人:		年　月　日	复核人:		年　月　日	

名称	物料代码	规格	批号	标准量	投药量	操作人	复核人

设备运行情况		备注	

3. 清场

(1) 生产结束后,操作人员将使用后的工具及容器具进行清洁。

(2) 由工序班长取下生产状态标志,换上操作间"待清场"标志。严格按照清洁规程进行清洁。

(3) 撤走与下批生产无关的所有文件。

(4) 本工序的物品定置摆放好。

(5) 工序班长检查合格后,取下"待清场"标志,挂上"已清场"标志,并注明有效期，由操作人员填写清场记录（见表1-5）。

表1-5 清场记录

工序	清场前产品名称	清场产品批号	清场日期
清场项目	检查情况		清场人：
	已清	未清	
1.生产设备是否清洗干净			
2.废弃物是否清除			复核人：
3.工具、器具、容器等是否清洁			
4.地面、门窗、内墙是否清洁			
5.灯管、排风管表面、开关箱外壳是否清理			工艺员检查意见：
6.包装材料是否清除			
7.交接单、合格证是否清理			
其他项目			车间质检员：
备注			

（6）由QA人员检查清场情况，确认合格后签发"清场合格证"（见表1-6）正副本，操作人员填写清场记录，由QA人员签字，并将清场记录及清场合格证（正本）纳入本次批生产记录。

表1-6 清场合格证

工序			
原产品名称		批号	
调换名称		批号	
清场合格证			
清场班组		清场者签名	
清场日期		检查者签名	

（7）清场合格证（副本）插入操作间"已清场"标志牌上，留在生产现场，作为下次生产前检查凭证，并纳入下次批生产记录。

4.生产结束

填写《交接班记录》见表1-7。

表1-7 交接班记录

接班人		接班时间	年	月	日	时
本班工作状况						
备注						
交班人		交班时间	年	月	日	时

（三）操作要点和质量控制要点

1.称量器具严禁超负荷进行称量。

2. 用来称量的器具必须已经经过清洁消毒，并要保证完全干燥。

三、基础知识

散剂系指饮片或提取物经粉碎、均匀混合制成的粉末状制剂。散剂为我国常用传统剂型之一，除了直接应用外，也是制备其他剂型的基础。如丸剂、片剂、胶囊剂、混悬剂、软膏剂、浸提制剂等，在制备前都需将药物粉碎，以便进行混合配制、增加溶解速度、促进吸收或提高浸提效果。因此，散剂的制备原则和方法在中药制剂应用上具有普遍意义。

（一）散剂的特点

古人认为"散者散也，去急病用之"，这说明散剂具有容易分散和奏效迅速的特点。此外，散剂还有制作简便、剂量容易控制、性质较稳定且运输携带方便等优点；同时，散剂内服对胃肠道还具有机械性的保护作用。但由于药物粉碎后，其表面积增大的同时臭味、刺激性及化学活性也相应增加，且挥发性成分易散失，部分药物成分易起理化变化（如皂矾粉碎得越细越易氧化，臭味和刺激性也显著增加），故一些腐蚀性强和容易吸潮变质的药物不宜制成散剂。

（二）散剂的分类

1. 按组成分类

（1）单散剂　由一种药物组成的散剂称为单散剂，如三七粉、蔻仁散等。

（2）复方散剂　由两种或两种以上药物组成的散剂称为复方散剂，如失笑散、平胃散等。

2. 按用途分类

（1）内服散剂　指直接内服的散剂，如乌贝散、一捻散；也有以内服为主，兼作外用的散剂，如七厘散、云南白药等。

（2）煮散剂　属于内服散剂，但粉末较粗，不能直接吞服，须采用酒渍或煎汤的方式服用，如香苏散。

（3）外用散剂　专供外用，一般粉末较细。按其使用方法和药用部位不同又可分为撒布散（用于皮肤、黏膜、创伤部位）、牙用散、眼用散和吹入散（用于耳、鼻等部位）。

3. 按药物剂量分类

（1）剂量散剂　指每包为一个剂量的散剂，如九分散。

（2）非剂量散剂　指每包装有多次服用量的散剂，如六一散。

（三）散剂的质量要求

散剂的质量检查是保证散剂质量的一个重要环节，按《中华人民共和国药典》（简称《中国药典》）2010 年版，供制散剂的饮片、提取物均应粉碎。除另有规定外内服散剂应为细粉，儿科及外用散剂应为最细粉；散剂应干燥、疏松、混合均匀、色泽一致。如配制含有毒性药、贵重药或药物剂量小的散剂时应采用配研法混匀并过筛。用于烧伤或严重损伤的外用散剂，应在要求洁净度环境下配制，并进行灭菌处理。一般散剂应密闭贮藏，含挥发性药物或易吸潮药物的散剂应密封贮藏。目前主要的检查项目有均匀度、水分、装量差异及微生物限度等。

1. 外观均匀度的检查

取散剂适量，置光滑纸上，平铺约 5cm²，将其表面压平。在明亮处观察，应色泽均匀，无花纹与色斑。

2. 粒度检查

用于烧伤或严重创伤的外用散剂按《中国药典》2010 年版一部附录ⅫB 第二法，单筛分法的规定进行检查，并符合规定。

3. 装量差异

单剂量包装的散剂，按《中国药典》2010 年版一部附录 I B 的规定进行检查，并符合规定。

4. 装量

多剂量包装的散剂，按《中国药典》2005 年版一部附录 XII C 的规定检查，应符合规定。

5. 微生物限度

按照《中国药典》2010 年版一部附录 XIII C 的规定检查，应符合规定。

6. 无菌

用于烧伤或严重创伤的外用散剂按《中国药典》2010 年版一部附录 XIII B 的规定检查，应符合规定。

7. 水分

按《中国药典》2010 年版一部附录 IX H 的规定检查，除另有规定外，不得过 9.0％。

四、生产依据

《药品生产质量管理规范》2010 年版、《中华人民共和国药典》2010 年版、《批生产指令》、《产品工艺规程》、《设备标准操作规程》、《SOP 标准操作规程》等。

模块二　粉碎、筛分

一、准备工作

1. 职业形象

穿着正确，移动准确，行动准确，工作正确。

2. 职场环境

（1）环境　D 级控制区内进行生产，D 级控制区要求门窗表面应光洁，不要求抛光表面，应易于清洁。窗户要求密封并具有保温性能，不能开启。对外应急门要求密封并具有保温性能。

（2）环境温湿度　应当保证操作人员的舒适性。

（3）环境灯光　不能低于 300 lx，灯罩应密封完好。

（4）电源　应在操作间外，确保安全生产。

二、生产过程

（一）粉碎

1. 生产前检查

（1）生产操作人员按照《进入 D 控制区人员更衣标准程序》进行更衣，进入生产操作间。

（2）检查操作间的清洁状态标识，设备状态标识，看是否有上次的清场合格证。

（3）检查粉碎机的清洁状态标识，机器是否运行正常。

（4）开始操作时将设备状态牌撤换。给设备换上"正在运行"标志，操作间换上"正在生产"标志。

2. 粉碎前的准备

（1）工序班长将批生产指令及批生产记录下发给操作人员。

（2）根据批生产指令检查所要粉碎的物料，核对好种类、名称、数量是否相符，并做好记录。

（3）在使用前应对需要清洁的设备进行再次清洁。清洁时按相应的清洁规程执行。

3. 操作过程

（1）将接料袋结实捆扎于粉碎机出料口处，再把接料袋放入专用料桶中。

（2）将电源闭合，启动粉碎电机和吸尘电机，使机器空载运转 2～3min，应无异常噪声，确认正常。

（3）运转正常后，加料粉碎，调节料斗闸门保持均匀加料。

（4）生产结束后，将容器密封，填写两张物料标识卡，标明物料名称、批号、数量（毛重、皮重、净重或容积），由称量人和复核人签名，注明配料日期，一张贴于容器外，一张放于容器内，交中间站管理人员。

（5）及时填写生产记录（见表1-8）。

表1-8 粉碎生产记录

产品名称			规格			批号		
工序名称			生产日期			批量		
生产场所			主要设备					

工序	物料名称	目数	处理前			处理后			物料平衡/%
			毛重/kg	皮重/kg	净重/kg	毛重/kg	皮重/kg	净重/kg	
粉碎									

处理前物料总净重		处理后物料总净重		物料平衡	
备注					
操作人		复核人		QA人员	

（6）操作结束，关闭电源，拆下筛网等零部件，进行清洗消毒。

4. 清场

（1）更换状态标志牌。

（2）清洗不锈钢桶等容器和工具。

（3）对容器、工具和设备表面用75％乙醇进行消毒。

（4）清洁消毒天花板、墙面、地面。

（5）填写清场记录（见表1-5），请QA人员检查，合格后发给"清场合格证"。

（二）筛分

1. 生产准备

见模块一生产准备。

2. 操作过程

（1）操作人员到洁具存放间领取收集布袋、工具、无毒塑料袋。

（2）操作人员戴好口罩和洁净手套，检查收集布袋是否清洁，有无漏洞，然后将收集布袋上端套在出料口用绳扎紧，下端挽结放于内衬两层无毒塑料袋的不锈钢桶内，将物料倒入振荡筛料斗内。

（3）打开开关，进行生产操作。

（4）当细粉收集袋装满时，操作人员解开收集布袋袋口，将细粉放出，再挽上细粉收集袋袋口,将已装满细粉的周转袋封口从不锈钢桶内取出放在运输车上,重复上述操作直至生产结束。

(5) 操作人员用电子秤对细粉进行称量,工序班长复核;填写称量记录,拴挂标签,各项填写完全。

(6) 由QA人员检查合格后,操作人员用运输车将装有细粉的周转袋推到中间站,放到指定位置。

(7) 填写生产记录(见表1-8)。

3. 生产结束

(1) 生产结束后,操作人员将使用后的运输车、工具、容器具运至容器具清洗间,按清洁规程进行清洁。

(2) 由工序班长取下生产状态标志及设备运行状态标志,纳入批生产记录,换上操作间"待清场"标志、设备"待清洁"标志,严格按照清洁规程进行清洁。

(3) 工序班长检查合格后,取下"待清洁"标志,挂上"已清洁"标志,并注明有效期,由操作人员填写设备清洁记录。

(4) 除尘袋内收集的药粉按《废弃物管理规程》进行处理。

(5) 清洁合格的容器具、运输车在洁具存放间定置存放。

(6) 工序班长检查合格后,取下"待清场"标志,挂上"已清场"标志,并注明有效期,由操作人员填写清场记录。

(7) 由QA人员检查清场情况,确认合格后签发"清场合格证"正副本,操作人员填写清场记录,由QA人员签字,并将清场记录及清场合格证(正本)纳入本次批生产记录。

(三) 操作要点及注意事项

(1) 粉碎过程中,每隔10min至少检查一次粉碎物的质量情况。

(2) 粉碎过程中听到异常响声,立即停机检查。

(3) 生产过程所有物料均应有标示,防止发生混药、混批。

(4) 选择好筛网目数。药物不宜过度粉碎,达到所需要的粉碎度即可。

(5) 植物性药材粉碎前应尽量干燥。

(6) 对一些质地较硬或尺寸较大的药材,一定要先经过粗粉处理,再进行细粉粉碎。

(7) 粉碎毒性药或刺激性较强的药物时,应注意劳动保护,以免中毒。粉碎易燃、易爆药物时,要注意防火、防爆。

三、基础知识

(一) 粉碎

1. 粉碎的含义

粉碎是使将大块物料破碎成较小的颗粒或粉末的操作过程。

2. 粉碎的目的

(1) 增加药物的表面积,有利于固体药物的溶解和吸收,可以提高难溶性药物的生物利用度。

(2) 细粉有利于固体制剂中各成分的混合均匀,便于药剂的制备和贮存。

(3) 有利于提高固体药物在液体、半固体、气体中的分散性,提高制剂质量与药效。

(4) 有助于从天然药物中提取有效成分等。

药物粉碎的大小,主要取决于制备的剂型、医疗上的用途及药物本身的性质。例如,用于皮肤、黏膜的局部用散剂应为最细粉，以减轻刺激性；口服散剂一般为细粉。

3. 常用的粉碎方法

粉碎方法可以根据物料粉碎时的状态、组成、环境条件、分散方法、粉碎设备等不同分为：干法粉碎、湿法粉碎、单独粉碎、混合粉碎、低温粉碎、流能粉碎、闭塞粉碎与自由粉碎、开路粉碎与循环粉碎等。

（1）单独粉碎　系将一味药物单独进行粉碎的方法。本法适用于：①贵重细料药如冰片、麝香、牛黄、羚羊角等；②毒性药如马钱子、轻粉等，刺激性药如蟾酥；③氧化性或还原性强的药物，如火硝、硫黄、雄黄等；④树脂、树胶类药，如乳香、没药在干燥季节粉碎等。还有很多情况也需单研，如制剂中需单独提取的药物；因质坚硬在粉性药物为主的处方中不便与余药一同粉碎，而需捣碎研磨粉碎的药如三七、赭石等。

（2）混合粉碎　系将处方中药物经过适当处理后，全部或部分药物掺合在一起共同粉碎。适用于处方中性质及硬度相似的群药粉碎，还适用于处方中含少量黏性或油性物料的粉碎，这样既可避免一些黏性药物单独粉碎的困难，又可使粉碎与混合操作结合进行，提高效率。复方制剂中的多数药材均采用此法粉碎。

（3）特殊处理后的粉碎

1）串料法（串研法）　先将处方中非黏性药料混合粉碎成粗粉，然后陆续掺入黏性大的药物再行粉碎；或先将黏性药与其他药料掺合在一起做粗粉碎，60℃以下充分干燥后，再行粉碎。适于含黏液和糖分或树脂的黏性药材。如，熟地黄、枸杞、大枣、桂圆、山茱萸、黄精、玉竹、天冬、麦冬等。

2）串油法　将处方中非油脂性药料先粉碎成粗粉，再掺入油脂性药料粉碎；或将油脂性药料捣成糊状，再掺入其他细粉后粉碎。适于含脂肪油较多的药材，如，果、仁类药材等。

3）蒸罐　当处方中含有动物类（如乌鸡、鹿胎）及滋补类药材时，应用蒸罐法。将处方中不需蒸煮的药材粉碎成粗粉，与蒸后的药材混匀，低温干燥后再粉碎成细粉。

蒸制药材一般用铜罐或夹层不锈钢罐，先将较坚硬的药材放入底层，再将肉性药材放于中层，最后放一些植物性药材，然后将黄酒或其他药汁等液体辅料倒入，通常分两次倒入，第一次倒入总量的 2/3，剩余 1/3 第二次倒入。其蒸制的时间因药材的性质而定，一般为 16～48h，有的品种可蒸 96h，以液体辅料基本蒸尽为度。蒸制的温度可达 100～105℃。

（4）干法粉碎　干法粉碎是把药物经过适当的处理，使药物中的水分含量降至一定限度（一般应少于 5%）再行粉碎的方法。根据药材特性可采用混合粉碎、单独粉碎或特殊处理后粉碎。药物的干燥应根据药物的性质选用适宜的干燥方法，一般温度不宜超过 80℃。药品生产中多采用干法粉碎。

（5）湿法粉碎　湿法粉碎是指在药物中加入适量的水或其他液体进行研磨粉碎的方法。通常液体的选用是以药物遇湿不膨胀，两者不起变化，不妨碍药效者为原则。湿法粉碎可降低颗粒间的聚结，降低能量消耗，提高粉碎效率；可避免操作时粉尘飞扬，减轻对人体的危害。湿法粉碎适用于刺激性较强药物或毒性药物的粉碎；难溶于水的矿物类药物和贝壳类药物。水飞法和加液研磨法均属湿法粉碎。

① 水飞法　系将非水溶性药料先打成碎块，置于研钵中，加入适量水，用杵棒用力研磨，直至药料被研细，如朱砂、炉甘石、珍珠、滑石粉等。当有部分研成的细粉混悬于水中时，及时将混悬液倾出，余下的稍粗大药料再加水研磨，再将细粉混悬液倾出，如此进行，直至全部药料被研成细粉为止。将混悬液合并，静置沉降，倾出上部清水，将底部细粉取出干燥，即得极细粉。很多矿物、贝壳类药物可用水飞法制得极细粉。但水溶性的矿物药如硼

砂、芒硝等则不能采用水飞法。

②加液研磨法　系将药料先放入研钵中，加入少量液体后进行研磨，直至药料被研细为止。研樟脑、冰片、薄荷脑等药时，常加入少量乙醇；研麝香时，则加入极少量水。注意要轻研冰片，重研麝香。

（6）低温粉碎　低温粉碎是利用物料在低温时脆性增加、韧性与延伸性降低的性质以提高粉碎效果的方法。对于温度敏感的药物、软化温度低而容易形成"饼"的药物、极细粉的粉碎常需低温粉碎。低温粉碎适用于在常温下粉碎困难的物料，软化点低的物料，如树脂、树胶、干浸膏等。

粉碎时将物料冷却，迅速通过粉碎机粉碎，或将物料与干冰或液化氮气混合再进行粉碎。

（7）闭塞粉碎与自由粉碎　闭塞粉碎是在粉碎过程中，已达到粉碎要求的粉末不能及时排出而继续和粗粒一起粉碎的操作。闭塞粉碎中的细粉成了粉碎过程的缓冲物，影响粉碎效果且能耗较大，故只适用于小规模的间歇操作。

自由粉碎则是在粉碎过程中已达到粉碎度要求的粉末能及时排出而不影响粗粒的继续粉碎的操作。自由粉碎效率高，常用于连续操作。

（8）开路粉碎与循环粉碎　开路粉碎是一边把物料连续地供给粉碎机的同时不断地从粉碎机中取出已粉碎的细物料的操作。即物料只通过一次粉碎机的操作，工艺简单，操作方便，但粒度分布宽，适用于粗碎和粒度要求不高的粉碎。

循环粉碎是经粉碎机粉碎的物料通过筛子或分级设备使粗粒重新回到粉碎机反复粉碎的操作。该法操作的动力消耗相对低，粒度分布窄，适于粒度要求比较高的粉碎。

4. 常用粉碎设备

（1）锤击式粉碎机（榔头机）　适用于粉碎干燥、性脆易碎的药物或做粗粉碎用。其主要由钢壳、钢锤、筛板及鼓风机等组成（见图1-1）。

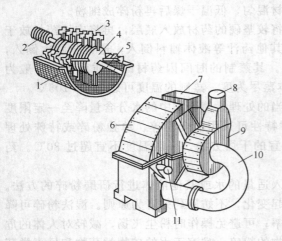

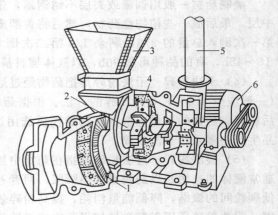

图1-1　锤击式粉碎机
1—筛板；2—皮带轮；3—钢锤；4—回转盘；
5—中心轴；6—铁壳；7—加料斗；8—排风管；
9—鼓风机；10—吸入管；11—钢锤

图1-2　柴田式粉碎机
1—机壳内壁钢齿；2—动力轴；3—加料斗；
4—打板；5—出粉风管；6—电动机

药物自加料口进入粉碎室，当回转盘高速旋转时，安装在其上的钢锤借离心力伸直挺立，对药物进行强烈的锤击。药物因受离心抛射经撞击而粉碎。达到一定细度的粉末自筛板分出，经吸入管、鼓风机及排风管进入集粉袋中，不能通过筛板的粗粉继续在粉碎室内粉碎，粉末细度以更换不同孔径的筛板进行调节。常用的转速：小型，1000~2500r/min，大型，500~800r/min。

（2）万能粉碎机（柴田式粉碎机）　在各类粉碎机中本机的粉碎能力最大，是中药厂中普遍应用的粉碎机。其适用于粉碎含黏软、油润、纤维性及坚硬等类药物的粉碎。其主要构造由"机壳"和装在动力轴上的甩盘、挡板及风扇等部件组成（见图1-2）。

药料自加料口进入粉碎机，靠甩盘上的打板粉碎，经粉碎的药粉通过挡板，被风扇吹起自出粉口经输粉管吹入药粉沉降器，使粗、细粉分离。细粉由细粉出料器逸出至布袋收集，粗粉经回流管回到加料斗中重新粉碎。使用本机进行粉碎时，应控制温度在60℃以下。

（3）万能磨粉机　是一种应用较广的粉碎机。其主要由两个带钢齿的圆盘及环状筛网组成。装于水平轴上的圆盘可以转动，另一个不动，盘上装有较多数目的钢齿，当两盘相合时，两盘钢齿交错排列，药料在钢齿间被粉碎（见图1-3）。

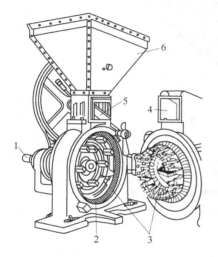

图1-3　万能磨粉机
1—水平轴；2—环状筛板；3—钢齿；
4—加料口；5—抖动装置；6—加料斗

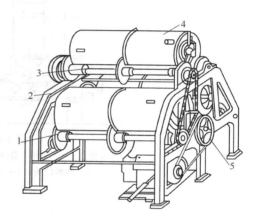

图1-4　球磨机
1—硬橡胶套；2—铁架；3—滚轴；
4—球磨罐；5—皮带轮

操作时，首先开动机器空转，待高速转动时，再加入药料。药料自加料斗加入，借抖动装置的抖动，经加料口均匀地进入带钢齿的圆盘中，由于离心力的作用，药料被甩向圆盘的钢齿间，借钢齿的撞击、劈裂和挤压作用而被粉碎。粉碎至一定细度的粉末通过环状筛板，从出粉口落入粉末收集袋中，粗粉继续被粉碎。粉末的细度通过更换不同孔径的筛网进行调节。在粉碎过程中，圆盘高速旋转，能产生强烈的气流易使粉末飞扬，必须装有集尘排气装置，以保证安全和收集粉末。

（4）球磨机　球磨机适用于粉碎矿物药（如朱砂）、贝壳类药物（如珍珠）、易熔化的树脂类药物（如松香）、树胶类药物（如桃胶）、刺激性药物（如芦荟）、吸湿性较大的药物（如大黄浸膏）、细料药（如鹿茸）以及挥发性药物（如麝香）。其主要由圆形球罐和罐内大小不等的圆球组成。罐和球由钢、瓷或花岗岩石制成。球罐的轴固定在轴承上（见图1-4）。

操作时将药物装入罐内密盖后，由电动机带动旋转，药物借圆球落下时的撞击劈裂作用及球与罐壁间、球与球之间的研磨作用而被粉碎。圆形球罐应有适宜的转速，以使罐内圆球沿罐壁运动至最高点而落下，达到最好的粉碎效果。

使圆球从最高位置以最大速度落下的圆形球罐转速的极限值，称为临界转速。可由下式求得：

$$n_{临} = \frac{42.3}{\sqrt{D}} (r/\min)$$

式中　$n_{临}$——临界转速，r/min；
　　　　D——圆形球罐的内径，m。

在实际工作中，球磨机的转速一般采用临界转速的70%～75%。

（5）流能磨（气流粉碎机）　流能磨在粉碎的过程中，被粉碎的物料温度不升高，因此常用于抗生素、酶、低熔点或其他热敏感的药物的粉碎。而且在粉碎的同时进行了分级，所以可得5μm以下均匀的微粉（见图1-5）。

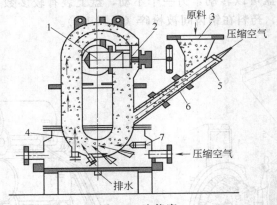

图 1-5　流能磨
1—出口；2—导叶（分级区）；3—加料斗；4—粉碎室；
5—推料喷嘴；6—文丘里喷嘴；7—研磨喷嘴

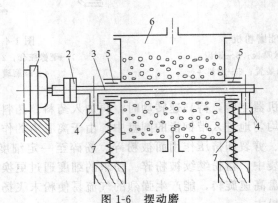

图 1-6　摆动磨
1—电动机；2—挠性轴套；3—主轴；4—偏心重块；5—轴承；6—筒体；7—弹簧

本机无活动部件，似空心轮胎，高压气流以170.6～2073.2kPa的压力自底部喷嘴引入，此时高压气流在下部膨胀变为高速或超音速气流在机内高速循环，待粉碎的药物由加料斗经送料器进入机内高速气流，药物在粉碎室内互相碰撞而被粉碎，并随气流上升到分级器，微粉由气流带入并进入收集袋中。粉碎室顶部的离心力使大而重的颗粒分层向下返回粉碎室。操作时要注意加料速度应一致，以免堵塞喷嘴。

（6）振动磨（振动球磨机）　其主要由筒体、激振器、支撑弹簧、研磨介质、驱动电机等组成（见图1-6）。其槽形或管形筒体支撑于弹簧上，筒体中部有主轴，轴的两端有偏心块，主轴的轴承装在筒体上，并同电动机连接。

操作时，将药物和研磨介质装入筒体内，筒体高速旋转时，研磨介质在筒体内做高频振动、自转运动及旋转运动，使研磨介质之间、研磨介质与筒体内壁之间产生强烈的冲击、摩擦、剪切等作用，将药物磨细。

（7）搅拌磨　其是超微粉碎设备中能量利用率最高的一种粉碎设备。其实质是一种内部有动件的球磨机，靠内部动件带动研磨介质运动来对物料进行粉碎。常用的设备有销棒粉碎机和卧式搅拌粉碎机（见图1-7，图1-8）。

操作时一般为湿法粉碎，物料从一端进入研磨筒体，然后在研磨筒体的各截面受到研磨介质的研磨及剪切作用而被粉碎，悬浮状的研磨物料经研磨介质分离装置从另一端排出。

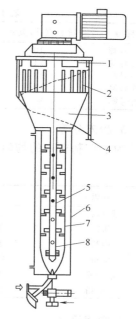

图1-7　销棒搅拌磨
1—溢流口；2—叶轮；3—介质存放室；4—出料口；5—研磨室；6—夹套；7—研磨筒体；8—搅拌轴

（二）筛分

1. 筛分的概念、目的

筛分是将粒子群按粒子的大小、密度、带电性以及磁性等粉体学性质进行分离的方法。筛分法是借助筛网孔径大小将物料进行分离的方法，操作简单、经济，而且分级精度较高，是医药工业中应用最为广泛的粒子分级操作方法。筛分的目的是获得均匀的粒子群，分等和混合均一。

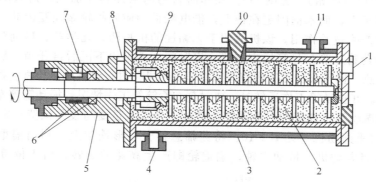

图1-8　卧式搅拌粉碎机
1—进料口；2—搅拌器；3—筒体夹套；4—冷却水入口；5—密封液入口；6—密封件；7—密封液出口；8—产品出口；9—旋转动力介质分离器；10—介质加入孔；11—冷却水出口

2. 药筛的种类与规格

筛分用的药筛按其制作方法分两种，一种为冲眼筛（模压筛）：系在金属板上冲出圆形的筛孔而成。其筛孔坚固不易变形，一般用于高速旋转粉碎机的筛板及药丸的筛选。另一种为编织筛，是用一定机械强度的金属丝（如不锈钢、铜丝、铁丝等），或其他非金属丝（如，丝、尼龙丝、绢丝等）编织而成。编织筛单位面积上筛孔多，筛分效率高，但筛线易位移致筛孔变形，从而使分离效率下降。

我国工业用标准筛常用"目"数表示筛号，即以每一英寸（25.4mm）长度上的筛孔数目即筛目表示。《中国药典》2010年版规定了9种筛号，筛目与筛号的关系见表1-9。

表 1-9 《中国药典》筛号、工业筛目、筛孔内径对照表

筛号	筛目/(孔/英寸)	筛孔内径/μm	筛号	筛目/(孔/英寸)	筛孔内径/μm
一号筛	10	2000±70	六号筛	100	150±6.6
二号筛	24	850±29	七号筛	120	125±5.8
三号筛	50	355±13	八号筛	150	90±4.6
四号筛	65	250±9.9	九号筛	200	75±4.1
五号筛	80	180±7.6			

3. 粉末分等

为了控制粉末的均匀度,《中国药典》2010 年版规定了 6 种粉末规格（见表 1-10）。

表 1-10 粉末的分等标准

等级	分等标准
最粗粉	能全部通过一号筛,但混有能通过三号筛不超过 20% 的粉末
粗粉	能全部通过二号筛,但混有能通过四号筛不超过 40% 的粉末
中粉	能全部通过四号筛,但混有能通过五号筛不超过 60% 的粉末
细粉	能全部通过五号筛,并含有能通过六号筛不少于 95% 的粉末
最细粉	能全部通过六号筛,并含有能通过七号筛不少于 95% 的粉末
极细粉	能全部通过八号筛,并含有能通过九号筛不少于 95% 的粉末

4. 常用设备

（1）常用的过筛设备

① 手摇筛　将编制筛网固定在圆形或长方形的金属或木框上制成。按照筛号大小依次叠成套。最粗号在顶上,其上面盖盖,最细号在底下,套在接受器上。其主要用于实验室使用和少量毒剧药、细料药、质轻的药或刺激性强的药粉的过筛。

② 振动筛粉机（筛箱）　见图 1-9。操作时将药粉从加料斗加入,落入斜置于木箱中固定在木框上的筛子上,而木框固定在轴上,借电机带动使偏心轮做往复运动,从而使筛子往复振动,对药粉产生过筛作用。该机适用于无黏性的植物药、化学药、毒剧药、刺激性药及易风化或潮解的药物过筛。过筛后应放置一定时间,使细粉下沉后再开箱,防止粉尘飞扬。

过筛时要注意：操作人员在工作前应阅读值班记录并进行设备的总检查。振动筛启动应遵循工艺系统顺序。在振动筛工作运转时,要时刻查看筛箱工作情况。振动筛停车应符合工艺系统顺序。定期给振动筛注加黄油。振动筛运转时,操作人员要与设备保持一定安全距离。

③ 悬挂式偏重筛粉机　见图 1-10。将药筛悬挂于弓形铁架上,利用偏重轮转动而产生振动。操作时开启电动机,带动主轴,偏重轮即产生高速的旋转,由于偏重轮一侧有偏重

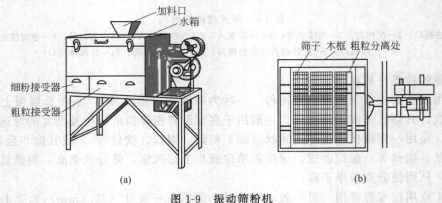

(a)　　　　　　　　　　　　(b)

图 1-9　振动筛粉机

(a) 振动筛粉机外形；(b) 振动筛结构图

铁，使两侧重量不平衡而产生振动，故通过筛网的粉末很快落入接受器中。为防止筛孔堵塞，筛内装有毛刷，随时刷过筛网。偏重轮外有保护罩保护。为防止粉末飞扬，除加料口外，可将机器全部用布罩盖。当不能通过药筛的粗粉过多时，需停机取出，再开动机器重新工作，因此是间歇操作。此机适用于矿物药、化学药品或无显著黏性药粉的过筛。

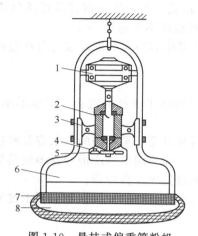

图 1-10　悬挂式偏重筛粉机
1—电动机；2—主轴；3—轴座；4—保护罩；
5—偏重轮；6—加粉口；7—筛子；8—接受器

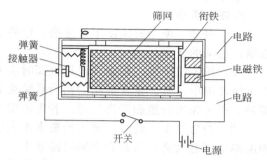

图 1-11　电磁簸动筛粉机

④ 电磁簸动筛粉机　见图 1-11。利用较高频率与较小振幅造成簸动，使药粉在筛网上跳动而分离，易于通过筛网，提高过筛效率。此机适用于黏性较强的药粉过筛。

（2）常用的离析设备

① 旋风分离器　旋风分离器是利用离心力分离气体中细粉的设备，见图 1-12。含细粉气体以很大的速度沿入口管的切线进入旋风分离器中，沿器壁成螺旋形运动。细粉受到的离心力大被抛向外周，与器壁撞击后，失去动能而沉降下来，由出粉口落入收集袋里。分离干净后的气体从中心的出口管排出。其分离效率为 70%～90%。

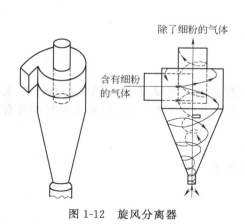

图 1-12　旋风分离器

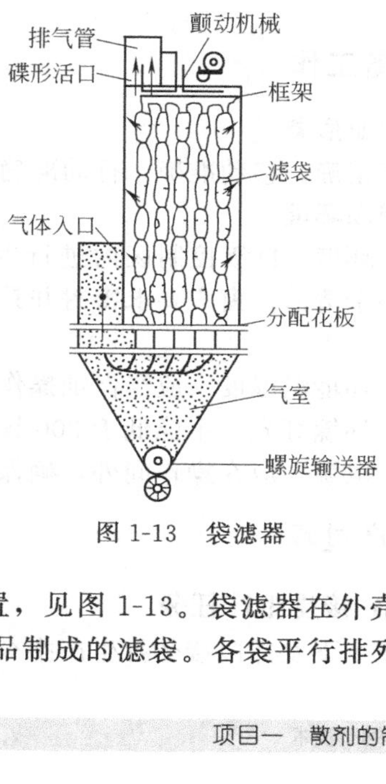

图 1-13　袋滤器

② 袋滤器　袋滤器是进一步分离气体与细粉的装置，见图 1-13。袋滤器在外壳内安装有多个长为 2～3.5m，直径为 0.15～0.2m 用棉或毛织品制成的滤袋。各袋平行排列，其下

端紧套在花板的短管上，其上端钩在可以颤动的框架上。

实际生产中常用简易滤袋。其上端紧套在旋风分离器出风管的分管上，下端留口并扎紧。当含有微粒的气体从滤袋一端进入滤袋后，空气可透过滤袋，而微粒被截留在袋内，一定时间后清扫滤袋，收集极细粉。其分离效率可达 94%～97%，甚至高达 99%，并能截留直径小于 1μm 的细粉。它的缺点是滤布磨损和被堵塞较快，不适用于高温潮湿的气流。如使用棉织品，气流温度不得超过 65℃；用毛织品，气流温度不宜超过 60℃。

目前，实际生产中常将粉碎机和旋风分离器与袋滤器串联组合起来，成为药物粉碎、分离的整体设备。

5. 注意事项

（1）振动　振动时速度不易过快，以使更多的粉末有落于筛孔的机会，但也不易过慢，以增加过筛的效率。

（2）粉末应干燥　粉末含水量较高时应充分干燥后再过筛。易吸潮的粉末应及时过筛或在干燥环境中过筛。富含油脂的药粉易结块而难于过筛，除应用串油法进行粉碎使其易于过筛外，也可先进行脱脂后再过筛。若含油脂不多时，先将其冷却再过筛。

（3）粉层厚度　药筛内放入的粉末不宜过多，使粉末有足够的空间移动而便于过筛。但粉层厚度不易太薄，否则会影响过筛效率。

（4）要根据所需粉末细度，选用适当筛号的药筛。

（5）细料药、毒剧药过筛时要密闭进行。

（6）防止粉尘飞扬　筛分时应有必要的防尘及捕尘设施，避免粉尘飞扬。

四、生产依据

《药品生产质量管理规范》2010 年版、《中华人民共和国药典》2010 年版、《批生产指令》、《产品工艺规程》、《设备标准操作规程》、《SOP 标准操作规程》等。

模块三　混　　合

一、准备工作

1. 职业形象

穿着正确，移动准确，行动准确，工作正确。

2. 职场环境

（1）环境　D 级控制区内进行生产，D 级控制区要求门窗表面应光洁，不要求抛光表面，应易于清洁。窗户要求密封并具有保温性能，不能开启。对外应急门要求密封并具有保温性能。

（2）环境温湿度　应当保证操作人员的舒适性。

（3）环境灯光　不能低于 300 lx，灯罩应密封完好。

（4）电源　应在操作间外，确保安全生产。

二、生产过程

（一）接受生产任务

自指令下发部门接受批生产指令（见表 1-1），并仔细阅读批生产指令。按主配方（见

表 1-2）领取药料。

（二）药粉混合

1. 运转准备
（1）检查是否有设备"完好证"。
（2）机座平整，拧紧地脚螺丝，以免振动。
（3）定期将两端转动轴承加油，以免卡死发生异常。

2. 开机运行
（1）接通电源开关，点动试车 3～5 转无异常。
（2）按点动开关，将混合罐体调到 45°后准备加料。
（3）打开罐口加料，加料时将装料布袋口放入混合罐口内，缓缓倒入，以免细粉太多，加料量为罐体 1/3。
（4）加完物料盖上罐盖，卡死，拧紧螺丝，保证罐体密封。
（5）启动罐体按钮，混合机转动，混合 5min 后停车。
（6）将出料口调整到最佳位置，切断电源，打开出料阀出料。
（7）出料时应控制出料速度，以便控制粉尘及物料损失。
（8）操作结束后，将容器密封，填写两张物料标识卡，标明物料名称、批号、数量（毛重、皮重、净重或容积），由称量人和复核人签名，注明配料日期，一张贴于容器外，一张放于容器内，交中间站管理人员。
（9）操作人员详细填写生产记录（见表 1-11）并签名，复核人员复核确认准确无误后签名。

表 1-11　混合生产记录

产品名称		规格		批号	
工序名称		生产日期		批量	
生产场所		主要设备			
生产前检查	1.检查清场合格证(副本)是否符合要求			是 □　否 □	
	2.记录压差　　数值:			是 □　否 □	
	3.记录温度　　数值:			是 □　否 □	
	4.记录湿度　　数值:			是 □　否 □	
	5.检查设备、计量器具是否完好已清洁			是 □　否 □	
	6.检查容器、用具是否已清洁			是 □　否 □	
	7.检查生产现场是否有上批遗留物			是 □　否 □	
	8.核对品名、批号、数量、质量			是 □　否 □	
	检查人:				
混合时间		时　　分　至　　时　　分			
转速/(r/min)					
混合前物料净重		混合后物料净重		物料平衡	
操作人		复核人		QA	

3. 生产结束
（1）将混合、称量好的物料装在洁净的容器内，送往下道工序。
（2）更换状态标志牌。
（3）关闭设备的电源；按照相应的清洗规程对设备、电器等进行清洁。
（4）对周转容器和工具等按规程进行清洗消毒，摆放整齐于存放间；清洁消毒天花板、墙面、地面等。

（5）填写清场记录，请 QA 检查，合格后发给"清场合格证"。

（三）操作要点及质量控制要点

1. 操作间必须保持干燥。

2. 生产过程随时注意设备声音。

3. 生产过程所有物料均应有标示，防止发生混药、混批。

4. 控制混合时间、混合转速。

三、基础知识

混合是制备复方散剂的重要操作，混合的均匀程度直接影响散剂剂量的准确、疗效和外观，对含毒剧药物的散剂尤为重要。常用的混合有研磨混合、搅拌混合和过筛混合等。以下介绍的是几种特殊类型散剂的混合操作。

1. 含毒剧药物、细料药、贵重药或药物比例相差悬殊的散剂的混合

处方中有毒剧药、细料药、贵重药物或药物比例量相差悬殊时，为保证混合均匀，需采用等量递增法混合。含少量毒剧药的散剂，常添加一定量的稀释剂制成倍散。常用的稀释剂有乳糖、淀粉、蔗糖、葡萄糖、白陶土、碳酸镁、精制碳酸钙等。

2. 药物色泽差异悬殊散剂的混合

药物色泽差异悬殊时多采用打底套色法。

3. 处方中有浸膏存在的散剂

处方中有浸膏存在时，要视浸膏的状态来确定混合的方法。如果物料为干浸膏可直接将它粉碎成粉，按固体药物混合，如安宫牛黄散。若为稠浸膏需用少量乙醇研磨稀释后，再用固体药粉吸收混匀，干燥后即可，如紫雪散。

4. 含液体组分的散剂的混合

在复方散剂中如含少量液体组分，如挥发油、新鲜药汁、酊剂、流浸膏等，一般可用处方中其他组分吸收，必要时可另加适当的赋形剂，如淀粉、蔗糖等。若吸收后湿度过大，可低温干燥以除去水分。若含黏稠浸膏或挥发油，可用少量乙醇溶解或稀释后与药粉混匀。

5. 含低共熔组分的散剂

两种或两种以上的药物混合粉碎或混合后出现湿润或液化，这种现象称为低共熔。例如樟脑熔点为 179℃，水杨酸苯酯熔点为 42℃，将樟脑 4%～5% 及水杨酸苯酯 55% 混合时则熔点降低为 6℃，故在常温下即液化。易产生低共熔的多为酚类、醛类、酮类药物，如薄荷脑、樟脑等。通常研磨时液化现象出现较快，其他情况下须经过一段时间才出现液化现象。

含低共熔组分的散剂是否采用低共熔法制备，应根据共熔对药理作用的影响及处方中所含其他固体组分量的多少而定，一般有以下三种情况。

（1）如药物低共熔后，其药理作用比单独混合强，则宜采用低共熔法。

（2）某些药物低共熔后药理作用几无变化，若处方中固体组分较多时，可将低共熔组分先低共熔，再以其他组分吸收混合，使之分散均匀。

（3）在处方中如有挥发油或其他足以溶解低共熔成分的液体时，可先将其低共熔成分溶解，用喷雾法喷入其他固体组分中，混匀。

四、生产依据

《药品生产质量管理规范》2010 年版、《中华人民共和国药典》2010 年版、《批生产指令》、《产品工艺规程》、《设备标准操作规程》、《SOP 标准操作规程》等。

模块四 散剂的内包装

一、准备工作

1. 职业形象

穿着正确，移动准确，行动准确，工作正确。

2. 职场环境

(1) 环境 D 级控制区内进行生产，D 级控制区要求门窗表面应光洁，不要求抛光表面，应易于清洁。窗户要求密封并具有保温性能，不能开启。对外应急门要求密封并具有保温性能。

(2) 环境温湿度 应当保证操作人员的舒适性。

(3) 环境灯光 不能低于 300 lx，灯罩应密封完好

(4) 电源 应在操作间外，确保安全生产。

二、生产过程

(一) 生产准备

见模块一生产准备。

(二) 生产操作

1. 根据批生产指令（见表 1-12），由车间核算员填写领料单，由车间主任签字后送至仓库，仓库管理员与核算员核对无误后，按领料单发放中间产品及内包材，由送料员将其送至固体车间外清室，用清洁巾擦拭浮尘后，通过缓冲间警戒线内侧，用 75％乙醇擦拭消毒后，跃过警戒线放置洁净区搬运车上，由洁净区操作工将其放入存料室，内包装放入内包材存放室。同时核对中间产品、内包材的规格、数量、外观与实物一致，并有合格证或检验合格报告单，在送料单上签字。

表 1-12 包装工序批生产指令

品名	
规格	
批号	
投入批量	
包装开始日期	
包装结束日期	
包装车间名称	

指令人： 复核人： 指令下达日期： 年 月 日

2. 撤下"清场合格证"，挂上"生产运行"标志（房间、设备）。

3. 粉粒全自动包装机清洁完好（见图 1-14），有"完好"标牌；有"检验合格证"，且在规定有效期内；使用的器具齐全、清洁。对与药粉直接接触部位的设备及容器具用 75％

乙醇擦拭消毒。

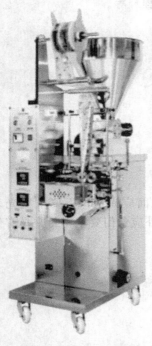

图 1-14 粉粒自动包装机

4. 挂本次运行状态标志，进入操作。

5. 上包材，根据待包装产品的名称、规格、认真核对该品种包装材料与标准一致时，装到复合膜卷轴上。

6. 根据批生产指令设计安装批号，安装好批号后，要进行复核，确认无误后方可进行操作。

7. 分装，到存料室领取待包装中间产品，核对确认产品状态标志，内容与实物相符后，将药粉装入料斗中。

8. 开启电源、预热，使纵封热合温度和横封热合温度调整至 160～170℃。

9. 首先测量包装材料上光点指示的长度。

10. 对好横封偏链的刻度。

11. 把复合膜沿导向横送至纵封辊附近，并将复合膜两端对齐。

12. 检查转盘离合器和裁刀离合器是否脱开，然后开启电机开关。

13. 将复合膜喂进纵封辊，进行一段空程前进，看塑封是否粘接完善。

14. 将实际封合长度再测一次，检验间隔齿轮安装是否合适。

15. 手动无级变速皮带轮，送进薄膜入横辊，使薄膜的光电指示位置正好在横封热合中间，使光电管正好对准薄膜上的光电指示位置。

16. 接通裁刀离合器，当不能在规定位置裁断时，切断电机开关，进行重新调整。

17. 接通转盘离合器，调整供料时间、使横封热合完毕时，被包装物填入袋中。

18. 将要包装的产品倒入料斗，进行正式生产；根据要求，可以适当调整机器的包装速度，顺时针转动调速器，速度增大，反之则减小；根据包材不同和包装速度要求调整横封和纵封温度，一般横封温度比纵封温度高 10～20℃；当包材宽度变化时，需要横向调整印字位置，松开固定打码机的螺钉，调整好后拧紧，若微量调整可以调整字粒在固定架上的位置；为获得好的密封和外观，可以调整成型器前后位置和左右位置。

19. 停车顺序，切断转盘离合器。切断裁刀离合器。切断电机开关。切断电源开关。

20. 填写生产操作记录（见表 1-13），并进行物料衡算，准确填写中间产品交接单，并在送料岗位一栏签字经质量监控员复核签字后一同交下一岗位。双方签字后将原件附在本岗位批生产记录后。

21. 生产结束

（1）分装后，把剩余内包材，由车间核算员填写退料单，由质量监控员复核后，将剩余物料贴上状态标志及封条，注明封口日期，封口人，退回仓库。

（2）按设备清洁操作规程清洁设备，并挂上"已清洁"状态标志，并定期对设备进行维修与保养。

（3）按清洁操作规程清洁容器具、工具，清洁后送入洁净区工器具存放室容器架上倒置存放，并挂上"已清洁"状态标志。

（4）将所剩尾料装入净料袋中封口，注明品名、批号、数量、日期、封口人，与车间核算员双方复核后放入中间站，并在批生产记录中注明尾料去向，待下批生产混合时（72h 之内）加入，超过 72h 重新检验，合格后加入。

（5）清场、清洁结束后，经质量监控员检查合格后下发"清场合格证"，由操作者填写"设备运行记录""清场、清洁记录""清场合格证"正本附在批生产记录后。副本挂在本岗位规定的位置上。

（6）将与本品种在本岗位有关资料、收集、保管存放起来。

表 1-13 包装工序批生产记录

包装工序开工检查：(QA 检查员填写)　　　　　　　　　　　　　年　　月　　日

上批清场合格证	上批文件标志	上批物料	环境清洁	设备正常	计量器具合格	工具容器清洁	本批物料正确	是否批准开工	QA 检查员签字
有○无○	有○ 无○	有○ 无○	是○ 否○	是○ 否○	是○ 否○	是○ 否○	是○ 否○	是○ 否○	

包装记录：装量差异：合格○　不合格○　　　　　　　　　　　　年　　月　　日

领用颗粒重量/kg		领用人		应装袋数/袋		班次		
操作间		规格/(g/袋)		装量差异/%		包装工		
每格时间	15min	每袋重量/mg		10 袋重量范围/g		左轨红色	右轨蓝色	复核人：
上限/g 中限/g 下限/g								

结料记录：　　　　　　　　　　　　　　　　　　　　　　年　　月　　日

桶号					
皮重/kg					
毛重/kg					
净重/kg					
操作人					
总桶数		总重量/kg		合格袋数/万袋	备注：
退残量/kg		废品量/kg		成品率/%	

包装清场记录：　　　　　　　　　　　　　　　　　　　年　　月　　日

项目	清走物料文件	工具容器	设备	四壁顶棚、地面、门	配电箱灯罩	操作台工具柜	送风口回风口	签字
操作人								
班组长								
QA 检查员								

（三）操作要点及质量控制要点

（1）在分装过程中，随时检查封合情况，如发现问题及时调整各系统。

（2）下料离合器部位，每班加机油 3～4 次，油量适当；切刀离合器部位，每班加机油 3～4 次，横、纵封加热辊部位，每班加高温黄油 1 次。

（3）定时检测装量差异。

（四）颗粒全自动包装机故障及原因分析

（1）部分机械不能动作　电动机、线路、保险故障，通知电工排除故障；电机、减速机皮带轮锁母、顶丝松动，致电机空转，应上紧锁母、顶丝；齿轮螺丝、键松动，重新紧固后按电动机、传动先后顺序检查排除故障；异物落到齿轮等部位，电机出现异常声音，立即停机，取出异物，避免电机烧毁；横纵封间距过小，压力过大，该部位无法运转，重新调整间距和压力。

（2）转盘部位故障　被包装物料落入热封合部位，调整下料时间、装袋时间和热封合时间及包装速度；转盘固定不良，定时装袋失常，重新调整转盘位置，将键和螺丝固定。

（3）裁刀部位故障，不能裁切切口　裁刀刀刃破损，调换裁刀或修复；横封块压力不够，间距过大，调整压力和间距。

（4）包装薄膜不能咬入纵封块或两面不对齐　调整导槽（成型器）和薄膜卷材使之成一条线。

（5）电气部分故障，通知电工排除故障　热封块不热或不能自控；计数器不工作；光电跟踪失灵。

以上故障中凡是与电相关的故障，操作工不得私自处理，必须通知电工处理排除。

三、基础知识

应选用不易透气、透湿的包装材料，如复合铝塑袋、铝箔袋或不透气的塑料瓶等，并应干燥贮藏。散剂、颗粒剂包装以袋装、瓶装较常用，以单剂量袋装和瓶装生产线最为常用。包装机的性能直接影响散剂、颗粒剂包装装量的准确性，包装的密封性直接影响着散剂、颗粒剂产品的防潮性、质量稳定性。装量符合工艺要求，封口严密、平整、不漏气，外观平整，字迹清晰，切口适当，微生物限度符合散剂、颗粒剂要求。

四、生产依据

《药品生产质量管理规范》2010 年版、《中华人民共和国药典》2010 年版、《批生产指令》、《产品工艺规程》、《设备标准操作规程》、《SOP 标准操作规程》等。

模块五　散剂的外包装

一、准备工作

1. 职业形象
穿着正确，移动准确，行动准确，工作正确。

2. 职场环境
（1）环境　D 级控制区内进行生产，D 级控制区要求门窗表面应光洁，不要求抛光表面，应易于清洁。窗户要求密封并具有保温性能，不能开启。对外应急门要求密封并具有保温性能。

（2）环境温湿度　应当保证操作人员的舒适性。

（3）环境灯光　不能低于 300 lx，灯罩应密封完好

（4）电源　应在操作间外，确保安全生产。

二、生产过程

1. 生产准备
见模块一。

2. 操作过程

（1）工序班长依据包装指令到中转站从上一工序领取待包装品，并填写交接单，经核对无误后，双方签字。外包装工序班长组织本工序操作人员将待包装品定置存放好，并做好标记。欲包装时，用运输车将待包装品运至包装室，核对品种、数量无误后，准备包装。

（2）包材的发放　工序班长将标签取出发放给操作人员，双方核对数量、品名，填写车间标签包装材料发放记录（见表1-14），发放人、使用人签字。

表1-14　标签、说明书收发记录

标签、说明书名称：　　　　　　　　　　　　　　　　　　　　　　　　单位：

| 年 | | 批号/编号 | 领用数量 | 使用数量 | 报废数量 | 剩余数量 | 发放人 | 领用人 | 备注 |
月	日								

工序班长组织操作人员到包材贮存室领取包装材料，核对数量、品名，填写车间标签包装材料发放记录，发放人、使用人签字。

（3）打印批号、有效期、流水号、生产日期　卡号人员依据包装指令分别将打印批号、生产日期、有效期、流水号的字头按反版排放，按照《打码机使用标准操作规程》安装在打码机相应位置上，在小盒、中盒相应位置上试打印批号，由QA员核对无误后填写批号打印复核记录，正式打印；调节卡号器数字顺序与包装指令一致，蘸黑色印油在大箱相应位置上试卡印批号、生产日期、有效期、流水号，由QA员核对无误后填写批号打印复核记录，正式打印。打印的批号、生产日期、有效期、流水号要数字排列正确，印字端正、清晰。将打印好批号、生产日期、有效期、流水号的小盒、中盒按流水号用皮套捆住，并按次序摆放到不锈钢方盘中，打码中出现的废品放到废料箱内，标识清楚，及时将缺损的数量补齐。

（4）工序班长根据每人生产定额，将待包装品发放给包装人员。包装人员将领回的待包装品放于工作台上，将工艺规定数量的待包装品按工艺规定的排列方式、方向装入防潮袋内，同时将防潮袋开口朝上，按次序整齐地摆放到不锈钢方盘中。每一方盘摆放规定数量的待封口的防潮袋。装袋时注意检查待包装品质量，捡出不合格品放入废料箱内，做好标记，标明品名、批号、数量、流水号。工序班长将挑出的所有不合格品装入无毒塑料袋内，密封，贴好尾料盛装单，各项填写完全。

（5）封口操作人员将装满待封口防潮袋的方盘放在封口机旁，按照薄膜封口机使用标准操作规程，启动设备，预热。温度达到工艺要求后进行封口，封好的防潮袋装入周转箱，贴好标签，标明品名、批号、数量、流水号。

（6）折叠说明书　手工将说明书横向对折一次，再竖向对折一次；说明书折叠要整齐，无褶皱。

（7）装小盒　一手取小盒，沿折痕折成盒状后，将一端封口，在盒盖中部贴严圆封签；一手持盒，另一手取热封好的规定数量的防潮袋及折叠好的说明书一张，装入折好的小盒内，盖好小盒，用圆封签封口，圆封签应端正，将装好的小盒顺同一方向排列整齐。

（8）装中盒　取中盒，沿折痕折成盒状后，将装好的小盒整齐地装入折好的中盒内，盖上中盒，用圆封签封好，圆封签应端正。

（9）塑封　根据工艺要求，将中盒装入收缩膜内，按照热收缩机使用标准操作规程进行塑封。塑封应平整。

（10）装箱　工序班长按照流水号填写合格证内容，由QA员检查合格后，按照流水号发给包装人员，双方在车间标签包装材料发放记录上签字。

封箱底，包装人员根据自己的流水号领取卡印好的大箱，下面朝上倒置拉开成长方体状，先将箱底两宽侧边沿压痕向内折平，然后将两侧长边沿压痕向内折平，盖住两宽边，左手按箱，右手持封口机从大箱一侧箱头 10cm 起，沿两侧边的接缝，一直封至大箱另一侧箱头的 10cm，封好箱底，两手持大箱的两箱头，使箱底朝下将大箱翻转放好备用。注意：封箱胶带纵向中线要对准大箱两长侧边的接缝，不能太偏；封箱胶带不得过短或过长。

装中盒，往封好箱底的大箱中放入一个塑料袋，然后按包装规格、规定数量，顺一方向装入中盒。

放合格证，往装好中盒的大箱中放入一张填写好的合格证。

封箱面，将箱面两宽侧边沿压痕向内折平，然后按封箱底的操作方法及要求封好箱面。

上批不足一箱的，需合箱时，按《药品生产合箱管理规程》进行操作，填写合箱记录。本批不足一箱的，由班长送至包材贮存室内存放，班长复核后，在批包装记录上签字。不足一中盒的小盒作为样品留作取样。生产过程中由班长填写请验单，通知质量保证部取样员取样。

（11）生产结束后对标签、说明书及包装材料按照《标签、说明书使用管理规程》进行操作。说明书、标签、中盒、小盒的使用量、结余量、损坏量应与领用量一致。

（12）大箱的捆扎　将封好的大箱放到捆扎机上，按捆扎机使用标准操作规程进行大箱的捆扎操作，横向打两道。

（13）每批包装结束后，工序班长通知核算员，由车间核算员填写成品交接单，内容包括：品名、批号、车间、规格、数量、交接日期，一式两份，通知仓库保管员接收成品。仓库保管员同核算员核对无误后，双方在成品交接单上签字，成品交接单一份附在批包装记录后，一份交仓库保管员留存。包装人员将捆扎好的成品装运输车上运至升降机上运至成品库在待验区存放。

（14）填写批生产记录（见表 1-15），设备运行记录。

表 1-15　手工包装批生产记录

品名：　　　　规格：　　　　批号：　　　　批量：　　　　　年　月　日

领料重量/kg		折合	万片/粒	领料人		复核人	
日期/班次							
操作人							
产量/箱							
日期/班次							
操作人							
产量/箱							

3. 生产结束

（1）生产结束后，操作人员将使用后的工具按《一般生产区工具清洁规程》进行清洁。

（2）由工序班长取下生产状态标志及设备运行状态标志，纳入批生产记录，换上操作间"待清场"标志、设备"待清洁"标志，严格按照清洁规程进行清洁。

（3）工序班长检查合格后，取下"待清洁"标志，挂上"已清洁"标志，并注明有效期，由操作人员填写设备清洁记录。

（4）设备运转正常挂上设备"完好"标志。

（5）撤走与下批生产无关的所有文件。

（6）本工序的物品定置摆放好。

（7）工序班长检查合格后，取下"待清场"标志，挂上"已清场"标志，并注明有效期，由操作人员填写清场记录（见表 1-16）。

（8）由 QA 员检查清场情况，确认合格后签发"清场合格证"正副本，操作人员填写清场记录，由 QA 员签字，并将清场记录及清场合格证（正本）纳入本次批生产记录。

（9）清场合格证（副本）插入操作间"已清场"标志牌上，留在生产现场，作为下次生产前检查凭证，并纳入下次批生产记录。

表 1-16　包装间清场记录

品名：		规格：		批号：	批量：		年　　月　　日	
项目	清走物料文件	工具容器	设备	四壁顶棚、地面、门	配电箱、灯罩	操作台、工具柜	签字
操作人							
班组长							
QA 检查员							

三、生产依据

《药品生产质量管理规范》2010 年版、《中华人民共和国药典》2010 年版、《批生产指令》、《产品工艺规程》、《设备标准操作规程》、《SOP 标准操作规程》等。

项目二　中药合剂的制备

中药合剂生产工艺流程如下。

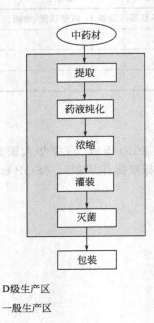

D级生产区

一般生产区

模块一　配　　料

见项目一模块一配料。

模块二　中药合剂的制备

一、准备工作

1. 职业形象
穿着正确，移动准确，行动准确，工作正确。

2. 职场环境
（1）环境　D级控制区内进行生产，D级控制区要求门窗表面应光洁，不要求抛光表面，应易于清洁。窗户要求密封并具有保温性能，不能开启。

（2）环境温湿度　应当保证操作人员的舒适性。

（3）环境灯光　不能低于 300 lx，灯罩应密封完好

（4）电源　应在操作间外，确保安全生产。

二、生产过程

（一）接受生产任务

自指令下发部门接受批生产指令（见表 2-1），并仔细阅读批生产指令，按物料清单领取物料。

表 2-1　批生产指令

品名		产品代码		规格	
批号		指令编号			
批投料量					
投入批量					
工艺规程及编号					
指令发布人		日期		年　月　日	
审核人		日期		年　月　日	
作业时间及期限		年　月　日至		年　月　日	
所需物料清单	名称	物料代码		用量	

注：本生产指令一式三份，生产部一份，车间一份，仓库一份。

（二）中药材提取

1. 生产准备

见项目一模块一生产准备。

2. 操作过程

（1）操作人员检查料渣门有无渗漏现象，若有应及时更换密封垫。经检查一切正常后，方可投料生产。根据批生产指令核对每个多功能中药提取罐（见图 2-1）内需煎煮的净药材，并根据标签内容对实物进行核对无误后，按生产指令要求在每个提取罐内投入净药材。

（2）操作人员打开饮用水阀门，按生产工艺要求往多功能中药提取罐内注入饮用水，注水量以流量表读数为计，注水量达到规定量后，关闭饮用水阀门，旋紧罐盖，根据生产工艺开始浸润。一般浸泡 60min，并每隔 20min 搅拌 1 次，以便使药材浸泡完全。

（3）浸润时间到后，打开设备电源开关，开启直通蒸汽进汽阀，使蒸汽直接通入锅内加热，保持蒸汽压在 0.1～0.15MPa。加热至沸腾后，关闭直通蒸汽阀门，打开夹层蒸汽阀门，将压力调至 0.03～0.05MPa，使药液保持微沸，并开始计时至工艺要求的煎煮时间。

（4）煎煮到规定时间，关闭汽阀，约 10min 后，开泵过滤，将提取液泵到提取液储罐，并在提取液储罐上做好标签，标签内容包括品名、批号、批量、生产日期、操作人，完成第一次煎煮。

（5）药液过滤完毕后，加入工艺要求的水量，进行第二、三次煎煮。加热至沸腾后将蒸汽压力仍调整为 0.03～0.05MPa，保持微沸状态，煎煮至规定时间。

（6）按（4）操作，过滤第二煎、第三煎药液。需要注意的是当最后一次煎煮完毕后，药液需过滤两次，其间隔时间为 30min，使药液尽量过滤尽，以免浪费。

（7）药液过滤完毕后，将料车接于排渣门正下方，当确认料渣门垂直下方直径 3m 以内，无生产人员后，打开排渣门，使药渣直接落入废渣车中，然后经指定路线倾倒在指定废

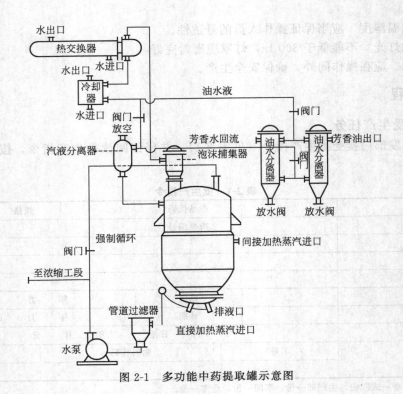

图 2-1　多功能中药提取罐示意图

渣存放点。

（8）填写生产记录，操作人及复核人签名（见表 2-2）。

表 2-2　水提取生产记录

1.生产前准备记录

项目	记录	操作人	复核人
清场记录副本有无			
设备完好标志有无			
计量器具合格证有无			

2.配料记录

品名	批号	重量/kg	合格标签有无	操作人	复核人

3.煎煮记录

工艺参数		设备编号		设备编号		设备编号	
项　目	标准值	班次	实际值	班次	实际值	班次	实际值
投料量	＿＿kg						
加水量	＿＿L/罐						
沸腾前汽压	MPa～ MPa						
给汽时间							
沸腾时间							
汽　压	MPa～ MPa						
煮提时间	＿＿h						
出液时间							

一次水煮（行标签）

	工艺参数		设备编号		设备编号		设备编号	
	项　目	标准值	班次	实际值	班次	实际值	班次	实际值
二次水煮	加水量	___L/罐						
	沸腾前汽压	MPa～ MPa						
	给汽时间							
	沸腾时间							
	汽　压	MPa～ MPa						
	煮提时间	___h						
	停汽时间							
	出液时间							
三次水煮	加水量	___L/罐						
	沸腾前汽压	MPa～ MPa						
	给汽时间							
	沸腾时间							
	汽　压	MPa～ MPa						
	煮提时间	___h						
	停汽时间							
	出液时间							

3. 生产结束

（1）生产结束后，操作人员将使用后的运输车、工具、容器具按清洁规程进行清洁。

（2）由工序班长取下生产状态标志及设备运行状态标志，纳入批生产记录，换上操作间"待清场"标志、设备"待清洁"标志，严格按照清洁规程进行清洁。

（3）工序班长检查合格后，取下"待清洁"标志，挂上"已清洁"标志，并注明有效期，由操作人员填写设备清洁记录。

（4）由QA员检查清场情况，确认合格后签发"清场合格证"正副本，操作人员填写清场记录，由QA员签字，并将清场记录及清场合格证（正本）纳入本次批生产记录。

（5）清场合格证（副本）插入操作间"已清场"标志牌上，留在生产现场，作为下次生产前检查凭证，并纳入下次批生产记录。

（三）提取药液的浓缩

1. 生产前准备

（1）检查设备的仪表是否灵敏，是否在校验期内，阀门是否开关灵活，如有问题应及时检修及更换。

（2）检查设备有无状态标示牌，是否处于清洁状态，并在有效清洁期内，若超出有效期应重新清洁后方可使用。

2. 生产过程

（1）接通电源，开启离心泵，形成负压，在负压达到0.5MPa时，开始抽吸上工序提取液至减压浓缩装置（见图2-2），待液面升至工艺要求的位置，停止抽液。

（2）开启蒸汽。

（3）当浓缩液密度达工艺要求值时停机，通过放料阀经40目筛网过滤，物料存入洁净的物料桶中。

（4）准确称取物料重量，并在桶上加挂桶卡，注明中间产品的名称、批号、数量、生产

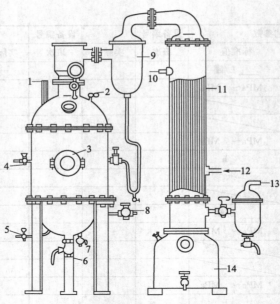

图 2-2　减压蒸馏装置

1—温度计；2—放气阀；3—观察窗；4—待浓缩液体入口；5—蒸汽入口；6—浓缩液出口；7—夹层排水；
8—废气出口；9—分离器；10—冷凝水出口；11—冷凝器；12—冷凝水入口；13—接气泵；14—接受器

日期、生产班次、操作人员签名。

（5）将称重好的物料按规定的物流通道送到中间产品库或交下道工序，并办理交接手续。

（6）填写生产记录（见表 2-3）。

表 2-3　提取液浓缩生产记录

1. 生产前准备记录

项目	记录	操作人	复核人
清场合格证有无			
设备完好标志有无			
计量器具合格证有无			

2. 浓缩记录

标准操作	1h 记录	2h 记录	3h 记录	操作人	复核人
一效真空/MPa					
蒸汽压					
温度					
二效真空/MPa					
蒸汽压					
温度					
三效真空/MPa					
蒸汽压					
温度					
浓缩开始时间					
浓缩结束时间					
浓缩结束后,用密度计测定相对密度	_____ / ℃				
装桶后称重/kg					

3. 生产结束

同中药材提取中的生产结束。

（四）操作要点和质量控制要点

1. 提取时操作要点和质量控制要点

（1）严格控制每一煎的加水量及第一煎开始前的浸泡时间。

（2）严格控制加热过程中的蒸汽压力，煮沸前 0.10～0.15MPa，煎煮后 0.03～0.05MPa。

（3）严格控制每一煎的煎煮时间。

2. 浓缩时操作要点和质量控制要点

（1）严格控制真空度 0.080～0.095MPa，严格控制加热过程中的蒸汽压力＜0.15MPa。保证温度不高于工艺要求的温度，从视镜观察液面应呈沸腾状态，不能出现暴沸及药液随二次蒸汽溢出锅外的情况。

（2）操作过程中观察液面下降及沸腾情况，及时向罐内补液，认真观察各压力表指示值不得超出工艺规定的数值。

（3）操作过程中严格控制进液速度及蒸发量。

（4）设备运行过程中，操作人员不得擅自离岗，定时观察蒸汽压力及真空度，若有异常应及时减压，关闭车间总蒸汽阀，并通知车间负责人及时组织检查维修。

（5）放料时应注意控制放料阀门，调整放液速度，以防料液外溅造成人员烫伤。

（6）若在浓缩过程中发生跑料现象，则应立即排除真空，关闭蒸汽阀门及离心水泵电机，待料液恢复正常后，再开机并调整设备的蒸发量。

（7）当设备运行过程中，若出现蒸汽流量正常，而蒸汽压力无法达到正常值时，应关闭所有阀门，并通知动力维修车间进行管线检漏，并维修。

三、基础知识

（一）中药合剂的定义

饮片用水或其他溶剂，采用适宜方法提取制成的口服液体制剂（单剂量灌装者也可称"口服液"）。

中药合剂是在汤剂基础上改进发展的。它是汤剂的浓缩品。

（二）质量要求

合剂若加蔗糖作为附加剂，除另有规定外，含蔗糖量应不高于 20％（g/ml）。合剂可加入适宜的附加剂。如需加入防腐剂，山梨酸和苯甲酸的用量不得超过 0.3％（其钾盐、钠盐的用量分别按酸计），对羟基苯甲酸酯类用量不得超过 0.05％。如需加入其他附加剂，其品种与用量应符合国家标准的有关规定，不影响成品的稳定性，并应避免对检验产生干扰。必要时可加入适量的乙醇。

除另有规定外，合剂应澄清。在贮存期间不得有发霉、酸败、异物、变色、产生气体或其他变质现象。允许有少量摇之易散的沉淀。除另有规定外，合剂应密封置阴凉处贮存。一般应检查装量、微生物限度。

（1）装量　单剂量灌装的合剂，按照《中国药典》2010 年版一部附录ⅠJ 的规定进行检查，应符合规定。

多剂量灌装的合剂，按照《中国药典》2010 年版一部附录ⅫC 的规定进行检查，应符合规定。

（2）微生物限度　按照《中国药典》2010年版一部附录ⅩⅢC的规定进行检查，应符合规定。

（三）制备时的注意事项

药材应按各品种项下规定的方法提取、纯化、浓缩至一定体积。除另有规定外，含有挥发性成分的药材宜先提取挥发性成分，再与余药共同煎煮。可加入适宜的附加剂。

为了提高药材有效成分的煎出量，减少挥发性物质的损失和有效成分的破坏，应视各种药物不同性质，入煎时分别对待。

对质地坚硬，有效成分不易煎出的矿石类、贝壳类、角甲类药材以及天竺黄、藏青果、火麻仁等有毒的药物（乌头、附子等）应先煎；含挥发油多的药材如薄荷、砂仁等以及不易久煎的如杏仁、大黄等应后下；药粉类药材如松花粉、蒲黄，含淀粉较多的浮小麦、车前子，细小种子类如葶苈子、紫苏子、菟丝子等以及附绒毛药材如旋覆花均应采取包煎；对于胶类或糖类，宜加适量水溶化后，冲入煎出液中，即烊化。

1. 先煎

有些药物有效成分难以煎出，需先煎30～60min，再同其他药物共煎。

矿石贝壳类：实验证明，此类药材有效成分的煎出量只与药材粉碎度有关，粉碎度越大，有效成分溶出越多。所以对矿石贝壳类药材相应加大粉碎度，利于有效成分溶出，而无需先煎。如石膏、赭石、牡蛎等。

动物角甲类：此类药材必须先煎，以利于动物蛋白、氨基酸、胶质、钙、磷等物质的煎出。如龟板、鳖甲等。

毒性中药类：对有毒中药，则应先煎1～2h，以降低或消除毒性，如乌头、附子去除其毒性成分乌头碱，煎煮的时间愈久，毒性愈低，而强心作用愈显著。

其他如麻黄，入汤剂也需先煎，除去上沫，破坏部分麻黄碱及挥发油成分，减少其大剂量引起的失眠不安，震颤和汗出不止等不良反应。

2. 后下

后下药物大多具芳香性，其有效成分（大多含挥发油）受热易挥发或遇热不稳定易被破坏，这类药材一般在其他药煎好前15min左右加入共煎。实验表明含挥发性成分的药材，加水冷浸30min以上，煎煮15min时的汤剂中含量最高。在实际工作中，采用这种先冷浸再后下的煎煮方法，不仅能提高挥发性有效成分的浸出率，更能增加其他药物有效成分的溶出。

3. 包煎

为了防止药液混浊、糊化结底，将细小种子类药材如车前子、葶苈子等或某些易引起咽喉刺激的花类中药如旋复花等，在煎服时用布包裹。有实验表明，不用包煎法中药浸出物总量测定比包煎法提高5%～14%。可见药材包煎后煎出明显不足，影响了有效成分的煎出，故在实际工作中可考虑不再进行包煎，改为对药材适当的加工炮制和煎液过滤。

4. 烊化

一些凝固胶剂如阿胶、鹿角胶等其主要成分为胶性蛋白质、氨基酸、钙质等，在与其他药共煎时，易先溶化黏附他药，影响中药有效成分的溶出，又易引起药液外溢和胶质糊底，故入汤剂的传统方法为烊化兑服。即取规定量的胶类药材加入适量水或黄酒隔水炖烊，再冲入已煎好的药汁内搅匀同服。有学者认为改烊冲服为研粉直接冲服为更好。具体方法是：将煎好的药汁立即倒于碗中，趁热投入规定量的胶类药材粉末，用筷子搅动使之完全烊化于药汁中即服。此方法简便易行，无需虑及加水或黄酒量的多少，服用量较准确，同时药材本身受热时间短暂，有效成分破坏甚微。

四、生产依据

《药品生产质量管理规范》2010 年版、《中华人民共和国药典》2010 年版、《批生产指令》、《产品工艺规程》、《设备标准操作规程》、《SOP 标准操作规程》等。

模块三　中药合剂的包装

一、准备工作

1. 职业形象

穿着正确，移动准确，行动准确，工作正确。

2. 职场环境

(1) 环境　灌装、压塞等内包材的包装需在 D 级控制区内进行生产；说明书、标签等外包装在一般区内进行生产。

(2) 环境温湿度　应当保证操作人员的舒适性。

(3) 环境灯光　不能低于 300 lx，灯罩应密封完好。

(4) 电源　应在操作间外，确保安全生产。

二、内包装生产过程

(一) 接受生产任务

自指令下发部门接受批生产指令（见表 2-4），并仔细阅读批生产指令。按所需物料清单（见表 2-5）领取包装物料。

表 2-4　批包装指令

产品名称		产品批号	
产品规格		生产日期	
包装数量		包装日期	

表 2-5　包装物料清单

序号	包材名称	批号	单位	领用数量
1	玻璃瓶			
2	铝盖			
3	橡胶塞			
4	标签			
5	说明书			
6	小盒			
7	中盒			
8	大箱			
9	说明书			

(二) 灌装操作规程

1. 生产前准备

(1) 检查操作间的清洁状态标识，设备状态标识，看是否有上次的清场合格证。

（2）检查四泵直线式灌装机（见图 2-3）的清洁状态标识，机器是否运行正常。

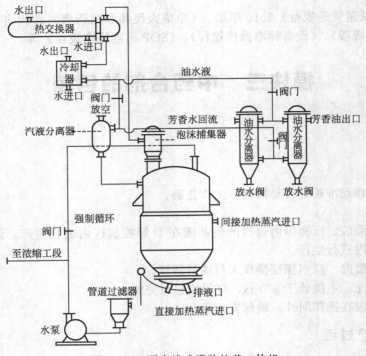

图 2-3　四泵直线式灌装拧盖一体机

（3）在使用前应对需要清洁的设备进行再次的清洁。检查各部件安装牢固、清洁，不得有任何的异物，并有已清洁牌，并用 75% 的乙醇清洁接触药品部件及机体。

（4）开始操作时将设备状态牌撤换。

2. 药液灌装

（1）工序班长根据批生产指令检查所要灌装的物料、包装材料，核对好种类、名称、规格、批号、数量是否相符，检查物料外包装清洁后，填写中间品领料单（见表 2-6），将物料领回。领料单一式二份，一份交中间站管理员，一份保留在批生产记录中。

（2）操作人员戴好口罩和洁净手套，用自吸泵将药液添加入灌装机的储液槽内。

（3）按下电源总开关，手动启动设备空运转（先低速，后高速）；启动设备前的运输系统，使得设备进端有足够的待装瓶；灌装缸内的物料达到温度的设定值；松开挡瓶器进瓶；灌装设备运行进入自动运行状态。

表 2-6　中间品领料单

品　名		批　号	
代　号		数　量	
领料人			
发货人		签名	
日　期			
备　注			

注：本表一式二份，一份交中间站管理员；一份生产记录留存。

（4）按照药液灌装机使用标准操作规程进行生产操作。生产中及时检出不合格品，不合格的药品放入无毒塑料袋内，密封，贴好尾料盛装单（见表2-10）。

（5）运行中观察灌装物料、瓶盖供应是否正常，各阀门有无泄漏，动作是否正常。机器运转过程中随时加料。

（6）装量检测，操作人员将灌装好的合剂，经检查合格后进行称量，工序班长复核；填写装量检测记录（见表2-8），拴挂标签。

（7）由 QA 员检查合格的灌装好的合剂经传递窗交给外包装工序班长，并填写交接记录单（见表2-9），经核对无误后，双方签字。

（8）填写生产记录（见表2-7）。

表2-7　合剂包装工序生产记录

产品名称			产品规格			产品批号		原料重量/L	
原料使用量/L			废液量/L			原料结存量/L			
原料含量/%			理论产量/瓶			计量器具清洁完好			
胶塞处理批号			胶塞使用数量			胶塞结存数量			
质量监控	时间	时　　分		时　　分		时　　分		时　　分	时　　分
温度/℃									
相对湿度/%									
空瓶可见异物									
胶塞可见异物									
原料可见异物									
药液灌装机号	开机时间	停机时间	开机人	查瓶人		不合格瓶数			
					脏瓶	坏瓶	小计	合计	
设备运行情况				备注：					
				操作人：		复核人：			

表2-8　合剂装量抽检生产记录

年　　月　　日

产品名称		产品规格		产品批号		机号	
标准装量/ml		±5%装量控制范围/ml		测量人		复核人	
时间	1号装量/ml	2号装量/ml		时间	1号装量/ml	2号装量/ml	

表2-9　交接班记录

接班人		接班时间	年　　　月　　　日　　　时
本班工作状况			
备　注			
交班人		交班时间	年　　　月　　　日　　　时

表2-10　尾料盛装单

产品名称		产品规格		产品批号	
尾料数量		移交时间		年　月　日　时	
尾料状况					
备　注					
移交人		移交班组			

（9）设备中的药瓶全部送出后；按下停机按钮（或指示屏），停机；关闭设备的前后各运输系统。当较长时间停机时，要对设备进行清洗、净化。

3. 清场

（1）生产结束后，操作人员将使用后的运输车、工具、容器具一起运至容器具清洗间，进行清洁。

（2）由工序班长取下生产状态标志及设备运行状态标志，纳入批生产记录，换上操作间"待清场"标志、设备"待清洁"标志，严格按照清洁规程进行清洁。

（3）操作人员将清洁后的模具交工序班长检查合格并核对数量无误后送回模具贮存室。

（4）设备由工序班长检查合格后，取下"待清洁"标志，挂上"已清洁"标志，并注明有效期，由操作人员填写设备清洁记录。

（5）由QA员检查清场情况，确认合格后签发"清场合格证"正副本，操作人员填写清场记录（见表2-11），由QA员签字，并将清场记录及清场合格证（正本）纳入本次批生产记录。

表 2-11　清场记录

工序	清场前产品名称	清场产品批号	清场日期

清场项目	检查情况		清场人：
	已清	未清	
1.生产设备是否清洗干净			
2.废弃物是否清除			复核人：
3.工具、器具、容器等是否清洁			
4.地面、门窗、内墙是否清洁			
5.灯管、排风管表面、开关箱外壳是否清理			工艺员检查意见：
6.包装材料是否清除			
7.交接单、合格证是否清理			
其他项目			车间质检员：
备注			

（6）清场合格证（副本）插入操作间"已清场"标志牌上，留在生产现场，作为下次生产前检查凭证，并纳入下次批生产记录。

（三）操作要点和质量控制要点

1. 滤过后立即灌装，灌装与封口要同时，防止药液污染。

2. 及时挑出破瓶、污瓶、歪瓶。

3. 随时进行装量检查，保证装量均匀。

三、外包装生产过程

见项目一模块五。

项目三　中药酒（酊）剂的制备

一、酒剂生产工艺流程

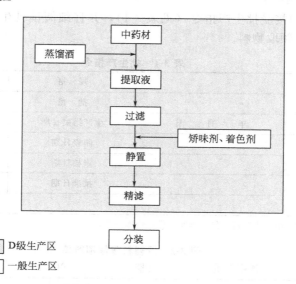

D级生产区

一般生产区

二、酊剂生产工艺流程

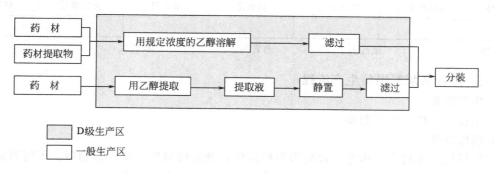

D级生产区

一般生产区

模块一　配　料

一、准备工作

1. 职业形象

按 GMP 要求进行穿衣，按 GMP 规定动作进行生产。

2. 职场环境

（1）环境　一般生产区和洁净级别 D 级生产区。在一般生产区进行药品领料操作；在 D 级控制区内进行药品的粉碎、称量、分装等备料工作。D 级控制区要求门窗表面应光洁，不要求抛光表面，应易于清洁。

（2）环境温湿度　18～26℃，相对湿度 45%～65%。

（3）环境灯光　不能低于 300 lx，灯罩应密封完好。

（4）电源　按 GMP 要求安装，密封易清洁。

二、生产过程

（一）接受生产任务

自指令下发部门接受批生产指令（见表 3-1），并仔细阅读批生产指令。按原辅料限额领料单（见表 3-2）领取物料。

表 3-1　批生产指令

产品名称		规　格			
批　号		批　量			
生产开始日期	年　月　日	生产结束日期		年　月　日	
制表人		制表日期		年　月　日	
审核人		审核日期		年　月　日	
批准人		批准日期		年　月　日	
备注					

注：本生产指令一式三份，生产部一份，车间一份，仓库一份。

表 3-2　原辅料限额领料单

领料单位：　　　　领用性质：　　　　日期：　　　　单号：

药品名称		规格		包装规格		批号	
序号	原辅料名称	生产单位	请领量	实发量	化验单号		备注

制单：　　　　　　批准人：　　　　　　仓管员：　　　　　　领料人：

（二）原辅料配料岗位生产流程

1. 生产准备

见项目一模块一生产准备。

2. 操作过程

（1）仔细阅读批生产指令，按所需物料清单，到原辅料暂存间领取物料。车间领料员领料时，应查看包装是否严密、完好、无污渍，核对品名、批号、重量。

（2）操作人员根据生产指令，仔细核对净药材的品名、重量，核对实物与标签是否一致。

（3）操作人员依据生产指令中的批量处方将各种净药材分别精确称量，分别放入洁净、干燥的不锈钢桶内；酒或乙醇称重后，工序班长分别进行复核；填写称量记录，拴挂标签，各项填写完全。

（4）由 QA 员检查合格后，操作人员根据工艺要求用运输车将配好的净药材推到提取工序进行下一步生产。

（5）操作过程中及时填写批生产记录（见表3-3）。

表3-3　配料工序生产记录

产品名称		产品规格		产品批号		生产日期	
名称	物料代码	规格	批号	标准量	投药量	操作人	复核人
备料人				复核人			

3. 清场

（1）生产结束后，操作人员将使用后的工具及容器具进行清洁。

（2）由工序班长取下"生产状态"标志，换上操作间"待清场"标志。严格按照清洁规程进行清洁。

（3）撤走与下批生产无关的所有文件。

（4）本工序的物品定置摆放好。

（5）工序班长检查合格后，取下"待清场"标志，挂上"已清场"标志，并注明有效期，由操作人员填写清场记录（见表3-4）。

表3-4　清场记录

工序	清场前产品名称		清场产品批号		清场日期
清场项目			检查情况		清场人：
			已清	未清	
1.生产设备是否清洗干净					
2.废弃物是否清除					复核人：
3.工具、器具、容器等是否清洁					
4.地面、门窗、内墙是否清洁					
5.灯管、排风管表面、开关箱外壳是否清理					工艺员检查意见：
6.包装材料是否清除					
7.交接单、合格证是否清理					
其他项目					
					车间质检员：
备注					

（6）由QA员检查清场情况，确认合格后签发"清场合格证（见表3-5）"正副本，QA员在清场记录上签字，并将清场记录及清场合格证（正本）纳入本次批生产记录。

表3-5　清场合格证

工序			
原产品名称		批号	
调换名称		批号	
清场合格证			
清场班组		清场者签名	
清场日期		检查者签名	

（7）清场合格证（副本）插入操作间"已清场"标志牌上，留在生产现场，作为下次生产前检查凭证，并纳入下次批生产记录。

4. 生产结束。填写《交接班记录》见表3-6。

接 班 人		接班时间	年	月	日	时
本班工作状况						
备 注						
交 班 人		交班时间	年	月	日	时

（三）操作要点和质量控制要点

用来称量的器具必须是已经经过清洁消毒，并要保证完全干燥。

三、基础知识

（一）酒剂

又名药酒，系用白酒浸提药材而制得的澄明液体制剂（白酒含乙醇量为50%～60%）。酒剂在中国已有数千年的历史，《内经·素问》载有"上古圣人作汤液醪醴"，"醪醴"指治病的药酒。

酒剂为了矫味，常酌加适量的冰糖或蜂蜜。酒本身有行血活络的功效，易于吸收和发散，因此酒剂通常主用于风、寒、湿，具有祛风活血、止痛散瘀的功能。但小儿、孕妇、心脏病及高血压患者不宜服用。在配料过程中，应注意以下几方面。

（1）酒的选用 酒剂用酒应符合卫生部关于蒸馏酒质量标准的规定。酒的质量优劣对成品质量的影响甚大，应澄明无色、无絮状沉淀、醇香、无异臭、异味。

（2）药材处理 生产酒剂所用的药材一般应适当地加工成片、块或粗粉，并按处方要求炮制。

（3）酒剂的辅料

① 糖 如冰糖、白糖、红糖等。红糖多用于祛风散寒，祛瘀止痛类酒剂；蜂蜜有矫味及治疗功能，多用于滋补类酒剂。

② 调色剂 酒剂多用焦糖调为酱色，也可利用处方中的有色药物（如红花、栀子、姜黄、紫菀）调制。

（二）酊剂

系指药材用不同浓度的药用乙醇，经浸提或溶解药物而制成的澄明液体制剂，多数的酊剂供内服，少数供外用。酊剂的浓度一般随药物的性质或用途而异，用普通药物制成的酊剂浓度为20%（g/ml）；含毒剧药物酊剂的浓度为10%（g/ml）；如属已知有效成分者，可用含量测定或生物测定的方法，标定其规格标准；也有少数按照历来的成方规定或医疗习惯，制成适宜的浓度。

酊剂与酒剂的溶剂，因均含乙醇，而蛋白质、黏液质、树胶等成分都不溶于乙醇，故杂质较少，澄明度较好，长期贮存不易染菌变质；两者的制法多用低温浸提，或短时间加热后静置一定时间滤取澄清液。故适用于含挥发性成分或不耐热成分的药材。

四、生产依据

《药品生产质量管理规范》2010年版、《中华人民共和国药典》2010年版、《批生产指令》、《产品工艺规程》、《设备标准操作规程》、《SOP 标准操作规程》等。

模块二　中药酒（酊）剂的制备

一、准备工作

1. 职业形象

按 GMP 要求进行穿衣，按 GMP 规定动作进行生产。

2. 职场环境

（1）环境　在 D 级控制区内进行生产，D 级控制区要求门窗表面应光洁，要求抛光表面，应易于清洁。

（2）环境温湿度　应当保证操作人员的舒适性。

（3）环境灯光　不能低于 300 lx，灯罩应密封完好。

（4）电源　应在操作间外，确保安全生产。

二、生产过程

（一）自指令下发部门接受批生产指令（见表 3-7），并仔细阅读批生产指令

表 3-7　批生产指令

产品名称			生产车间			
批号		批量/L		规格		生产日期
1. 执行技术标准依据（中药酒剂生产工艺规程）						
2. 生产处方						
物料名称						
进厂编码/批号						
处方量/kg						
配料量/L						
3. 有关生产操作上的指示或注意事项						
指令编制人		生产技术部经理审核			QA 审核	
指令编制日期		审核日期			审核日期	

（二）渗漉法制备酒（酊）剂的操作过程

1. 检查渗漉工序是否具有"清场合格证"，检查设备是否具有"完好备用"标示和"已清洁"标示。

2. 撤下房间"清场合格证"挂上"生产运行"标志。

3. 检查设备运行是否正常。

4. 核查设备状态标志及设备消毒。将设备的"完好备用"标示取下，改悬挂"正在使用"标示。

5. 按所需物料清单到中转站领取药料。检查药材粗粉的外观及重量。分别置有盖不锈钢桶内，先用一定量的溶剂（酒剂用蒸馏酒、酊剂用规定浓度的乙醇液）对药材进行浸润，用量为粗粉的 0.8 倍，均匀搅拌，湿润密闭放置 1h 以上，使其充分膨胀。

6. 将渗漉筒底部花板用纱布袋包裹铺平。检查闸门是否关妥，防止渗漏（渗漉罐见图3-1）。

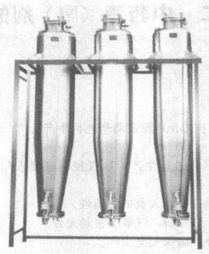

图 3-1　渗漉罐

7. 将湿润膨胀后的药物拌松弄散，然后用不锈钢勺盛粉，均匀地装入渗漉筒，装约10cm 厚，用 T 型棒压匀，再按上述操作，一层一层地装入，适当加压，药粉装置不得超过渗漉筒的 2/3 高处。

8. 药粉面上盖不锈钢孔板压牢，打开渗漉筒下面的放料阀，并放一容器，然后将筒内药粉上的空积处缓缓加入溶剂，正确计算。

9. 待排出药粉粉粒之间的空气，并有乙醇流出约 20L，关闭放料阀，盖上渗漉筒，浸渍 24h。

10. 至浸渍工艺规定时间后，开放料阀进行渗漉控制，漉速为每 2～3ml/(kg•min)，滤液放入贮存缸内。

11. 根据生产工艺要求，加入不同的辅料。一般在酒剂中要加入焦糖等着色剂调整成品的颜色；加入蔗糖、蜂蜜等矫味剂调整成品的口感；用溶剂调整成品的浓度达到工艺的要求。酊剂要根据工艺的要求调整成品的含量。一般含毒性药的酊剂要调整成每 100ml 相当于原药材 10g；有效成分明确者，应根据其半成品的含量加以调整，使符合相应品种项下的规定；其他酊剂，每 100ml 相当于原药材 20g。

12. 配制好的酒（酊）剂，在 10～20℃的条件下，静置 24～48h。

13. 过滤，过滤后送至中间站，等待检验放行并填写请验单（见表 3-9）。待成品的澄明度、药液含量等检验合格后，进行分装和包装操作。

14. 填写生产记录（见表 3-8）。

15. 清场

（1）用干洁净布擦去设备外灰尘及油污。

（2）先用饮用水将渗漉桶内表面与设备外表冲洗干净，再用纯化水冲洗两遍，用白绸缎布擦拭干净。

（3）将清洁干净的器具存放于容器具存放间晾干。

（4）清洗后的设备及器具如超过 3 天时使用，须重新清洗。

（5）填写清场记录（见表 3-10），检查合格后，挂"已清洁"状态标示牌。

表 3-8　渗漉岗位生产记录

产品名称		生产批号		规格		生产日期	
下达批生产指令文号			下达日期				

<table>
<tr><td colspan="8" align="center">生 产 前 检 查</td></tr>
</table>

执行的标准文件号		物　料		现　场		检查人：	
设备、岗位 SOP 号		品种		清洁、清场合格证		复核人：	
清洁、清场 SOP 号		数量		设备、容器完好			
各种记录表格		合格证		计量器具清洁完好		结论：	
配料单编号		包装完好		其他			

药材名称							
数量/kg							
投料人		复核人		投料总量（　）kg		投料时间：	

质量监控项目	渗漉筒编号				操作人：	
	1	2	3	4		
投入的药量/kg						
浸渍使用的乙醇量/L					复核人：	
浸渍的起始时间						
浸渍的结束时间					工时：	
渗漉的起始时间						
渗漉流速/(ml/min)					备注：	
渗漉的结束时间						
药液的储罐号						
出液数量/L						
出液总数量/L						

质量检验结论		质检员		日期			
移交数量/L		药液的储罐号		移交人		接收人	

表 3-9　药品生产请验单

编号					
代　号			批　号		
品　名			数　量		
来　源					
检验目的					
请检部门			签名		
日　期					
备　注					

表 3-10 清场记录

工序	清场前产品名称	清场产品批号	清场日期

清场项目	检查情况		清场人：
	已清	未清	
1.生产设备是否清洗干净			
2.废弃物是否清除			复核人：
3.工具、器具、容器等是否清洁			
4.地面、门窗、内墙是否清洁			
5.灯管、排风管表面、开关箱外壳是否清理			工艺员检查意见：
6.包装材料是否清除			
7.交接单、合格证是否清理			
其他项目			车间质检员：

（6）清场、清洁完毕后，由 QA 检查合格后待用。

三、基础知识

（一）酒剂的制备

药酒生产中，若原料为原药材，常用的浸提方法有冷浸法、热浸法、渗漉法、回流法。冷浸法和渗漉法浸提过程中不加热，浸提液中杂质少，澄明度较好，但浸提效率较低，为了改善浸提效果，可采用重浸渍法、重渗漉法。

1. 冷浸法

将药材与规定量的酒共置于密闭容器内，室温下浸渍，定期搅拌，一般浸渍 30 日以上。取上清液，压榨药渣，压榨液与上清液合并，必要时加入适量糖或蜂蜜矫味，搅拌均匀，再静置沉降 14 日以上，滤过，滤液灌装于干燥、洁净的容器内，密闭，即得。该法生产周期较长，但制得的酒剂澄明度较好。

2. 热浸法

将药材与规定量酒置于有盖容器中，水浴或蒸汽加热至沸后立即停止加热，然后倾入另一有盖容器中，密闭，在室温下浸渍 1 至数月，定期搅拌，再吸取上清液，压榨药渣，将上清液与压榨液合并，根据需要加入糖或蜜，静置沉降 1～2 周，滤过，灌装，即可。

3. 渗漉法

取适当粉碎的药材，按渗漉法操作，收集渗漉液，若处方中需加糖或蜂蜜矫味者，可加入渗漉液中，搅匀密闭，静置一定时间，滤过后灌装，即得。

4. 回流法

按回流热浸法提取至白酒近无色，合并回流提取液，加入蔗糖或蜂蜜，搅拌溶解后，密闭静置一段时间，滤过，分装，即得。

（二）酊剂的制备

含毒性药材的酊剂宜采用渗漉法制备，收集渗漉液后应测定其中有效成分的含量，并调整至规定含量标准。热浸法和回流法浸提效率高，浸出成分多，浸提液放冷后易产生沉淀。化学药品及中药有效部位或提纯品酊剂可采用溶解法制备。以药物流浸膏为原料，可用稀释法，所用乙醇浓度一般要求与流浸膏中乙醇浓度相近或相同，这样可以减少或避免因溶剂浓度改变而出现沉淀。

1. 溶解法

按处方称取药物，加入规定浓度的乙醇溶解至需要量，即得。此法适用于制备化学药物及少数的中药酊剂，如碘酊，复方樟脑酊等。

2. 稀释法

以药物的流浸膏或浸膏为原料，加入规定浓度的乙醇稀释至需要量，混合后静置至澄明，分取上清液，残液滤过，合并即得。

3. 浸渍法

一般多用冷浸法制备，按处方量称取药材后，用规定浓度的乙醇为溶剂，浸渍3～5日，或较长的适当时间，收集浸出液，静置24h或更长的时间，滤过，自滤器上添加原浓度的乙醇至规定量。即得。

4. 渗漉法

此法是制备酊剂较常用的方法。在多数情况下，收集漉液达到酊剂全量的3/4时，应停止渗漉，药渣压榨，取压出液与漉液合并，添加适量溶剂至所需量，静置一定时间，分取上清液，残液滤过，即得。若原料为毒剧药时，收集漉液后应测定其有效成分的含量，再加适量溶剂使其符合规定的含量标准。

四、生产依据

《药品生产质量管理规范》2010年版、《中华人民共和国药典》2010年版、《批生产指令》、《产品工艺规程》、《设备标准操作规程》、《SOP标准操作规程》等。

模块三　中药酒（酊）剂的包装

一、准备工作

见项目二模块三。

二、生产过程

见项目二模块三。

三、基础知识

（一）酒剂的质量要求

1. 生产酒剂所用的饮片，一般应适当粉碎。

2. 生产内服酒剂应以谷类酒为原料。

3. 可用浸渍法、渗漉法或其他适宜方法制备，蒸馏酒的浓度及用量，浸渍温度和时间，渗漉速度，均应符合各品种制法项下的要求。

4. 可加适量的糖或蜂蜜调味。

5. 酒剂应检查乙醇含量。

6. 除另有规定外，酒剂应密封，置阴凉处贮存。

7. 配制后的酒剂须静置澄清，滤过后分装于洁净的容器中，在贮存期间允许有少量轻摇易散的沉淀。

8.除另有规定外，酒剂应进行以下相应检查。

(1) 总固体　按照《中国药典》2010年版一部附录ⅠM的规定进行检查，应符合规定。

(2) 甲醇量　按照《中国药典》2010年版一部附录ⅨT的规定进行检查，应符合规定。

(3) 装量　按照《中国药典》2010年版一部附录ⅫC的规定进行检查，应符合规定。

(4) 微生物限度检查　按照《中国药典》2010年版一部附录ⅫC的规定进行检查，除细菌数每毫升不得超过500cfu，霉菌和酵母菌每毫升不得超过100cfu，其他应符合规定。

(二) 酊剂的质量要求

1.酊剂除另有规定外，含有毒剧药的酊剂，每100ml应相当于原饮片10g，有效成分明确的，应根据半成品的含量加以调整，使符合各酊剂项下的规定。其他酊剂，每100ml应相当于原饮片20g。

2.酊剂应进行乙醇含量的测定。

3.酊剂可用溶解法、稀释法、浸渍法或渗漉法制备。

4.酊剂久置产生沉淀时，在乙醇量和有效成分含量符合各品种项下规定的情况下，可滤过除去沉淀。

5.除另有规定外，酊剂应置遮光容器内密封，置阴凉处贮存。

6.除另有规定外，酊剂应进行以下相应检查：

(1) 甲醇量　按照《中国药典》2010年版一部附录ⅨT的规定进行检查，应符合规定。

(2) 装量　按照《中国药典》2010年版一部附录ⅫC的规定进行检查，应符合规定。

(3) 微生物限度　按照《中国药典》2010年版第一部附录ⅫC的规定进行检查，应符合规定。

项目四　中药糖浆剂的制备

中药糖浆剂的生产工艺流程如下。

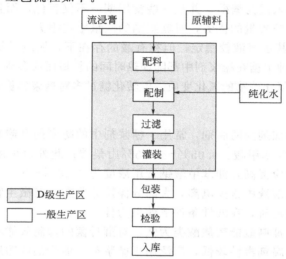

模块一　配　　料

一、准备工作

1. 职业形象

按 GMP 要求进行穿衣，按 GMP 规定动作进行生产。

2. 职场环境

（1）环境　一般生产区和洁净级别 D 级生产区。在一般生产区进行药品领料操作；在 D 级控制区内进行药品的粉碎、称量、分装等备料工作。D 级控制区要求门窗表面应光洁，不要求抛光表面，应易于清洁。

（2）环境温湿度　18～26℃，相对湿度 45%～65%。

（3）环境灯光　不能低于 300 lx，灯罩应密封完好。

（4）电源　按 GMP 要求安装，密封易清洁。

二、生产过程

操作过程见项目三模块一配料。

三、基础知识

糖浆剂系指含有药物、药材提取物或芳香物质的浓蔗糖水溶液。除另有规定外，中药糖浆剂含蔗糖量应不低于 45%（g/ml）。蔗糖能掩盖药物的不良气味，改善口味，尤其受儿童欢迎。糖浆剂易被微生物污染，低浓度的糖浆剂中应添加防腐剂。所用的附加剂有防腐剂、矫臭剂、助溶剂等均应符合药用要求。

（一）蔗糖

蔗糖是糖浆剂中不能缺少的重要辅料，备糖浆剂所用的原料蔗糖应符合《中国药典》规定。主要作为矫味剂，能掩盖某些药物的不良气味，改善口感、利于服用。蔗糖本身是一种营养物质，微生物易于入侵与繁殖，并且一些食用蔗糖不仅有色，而且含有蛋白质、黏液质等高分子杂质。因此，糖质量的优劣，对糖浆剂的质量影响很大。

蔗糖属于双糖类。其水溶液较稳定，但在有酸的存在下，加热后易转化水解生成转化糖（葡萄糖与果糖）。此两种单糖在糖浆剂中都随加热时间的长短而或多或少的存在。转化糖具有还原性，可延缓某些易氧化药物的氧化变质。但转化糖过多对糖浆的稳定性也有一定的影响。

（二）防腐剂

糖浆剂中的主要附加剂为防腐剂，常用于糖浆剂中的防腐剂有羧酸类及尼泊金类。羧酸类中常用 0.1%～0.25% 苯甲酸，0.05%～0.15% 山梨酸；此外也可用丙酸。此 3 种羧酸的钠盐也可应用，但浓度应提高，如苯甲酸钠常用浓度为 0.15%～0.35%。3 种羧酸在化学上属于低级脂肪酸，在水溶液中很少电离，大部分保持分子态，对微生物的抑制作用主要是分子态，故使用此类防腐剂时，在酸性条件下效果为佳。

尼泊金类对霉菌的抑制效能较羧酸类为强，对酵母菌的抑制效能不如羧酸类，对细菌的抑制效能较弱。此类防腐剂毒性较低，广泛用于糖浆剂、煎膏剂的防腐，适用于弱酸性和中性的药液，但仍以偏酸性效果为佳。介质的最适 pH 值，甲酯和乙酯为 6.0 以下，丙酯为 7.0 以下，超越界限时，防腐效果减弱。

甲酯在 pH 值 3.0～6.0 的水溶液中，100℃加热 2h 或 120℃加热 30min 均稳定。但 pH 值升高时，受热后则可测出其分解，尼泊金类在水溶液中，当 pH 值在 7.0 以上时，受热后有较明显的分解，丙酯比甲酯较稳定。

液体药剂中含低浓度丙二醇时，可加强尼泊金的作用。在 45% 糖浆中加入甲酯 0.1%～0.18% 与乙酯 0.25% 时，对霉菌和酵母菌的防腐效果不显著，如再添加 2%～5% 丙二醇时，防腐效果显著提高，而单用 2%～5% 丙二醇时，无防腐效果。

（三）矫味、矫臭与着色剂

当药物具有不良气味和色泽时，患者服用会引起恶心、呕吐，产生厌恶感，甚至拒绝服用。用矫味、矫臭、着色剂，就能在一定程度上掩盖或矫正药物的恶味、恶臭，使患者特别是儿童乐于接受。

1. 矫味、矫臭剂

如糖浆、果汁糖浆、糖精钠等能矫味；淀粉浆能减轻其刺激性；泡腾剂等也有矫味作用；天然植物中的挥发油或芳香水，如薄荷油、桂皮油、卤香油、薄荷水等天然芳香剂亦具有矫味、矫臭的作用，同时具有不同程度的辅助防腐作用。挥发油的常用量为 0.06% 左右；桂皮醛 0.01% 时能抑制生霉；0.1% 时可抑制发酵，挥发油混合使用时效果可增强，如含蔗糖 40% 的稀糖浆，加 0.04% 橙皮油、0.01% 八角茴香油和 5% 乙醇的混合防腐剂，可达到抑霉和抑发酵效果。

2. 着色剂

常用的着色剂分为天然染料和合成染料两大类。

（1）天然染料　焦糖、叶绿素等无毒天然植物色素和氧化铁、氧比锌等矿物色素。

（2）合成染料　用于制剂的合成染料，必须是可食用、无毒，对人体无毒，有较好的耐热性和适应性。目前允许使用的合成食用色素有苋菜红、胭脂红、柠檬黄、靛蓝等四种。

（四）其他附加剂

有时可添加适量的乙醇、甘油或其他多元醇。乙醇存在于醇浸出制剂的糖浆剂中时，兼有辅助防腐作用，其成品中常保留一定浓度的乙醇量，一般认为较适宜的防腐浓度为15％～25％。

模块二　中药糖浆剂的制备

一、准备工作

1. 职业形象

穿着正确，移动准确，行动准确，工作正确。

2. 职场环境

（1）环境　D级控制区内进行生产，D级控制区要求门窗表面应光洁，不要求抛光表面，应易于清洁。窗户要求密封并具有保温性能，不能开启。

（2）环境温湿度　应当保证操作人员的舒适性。

（3）环境灯光　不能低于300 lx，灯罩应密封完好。

（4）电源　应在操作间外，确保安全生产。

二、生产过程

（一）接受生产任务

自指令下发部门接受批生产指令（见表4-1），并仔细阅读批生产指令，按物料清单领取物料。

表4-1　批生产指令

品名		产品代码		规格	
批号		指令编号			
批投料量					
投入批量					
工艺规程及编号					
指令发布人		日期		年　月　日	
审核人		日期		年　月　日	
作业时间及期限		年　月　日至　年　月　日			
所需物料清单	名称	物料代码		用量	
备注					

（二）混合法制备糖浆剂的生产流程

1. 水煎煮提取药材

见项目二模块二。

2. 乙醇提取药材

（1）生产准备　见项目三模块一生产准备。

（2）操作过程

① 操作人员根据批生产指令核对每个提取罐内需醇提的净药材，并根据标签内容对实物进行核对无误后，按生产指令要求在每个提取罐内投入净药材。

② 操作人员将饮用水注入到饮用水计量罐内，根据工艺要求，向乙醇配制罐（图 4-1）内加入规定数量的饮用水。将浓乙醇（95%）抽到浓乙醇储罐内，通过浓乙醇输送泵送到浓乙醇计量罐内，根据工艺要求，向乙醇配制罐内加入规定数量的浓乙醇，同时启动搅拌器，配制规定浓度的乙醇。

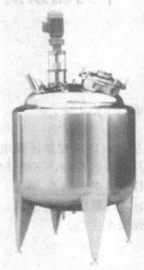

图 4-1　乙醇配置罐

③ 操作人员将配制好的规定浓度乙醇通过稀乙醇输送泵送到乙醇计量罐内，向多功能提取罐（见图 4-2）内加入规定数量的乙醇，剩余的稀乙醇通过稀乙醇输送泵送到稀乙醇储罐内暂存。

④ 乙醇回流时间到后，操作人员打开管道过滤器阀门过滤提取液；将提取液泵到提取液储罐并在提取液储罐上做好标签，标签内容包括品名、批号、批量、生产日期、操作人。提取后的药渣用不锈钢出渣车及时运至垃圾站处理。

⑤ 填写生产记录。

（3）生产结束　见项目三模块三生产结束。

3. 药液的浓缩

（1）确认设备状态完好、清洁。

（2）关闭真空浓缩罐（见图 4-3）下口进药节门、放空节门及罐盖。

（3）打开真空节门，待真空上升至 0.53MPa 以上时，打开进药节门。

（4）控制药液在罐体 2/3 处以下，关闭进药节门，真空度控制在 0.27MPa 以上。

（5）打开冷却水节门、蒸汽进汽节门、回水节门进行浓缩。

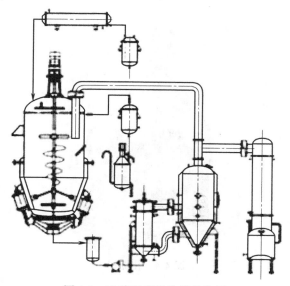

图 4-2　乙醇回流提取罐结构图

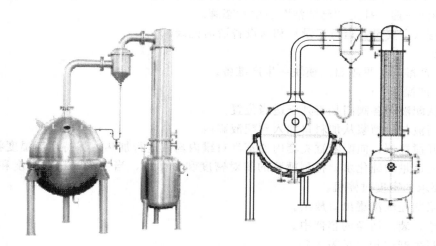

图 4-3　真空浓缩罐

（6）控制蒸汽、冷却水的进出量。

（7）待药液浓缩至一定的体积后，关闭蒸汽节门、真空节门、冷却水节门，打开放空节门，待罐内为常压时，打开真空浓缩罐下口放药。

（8）操作完毕后，进行设备清洁。

4. 化糖

（1）生产准备　见项目三模块一生产准备。

（2）生产操作

① 用纯化水冲洗干净化糖锅（见图4-4），称好蔗糖，检查电动搅拌是否正常。检查所有阀门及管道等部件是否严密、完好。

② 在化糖锅内放入适量纯化水，关闭化糖锅旁通阀，打开自动排水阀，打开蒸汽阀加热纯化水，至沸腾。

③ 慢慢加入蔗糖，并开启搅拌，至蔗糖完全溶解，加水调整含糖量为85%（g/ml）。

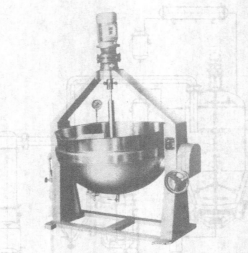

图 4-4　化糖锅

④ 生产结束，关闭进汽阀，放出物料；用饮用水冲洗搅拌浆及锅内壁，使其干净，再用纯化水冲洗一遍，挂上"已清洁"卫生状态牌。

⑤ 填写《主要设备运行记录》和《设备清洁记录》。

5. 配液

（1）生产准备　见项目三模块一生产准备。

（2）生产操作

① 确认配液罐各阀门是否处于适当位置。

② 将药液与单糖浆从加料口加入到配液罐内。

③ 打开搅拌器，向配液缸夹套内通蒸汽对罐内药液进行加热，保持适度温度状态。

④ 加入适量的纯化水，检测糖浆的相对密度和含糖量，当糖浆的相对密度和含糖量达到工艺所要求的密度时停机。

⑤ 糖浆剂经配液罐出口放出。

⑥ 称重，装入洁净的容器中。

⑦ 填写生产记录（见表4-2）。

（3）清场

① 加纯化水加热30min，将内壁黏附的浸膏刷洗干净，清洁配液缸内壁至水澄清。

② 清洁进料管道及放料管道。

③ 依次用饮用水、纯净水清洗后，用消毒剂消毒。

④ 挂"已清洁"状态标示牌，填写清场记录（见表4-3）。

6. 静置、过滤

将配制好的溶液在10～20℃的条件下，静置24～48h。静置沉降好的药液进行精滤，精滤后送至中转站，等待检验放行并填写请验单（见表4-4）。待成品的澄明度、药液含量等检验合格后，进行分装和包装操作。

（三）操作要点和质量控制要点

1. 化糖时应注意控制蒸汽进汽阀的大小，防止冲料及夹套蒸汽压力过高。化糖过程中，要及时进行含糖量测定。

2. 配液操作时，要随时检测糖浆的相对密度和含糖量。

表 4-2 糖浆与清膏混合岗位生产记录

产品名称		生产批号		规格		生产日期	
下达批生产指令文号				下达日期			

<table>
<tr><td colspan="8" align="center">生 产 前 检 查</td></tr>
<tr><td>执行的标准文件号</td><td></td><td colspan="2" align="center">物 料</td><td colspan="2" align="center">现 场</td><td colspan="2">检查人：</td></tr>
<tr><td>设备、岗位 SOP 号</td><td></td><td>品种</td><td></td><td>清洁、清场合格证</td><td></td><td colspan="2">复核人：</td></tr>
<tr><td>清洁、清场 SOP 号</td><td></td><td>数量</td><td></td><td>设备、容器完好</td><td></td><td colspan="2"></td></tr>
<tr><td>各种记录表格</td><td></td><td>合格证</td><td></td><td>计量器具清洁完好</td><td></td><td colspan="2">结论：</td></tr>
<tr><td>配料单编号</td><td></td><td>包装完好</td><td></td><td>其他</td><td></td><td colspan="2"></td></tr>
</table>

<table>
<tr><td colspan="9" align="center">生 产 记 录</td></tr>
<tr><td>清膏</td><td></td><td></td><td>糖浆</td><td></td><td></td><td>数量/L</td><td></td></tr>
<tr><td>数量/kg</td><td></td><td></td><td>糖浆含糖量/%</td><td></td><td></td><td></td><td></td></tr>
<tr><td>投料人</td><td></td><td>复核人</td><td></td><td>投料总量（ ）kg</td><td></td><td>投料时间</td><td></td></tr>
<tr><td>质量监控项目</td><td></td><td></td><td></td><td></td><td></td><td colspan="2">操作人：</td></tr>
<tr><td>投入的药量/kg</td><td></td><td colspan="2">投入的糖浆量/L</td><td></td><td></td><td colspan="2"></td></tr>
<tr><td>时间</td><td>时 分</td><td>时 分</td><td>时 分</td><td>时 分</td><td></td><td colspan="2"></td></tr>
<tr><td>混合液的温度/℃</td><td></td><td></td><td></td><td></td><td></td><td colspan="2">复核人：</td></tr>
<tr><td>浓缩的相对密度</td><td></td><td></td><td></td><td></td><td></td><td colspan="2"></td></tr>
<tr><td>含糖量/%</td><td></td><td></td><td></td><td></td><td></td><td colspan="2"></td></tr>
<tr><td>浓缩的起始时间</td><td></td><td colspan="2">浓缩的结束时间</td><td></td><td></td><td colspan="2"></td></tr>
<tr><td>药液的储罐号</td><td></td><td colspan="2">浓缩液总数量/L</td><td></td><td></td><td colspan="2"></td></tr>
<tr><td>质量检验结论</td><td></td><td>质检员</td><td></td><td>日期</td><td></td><td colspan="2">备注：</td></tr>
<tr><td>移交数量/L</td><td></td><td>药液的储罐号</td><td></td><td>移交人</td><td></td><td colspan="2"></td></tr>
<tr><td>接收人</td><td></td><td>工时</td><td></td><td></td><td></td><td colspan="2"></td></tr>
</table>

表 4-3 糖浆与清膏混合岗位清场记录

工序	清场前产品名称	清场产品批号	清场日期

<table>
<tr><td rowspan="2" align="center">清场项目</td><td colspan="2" align="center">检查情况</td><td>清场人：</td></tr>
<tr><td>已清</td><td>未清</td><td></td></tr>
<tr><td>1.生产设备是否清洗干净</td><td></td><td></td><td></td></tr>
<tr><td>2.废弃物是否清除</td><td></td><td></td><td>复核人：</td></tr>
<tr><td>3.工具、器具、容器等是否清洁</td><td></td><td></td><td></td></tr>
<tr><td>4.地面、门窗、内墙是否清洁</td><td></td><td></td><td></td></tr>
<tr><td>5.灯管、排风管表面、开关箱外壳是否清理</td><td></td><td></td><td>工艺员检查意见：</td></tr>
<tr><td>6.包装材料是否清除</td><td></td><td></td><td></td></tr>
<tr><td>7.交接单、合格证是否清理</td><td></td><td></td><td></td></tr>
<tr><td>其他项目</td><td></td><td></td><td>车间质检员：</td></tr>
</table>

表 4-4　糖浆与清膏混合生产请验单

编　号			
代　号		批　号	
品　名		数　量	
来　源			
检验目的			
请验部门		签名	
日　期			
备　注			

三、基础知识

糖浆剂系指含有药物、药材提取物或芳香物质的浓蔗糖水溶液。糖浆剂因含糖，可以掩盖有些药物的不适气味，尤适宜儿童用药。根据原料药物的性状不同，配制糖浆的方法有热溶法、冷溶法、混合法等。蔗糖的近饱和水溶液称为单糖浆，除供配制含药糖浆外，还可做矫味剂、助悬剂。

1. 糖浆剂的分类

（1）矫味糖浆

① 单糖浆，系蔗糖的饱和水溶液，浓度为 85%（g/ml）或 64.74%（g/g）。

②芳香糖浆，如橙皮糖浆、姜糖浆等，常用于矫味。

（2）药用糖浆　指含药物、药材提取物的浓蔗糖水溶液，能发挥相应的治疗作用，如川贝枇杷糖浆、养阴清肺糖浆等。

2. 糖浆剂的制备方法

糖浆剂的制备方法有热溶法、冷溶法、混合法三种。工业生产中大多采用混合法制备糖浆剂。

（1）热溶法　首先，按照化糖工序制备一定浓度的单糖浆。然后，再将可溶性药物按照生产工艺要求加入到单糖浆中，并加入一定量的纯化水将药液调整至规定浓度，溶解滤过，即得。

（2）冷溶法　首先，在化糖工序中，不需要加热，将蔗糖在常温（20℃左右）搅拌下溶解于纯化水中制备单糖浆。然后，再将可溶性药物按照生产工艺要求加入到单糖浆中，并加入一定量的纯化水将药液调整至规定浓度，溶解滤过，即得。

（3）混合法　将药材提取浓缩液与单糖浆直接混合均匀而制成。

四、生产依据

《药品生产质量管理规范》2010 年版、《中华人民共和国药典》2010 年版、《批生产指令》、《产品工艺规程》、《设备标准操作规程》、《SOP 标准操作规程》等。

模块三　中药糖浆剂的包装

一、准备工作

见项目三模块三。

二、生产过程

包装操作规程见项目三模块三包装操作。

三、基础知识

1. 除另有规定外，糖浆剂含蔗糖量应不低于 45％（g/ml）。

2. 除另有规定外，糖浆剂应澄清。在贮存期间不得有发霉、酸败、产生气体或其他变质现象，允许有少量摇之易散的沉淀。

3. 糖浆剂应进行相对密度、pH 值的检查。

4. 除另有规定外，糖浆剂应密封，置阴凉处贮存。

5. 饮片应按各品种项下规定的方法提取、纯化、浓缩至一定体积，或将药物用新煮沸过的水溶解，加入单糖浆，如直接加入蔗糖配制，则需煮沸，必要时滤过，并自滤器上添加适量新煮沸过的水至处方规定量。

6. 合剂若加蔗糖作为附加剂，除另有规定外，含蔗糖量应不高于 20％（g/ml）。合剂可加入适宜的附加剂。如需加入防腐剂，山梨酸和苯甲酸的用量不得超过 0.3％（其钾盐、钠盐的用量分别按酸计），对羟基苯甲酸酯类的用量不得超过 0.05％，如需加入其他附加剂，其品种与用量应符合国家标准的有关规定，不影响成品的稳定性，并应避免对检验产生干扰。必要时可加入适量的乙醇、甘油或其他多元醇。

7. 除另有规定外，糖浆剂应进行以下相应检查。

（1）装量　单剂量包装的糖浆剂应按照《中国药典》2010 年版一部附录 I H 的规定进行检查，并符合药典的规定。

多剂量包装的糖浆剂应按照《中国药典》2010 年版一部附录 ⅫC 的规定进行检查，并符合药典的规定。

（2）微生物限度　应按照《中国药典》2010 年版一部附录 ⅫⅠC 的规定进行检查，并符合药典的规定。

项目五　中药煎膏剂的制备

煎膏剂的生产工艺流程如下。

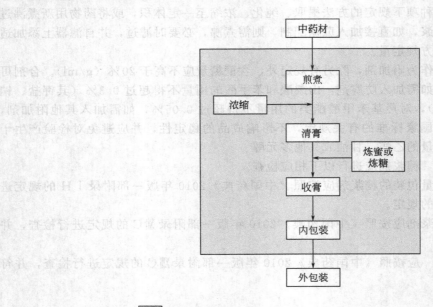

D级生产区

一般生产区

模块一　配　　料

一、准备工作

1. 职业形象
穿着正确，移动准确，行动准确，工作正确。

2. 职场环境
（1）环境　D级控制区内进行生产，D级控制区要求门窗表面应光洁，不要求抛光表面，应易于清洁。窗户要求密封并具有保温性能，不能开启。

（2）环境温湿度　应当保证操作人员的舒适性。

（3）环境灯光　不能低于300 lx，灯罩应密封完好

（4）电源　应在操作间外，确保安全生产。

二、生产过程

见项目三模块一配料。

三、基础知识

煎膏剂是指药材用水煎煮，去渣浓缩后，加炼蜜或糖制成的半流体制剂，供内服用。

煎膏剂是传统剂型之一。它的功能以滋补为主，兼有缓慢的治疗作用，故俗称为"膏滋"。多将止咳、活血通经、滋补性及抗衰等方剂制成煎膏剂。煎膏剂浓度高、味甜、服用方便，易于贮存，尤其适用于小儿、老人等长期服药的慢性病患者或体质虚弱者使用。其原辅料的处理方法如下。

（一）中药材

将中药材加工成片（根茎类药材）或段（全草类药材），并依处方规定炮制，煎煮浓缩呈稠膏备用；若为新鲜果类，则宜洗净后压榨取果汁备用；胶类药无组织结构，将处方中的其他药材煎煮浓缩到一定程度后，加入胶类药溶解备用。

（二）糖的选择与处理

制备煎膏剂所用的糖，除另有规定外，应使用《中国药典》收载的蔗糖，由于糖的品质不同，制成的煎膏剂质量及效用也有差异。

采用的糖有冰糖、白糖、红糖、饴糖等。冰糖系结晶型的蔗糖，质量优于白砂糖；白糖又有白砂糖与白绵糖之分，后者由于含有部分的果糖，故味较甜，但有一定的吸湿性。白糖味甘，性平，有润肺生津、和中益肺、舒缓肝气的功效。红糖又称红砂糖、黄糖，是一种未经提纯的糖，红糖具有补血、破瘀、舒肝、祛寒等功效，尤其适于产妇、儿童及贫血者食用，具有矫味、营养和辅助治疗作用，故中医常以红糖制煎膏剂。饴糖也称麦芽糖，系由淀粉或谷物经大麦芽浆作催化剂，使淀粉水解、转化，然后浓缩而制成的一种稠厚液态糖。各种糖在有水分存在时，都有不同程度的发酵变质特性，其中尤以饴糖为甚，在使用前应加以炼制。

炼糖的目的在于使糖的晶粒熔融，去除水分，净化杂质和杀死微生物。炼糖时，使糖部分转化，控制糖的适宜转化率，还可防止煎膏剂产生"返砂"现象。

炼糖的方法一般可按糖的种类及质量加适量的水炼制。如白砂糖可加水 50% 左右，用高压蒸汽或直火加热熬炼，并不断搅拌至糖液开始显金黄色，泡发亮光及微有青烟发生时，停止加热，以免烧焦。各种糖的水分含量不相同，炼糖时应随实际情况掌握时间和温度。一般冰糖含水分较少，炼制时间宜短，且应在开始炼制时加适量水，以免烧焦；饴糖含水量较多，炼制时可不加水，且炼制时间较长。为促使糖转化，可加入适量枸橼酸或酒石酸（一般为糖量的 0.1%～0.3%），至糖转化率达 40%～50% 时，取出，冷至 70℃ 时，加碳酸氢钠中和后备用。红糖含杂质较多，转化后一般加糖量 2 倍的水稀释，静置适当时间，除去沉淀备用。

其炼制转化糖方法如下。

$$蔗糖 + 纯化水 \xrightarrow[\text{煎煮 30min 加入 0.1\%酒石酸}]{100\sim115℃,\ 2h,\ pH4.5\sim6.5} 葡萄糖 + 果糖$$

加酒石酸的目的是促进蔗糖转化为葡萄糖和果糖，转化糖转化率≥60%，含水量约为 22%，转化糖液呈金黄色、透明、清亮。

（三）蜂蜜的选择和处理

见项目十一模块二。

模块二　中药煎膏剂的制备

一、准备工作

1. 职业形象

穿着正确，移动准确，行动准确，工作正确。

2. 职场环境

(1) 环境　D级控制区内进行生产，D级控制区要求门窗表面应光洁，不要求抛光表面，应易于清洁。

(2) 环境温湿度　应当保证操作人员的舒适性（温度 18～26℃，相对湿度 45％～65％）。

(3) 环境灯光　不能低于 300 lx，灯罩应密封完好。

(4) 电源　应在操作间外，确保安全生产。

二、生产过程

(一) 接受生产任务

自指令下发部门接受批生产指令（见表 5-1），并仔细阅读批生产指令，按物料清单领取物料。

表 5-1　批生产指令

品名		产品代码		规格	
批号		指令编号			
批投料量					
投入批量					
工艺规程及编号					
指令发布人		日期		年　月　日	
审核人		日期		年　月　日	
作业时间及期限		年　月　日～　　年　月　日			
所需物料清单	名称	物料代码		用量	
备注					

(二) 中药煎膏剂的生产过程

1. 中药的提取

见项目二模块二。

2. 制备清膏

见项目四模块二项下药液的浓缩操作，将药液浓缩到规定的相对密度。

3. 炼糖

(1) 生产准备　见项目三模块一生产准备。

（2）生产操作

① 用纯化水冲洗干净化糖锅（见图 4-3），称好蔗糖，检查电动搅拌是否正常。检查所有阀门及管道等部件是否严密、完好。

② 在化糖锅内放入适量纯化水，关闭化糖锅旁通阀，打开自动排水阀，打开蒸汽阀加热纯化水，至沸腾。

③ 慢慢加入蔗糖，并开启搅拌，至蔗糖完全溶解，继续加热使转化糖转化率≥60％，含水量达到 22％左右，糖液呈金黄色、透明、清亮。

④ 生产结束，关闭进汽阀，放出物料；用饮用水冲洗搅拌浆及锅内壁，使其干净，再用纯化水冲洗一遍，挂上"已清洁"卫生状态牌。

⑤ 填写《主要设备运行记录》和《设备清洁记录》。

4. 炼蜜

见项目十一模块二炼蜜操作。

5. 收膏

（1）生产准备　见项目三模块一生产准备。

（2）生产操作

① 确认各阀门是否处于适当位置。

② 将清膏、炼糖或炼蜜（炼糖或炼蜜量一般不超过清膏量的 3 倍）从加料口加入到化膏锅内。

③ 打开搅拌器，向化膏锅夹套内通蒸汽对罐内药液进行加热，保持适度温度状态。

④ 当相对密度达到工艺要求时停机。

⑤ 煎膏剂经化膏锅出口放出。

⑥ 称重，装入洁净的容器中。

⑦ 填写生产记录（见表 4-2）。

⑧ 经过收膏制备好的煎膏，经中间站申请检验，检验合格后进行分装操作。

（3）清场

① 加纯化水加热 30min，将内壁黏附的浸膏刷洗干净，清洁化膏锅内壁至水澄清。

② 清洁进料管道及放料管道。

③ 依次用饮用水、纯净水清洗后，用消毒剂消毒。

④ 挂已清洁状态标示牌，填写清场记录（见表 4-3）。

（三）操作要点和质量控制要点

1. 炼糖时要将糖液炼至呈金黄色、透明、清亮。

2. 需加入药粉时，应先进行相对密度和不溶物检查，合格后再加入药材细粉。待煎膏冷却后加入，搅匀。

三、基础知识

煎膏剂的质量要求如下。

1. 煎膏剂应无焦臭、异味、无糖的结晶析出。

2. 除另有规定外，煎膏剂应密封，置阴凉处贮存。

3. 饮片按各品种项下规定的方法煎煮，滤过，滤液浓缩至规定的相对密度，即得清膏。

4. 除另有规定外，煎膏剂应进行以下检查。

（1）相对密度　除另有规定外，按照《中国药典》2010 年版一部附录ⅠF 煎膏剂项下相对密度的检查法进行检查，应符合规定。

（2）不溶物　除另有规定外，按照《中国药典》2010年版一部附录ⅠF煎膏剂项下不溶物的检查法进行检查，应符合规定。

（3）装量　除另有规定外，按照《中国药典》2010年版一部附录ⅫC检查法进行检查，应符合规定。

（4）微生物限度　除另有规定外，按照《中国药典》2010年版一部附录ⅫⅡC检查法进行检查，应符合规定。

四、生产依据

《药品生产质量管理规范》2010年版、《中华人民共和国药典》2010年版、《批生产指令》、《产品工艺规程》、《设备标准操作规程》、《SOP标准操作规程》等。

模块三　中药煎膏剂的包装

包装操作规程参考项目三模块三包装。

项目六　颗粒剂的制备

颗粒剂生产工艺流程图如下。

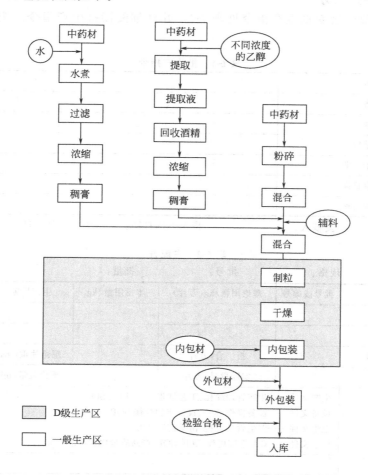

模块一　物料的处理

一、准备工作

1. 职业形象
穿着正确，移动准确，行动准确，工作正确。

2.职场环境

（1）环境　D级控制区内进行生产，D级控制区要求门窗表面应光洁，不要求抛光表面，应易于清洁。窗户要求密封并具有保温性能，不能开启。对外应急门要求密封并具有保温性能。

（2）环境温湿度　应当保证操作人员的舒适性。

（3）环境灯光　不能低于300 lx，灯罩应密封完好。

（4）电源　应在操作间外，确保安全生产。

二、生产过程

（一）下达生产任务

自指令下发部门接受批生产指令见表6-1，并仔细阅读批生产指令。按主配方（见表6-2）领取药料。

表6-1　批生产指令

品名	
规格	
批号	
投入批量	
生产开始日期	
生产结束日期	
生产车间名称	

指令人：　　　　　复核人：　　　　　　指令下达日期：　　年　　月　　日

表6-2　主配方

品名：　　　　　规格：　　　　　批号：　　　　　批量：

原辅料名称	批号或编号	理论用量/kg(万片)	本批用量/kg	生产厂家	检验报告单号
前期再制品		≤　　%			
前期再制品百分含量		折　合/万片		理论片重/mg	
合计/(kg/10⁴ml)		实际批量/万片		理论装量/ml	
执 行 文 件	生产文件——生产管理规程、工艺规程、生产岗位SOP 设备文件——设备操作SOP、设备维护检修SOP 卫生文件——卫生管理规程、清洁清洗SOP 质量文件——QA管理规程、取样SOP、产品质量内控标准				
备　　注					

下达人：　　　　　复核人：　　　　　主配方下达日期：　　年　　月　　日

（二）操作过程

1.领料

（1）根据限额领料单（见表6-3）和批生产指令、批包装指令开具领料通知单，一式两份，交仓库，通知仓库备料。

（2）仓库保管员按照限额领料单和领料通知单上的物料及数量备料、发料，将物料送到车间的原辅料收料区及包装材料收料区。

表 6-3　领料单

品名：		规格：	批号：	批量：		日期：
原辅料名称	批号或编号	本批用量/kg	实际领料量/kg		发料人	收料人
前期再制品						
备注						

（3）根据领料通知单验收物料，认真核对物料的名称、批号、规格、单位（最小包装单位）、数量。如发现前述各项中有与领料单不符的情况，应拒收，并及时采取措施。

（4）将物料放入物料存放室，按照物料摆放情况放置物料标示牌，并认真填写领料台账、物料卡。并在领料通知单上与仓库保管员共同签字，车间留一份，仓库留一份。

2. 水提取

按分料、投料、加热煮提、放液、出渣、清场的顺序完成，提取浓缩成稠膏。

3. 醇提取

按溶剂配制、分料、投料、提取、放液、出渣、清场的顺序完成，提取液回收乙醇，浓缩成稠膏。

4. 粉碎

将需要粉碎的药材粉碎成 80～100 目的细粉。

5. 混合（制备大颗粒）

（1）搅拌　按照分料单分别将湿膏、赋形粉、药材细粉分成相同组分。按《混合机标准操作规程》的要求，将一组物料依照药材细粉、赋形粉、湿膏的顺序，倒入搅拌机中，搅拌均匀（约 10min）。以此方法将其他各组物料分别搅拌均匀。填写操作记录。

（2）干燥　用不锈钢锨将搅匀的物料铲到干燥盘中，每盘 1～1.5cm 厚，将干燥盘按照从上到下的顺序放到干燥车上。填写操作记录。

打开真空干燥罐罐盖，将干燥车推进罐内，锁紧罐盖。按《真空干燥罐操作规程》的要求进行干燥，干燥时间 14～17h。随时观察真空度和蒸汽压，每小时记录一次。干燥结束后，按《真空干燥罐操作规程》的要求，打开罐盖，将干燥车拉至下货间，待温度达到室温后下货。

（3）下货　将干燥盘从干燥车上以自下而上的顺序逐盘取下，倒扣在出料车上，用榔头将盘内干颗粒敲下，并破碎成最长边 5cm 以下的颗粒，装入塑料袋，外套布袋，按标准袋逐袋称量后系口，填写并挂上标识。填写生产记录。

（4）清场　按规定清场。填写清场记录。

（三）操作要点和质量控制要点

1. 物料进入洁净区前应去掉外包装，不能去除外包装时应用抹布清洁干净，套洁净塑料袋，然后将物料送入缓冲室。

2. 水提取、醇提取药材时要注意投料顺序，质地轻浮的应先投，质地重的应后投。

3. 制备大颗粒物料混合时，要依照药材细粉、赋形粉、湿膏的顺序，倒入搅拌机中，搅拌均匀。

4. 大颗干燥时，物料在干燥盘中的厚度为 1～1.5cm。

三、基础知识

颗粒剂系指提取物与适宜的辅料或饮片细粉制成具有一定粒度的颗粒状制剂。中药颗粒剂是以汤剂或酒剂与干糖浆剂等相结合，经过剂型改革而制成的一种新的中药剂型，具有服用方便，异味小；吸收快，显效迅速；性质稳定；更有利于机械化生产等优点。但也存在成本比汤剂、酒剂高，在贮存与运输过程中容易吸潮，不能随证加减，矫味剂等不能掩盖住药物的不良气味，适口性差等缺点。

颗粒剂除直接用来治疗疾病外，还可用来制备其他制剂，如作为硬胶囊剂的填充物、用来压片等，颗粒用来制备其他制剂可以起到改善物料的流动性，减少粉尘飞扬等作用。

（一）颗粒剂的种类

1. 中药颗粒剂按溶解性能和溶解状态分类

（1）可溶颗粒剂　可溶性颗粒剂又可分为水溶颗粒剂，酒溶颗粒剂。

（2）混悬颗粒剂　颗粒内多含饮片细粉，临用时加入一定量的分散媒可调配成均匀的混悬液。

（3）泡腾颗粒剂　系指在颗粒剂制备过程中加入适量泡腾崩解剂，冲服时产生大量的二氧化碳气体，促使颗粒快速崩解溶解的中药颗粒剂。

2. 新型颗粒剂

肠溶颗粒剂、缓释颗粒剂、控释颗粒剂等，此三种颗粒剂均需进行释放度检查。

（1）肠溶颗粒剂　只采用肠溶材料包裹颗粒或其他适宜方法制成的颗粒，其耐酸而在肠液中释放活性成分，可防止药物在胃内分解失效，避免对胃的刺激或控制药物在肠道内定位释放。

（2）缓释颗粒剂　系指在水或规定的释放介质中缓慢地非恒速释放药物的颗粒剂。

（3）控释颗粒剂　系指在水或规定的释放介质中缓慢地恒速或接近于恒速释放药物的颗粒剂。

3. 按加入蔗糖情况　可分为含糖颗粒剂和无糖颗粒剂。

（二）颗粒剂的质量要求

1. 颗粒剂外观应干燥，颗粒均匀，色泽一致，无吸潮、结块、潮解等现象。

2. 除另有规定外，挥发油应均匀喷入干颗粒中，密闭至规定时间或用 β-环糊精包合后加入。

3. 制备颗粒剂时可加入矫味剂和芳香剂，为防潮、掩盖药物的不良气味也可包薄膜衣。必要时包衣颗粒剂应检查残留溶剂。

4. 除另有规定外，颗粒剂应密封，在干燥处贮存，防止受潮。

5. 除另有规定外，颗粒剂应进行以下相应检查。

（1）溶化性　按照《中国药典》2010 年版一部附录 I C 的规定进行测定，并符合规定。

（2）水分　按照《中国药典》2010 年版一部附录 IX H 水分测定法测定，除另有规定外，不得过 6.0%。

（3）粒度　按照《中国药典》2010 年版一部粒度测定法（附录 XI B 第二法，双筛分法）的规定进行测定，不能通过一号筛与能通过五号筛的总和不得超过 15%。

（4）装量差异　单剂量按照《中国药典》2010 年版一部附录 I C 的规定进行测定，并符合规定。多剂量按照《中国药典》2010 年版一部附录 XII C 的规定进行测定，并符合规定。

（5）微生物限度　按照《中国药典》2010 年版一部附录 XIII C 的检查法检查，应符合规定。

四、生产依据

《药品生产质量管理规范》2010 年版、《中华人民共和国药典》2010 年版、《批生产指令》、《产品工艺规程》、《设备标准操作规程》、《SOP 标准操作规程》等。

模块二　颗粒剂的制备

一、准备工作

1.职业形象
穿着正确，移动准确，行动准确，工作正确。

2.职场环境
（1）环境　D级控制区内进行生产，D级控制区要求门窗表面应光洁，不要求抛光表面，应易于清洁。窗户要求密封并具有保温性能，不能开启。对外应急门要求密封并具有保温性能。

（2）环境温湿度　温度18～26℃，相对湿度45％～65％。

（3）环境灯光　不能低于300 lx，灯罩应密封完好。

（4）电源　应在操作间外，确保安全生产。

二、生产过程

（一）接受生产任务
自指令下发部门接受批生产指令，并仔细阅读批生产指令。按主配方领取药料。

（二）制粒操作过程
1. 核对《清场合格证》并确认在有效期内，检查设备及容器具是否清洁卫生，取下"已清场"换上"正在生产"标牌，当温湿度符合工艺要求时可投料生产。

2. 槽形混合机、摇摆式颗粒机、沸腾干燥机清洁完好，有"完好"标牌；有"检验合格证"，且在规定有效期内；使用的器具齐全、清洁。对与药粉直接接触部位的设备及容器具用75％消毒乙醇擦拭消毒。

3. 挂本次运行状态标志，进入操作。

（1）制软材　将要混合的物料和辅料要依照药材细粉、赋形粉、湿膏的顺序，倒入混合槽内，以没过搅拌桨为宜，然后将混合槽的盖子盖好；按照《槽型混合机标准操作规程》混合需要的时间，制成软硬适宜的软材。

（2）制粒　将制成的软材倒入机器的加料斗中，根据《制粒机标准操作规程》制颗粒，根据物料性质控制加料速度，投料时加料不宜过多，大约保持容积的2/3为宜，制颗粒完成后，清理颗粒机和筛网上的余料，并注意余料中有无异物，经适当处理后加入颗粒中。

（3）干燥　将制得的适量湿颗粒倒入设备物料车内并及时推进干燥器，按照《沸腾干燥机标准操作规程》干燥湿颗粒，干燥过程中通过视窗随时掌握颗粒干燥情况，观察颗粒沸腾的灵活性，一段时间后从取样口取样检测水分是否达到标准要求至水分合格，当含水量达到6.0％以下时，停止运行。取出干燥好的中药颗粒。

（4）整粒　将干燥合格的颗粒，放入振荡筛中，依据《振荡筛标准操作规程》进行整粒，并根据药料过筛速度随时添加药料，符合粒度要求的为合格颗粒，在粒度范围之外的，另外处理。

4. 清场
按规定清场。填写清场记录。

填写制粒工序清场记录（见表 6-4）。

表 6-4 制粒工序清场记录

清场前		批号		生产结束日期	年　月　日　班
检查项目	清场要求			清场情况	QA 检查
物料	结料,剩余物料退料			按规定做□	合格□
中间产品	清点,送规定地点放置,挂状态标记			按规定做□	合格□
工具器具	冲洗,湿抹干净,放规定地点			按规定做□	合格□
清洁工具	清洗干净,放规定处干燥			按规定做□	合格□
容器管道	冲洗,湿抹干净,放规定地点			按规定做□	合格□
生产设备	湿抹或冲洗,标志符合状态要求			按规定做□	合格□
工作场地	湿抹或湿拖干净,标志符合状态要求			按规定做□	合格□
废弃物	清离现场,放规定地点			按规定做□	合格□
工艺文件	与继批产品无关的清离现场			按规定做□	合格□
注:符合规定在"□"中打"√",不符合规定则清场至符合规定后填写					
清场时间					年　月　日　班
清场人员					
QA 签名					年　月　日　班
检查合格发放清场合格证,清场合格证粘贴处					
备注					

5.生产结束

每批结束后进行物料衡算,填写《交接班记录》,并在指定位置挂上"待清洁"状态标记。清场后,QA 检查员对操作间、设备、容器等进行检查,检查合格后发放"清场合格证"代替"待清洁"状态标记。整个生产过程中及时认真填写《批生产记录》见表 6-5,同时应依据不同情况选择标示"设备状态卡"。

表 6-5 制粒工序批生产记录

品名：　　　　　规格：　　　　　批号：　　　　　批量：

1.制粒工序开工检查(QA 检查员填写)　　　年　　月　　日

上批清场合格证	上批文件标志	上批物料	环境清洁	设备正常	计量器具合格	工具容器清洁	本批物料正确	是否批准开工	QA 检查员签字
有○	有○	有○	是○	是○	是○	是○	是○	是○	
无○	无○	无○	否○	否○	否○	否○	否○	否○	

2.制粒生产记录 1

品名	规格	批号	温度	相对湿度	日期	班次

生产前检查：文件□　设备□　现场□　物料□　检查人：

配料	计划产量		领料人		
	原辅料名称	批号	领料数量/kg	实投数量/kg	补退数量/kg
	称量人	复核人	补退人	开处方人	复核人

配浆	品名					浓度/%	
	批号					重量	
	用量					操作人	

制粒	原辅料、黏合剂名称		各缸用量		
	预混合时间		湿混时间	操作人	

清场合格证副本粘贴处

备注	

制粒生产记录 2

品名		规格		批号		日期		班次	

干燥	干燥机编号			完好与清洁状态			完好□ 清洁□			
	第 缸干燥温度			第 缸干燥温度			第 缸干燥温度			
	时间	进风	出风	时间	进风	出风	时间	进风	出风
	水分/%			水分/%			水分/%			

整粒总混	整粒机编号		完好与清洁状态			完好□ 清洁□	
	总混机编号		完好与清洁状态			完好□ 清洁□	
	外加辅料	名称	用量		名称	用量	
	整粒筛网规格		总混时间/min		颗粒水分/%		
	总混后颗粒/kg						
	桶号						
	净重						
	桶号						
	净重						
	颗粒总重/kg		总桶数		可见损耗量/kg		
	粉头量/kg		操作人		复核人		

$$物料平衡 = \frac{总混后颗粒总量 + 粉头量 + 可见损耗量}{投入原辅料量 + 投入粉头量 + 投入浸膏量} \times 100\% =$$

$$收得率 = \frac{总混后颗粒总量}{投入原辅料量 + 投入粉头量 + 投入浸膏量} \times 100\% =$$

备注/偏差情况：

3. 颗粒放行（QA 检查员填写）　　　年　　月　　日

外观	合格○ 不合格○		粒度	合格○ 不合格○	是否放行	
溶化性/min	合格○ 不合格○		水分	合格○ 不合格○	是○ 否○	
含量	为标示量的　　%	合格○ 不合格○		QA 检查员		

（三）操作要点和质量控制要点

1. 槽型混合机操作要点和质量控制要点

（1）禁止加料过多，防止发生设备安全事故。

（2）有物料粘壁现象需要清理时，应该停机后清理。

2. 摇摆式颗粒机操作要点和质量控制要点

（1）安装筛网时，必须使筛网紧贴两端端盖，以免漏粉。

（2）加入软材要适量，太少不利于成粒，过多影响设备使用寿命。

3. 振荡筛操作要点和质量控制要点

（1）设备运转过程中应该注意观察转向是否与箭头方向一致，否则应停机倒转后再运行。

（2）使用前检查各螺栓是否紧固牢靠，严禁在未装筛网和紧固夹子的情况下开机。检查每级筛网是否符合工艺要求，是否有破漏、抽断丝现象。

（3）严禁在设备运行状态下对设备进行任何调整。

（四）故障及原因分析

1. 摇摆式颗粒机故障及原因分析

（1）运行出现异常声音，及时停机，检查减速箱润滑油是否需要添加，检查设备各部位紧固件是否有松动，发现异常及时处理解决。

（2）漏粉　检查筛网是否紧贴两端端盖。

（3）粘网　调整筛网安装松紧度，减少投料量，不得高于容积的2/3为宜。

2. 振荡筛故障及原因分析

（1）出现异常声音，应立即停机，应检查以下内容并进行相应处理。各螺栓紧固件是否牢固，是否有损坏；放置底面是否坚实平整；检查电机是否异常。

（2）不能开机，检查电机是否故障，检查线路是否异常，若机器有故障或线路异常，通知电工检查处理。

（3）筛分药料不符合工艺质量要求，检查筛网规格，检查筛网是否有破损，调整更换筛网；减少投料量，避免超负荷投料造成药料来不及筛分。

3. 沸腾干燥机故障及原因分析

（1）沸腾状态不佳，布袋长时间没有抖动，黏附粉末太多，检查抖袋汽缸是否正常；沸腾室内负压偏高，粉末被吸附在布袋上，调小风门开启度。

（2）排出空气细粉多（损耗过大），布袋破裂，修补更换布袋；沸腾室内负压偏高，粉末被排出，调小风门开启度。

（3）干燥时出现沟流死角或结块，减少投料量及湿颗粒在料斗中的放置时间，加大进风量增加沸腾程度，缩短抖袋周期。

4. 药料吸潮

（1）采取必要措施降低生产环境温度和湿度，一般应控制相对湿度在45％～60％为好。

（2）药粉干燥后要及时包装于干燥且密封性好的容器内，防止吸潮。

（3）对容易吸潮的产品在工艺允许的情况下，加大辅料比例或采用可以防潮的辅料，改善流动性的辅料以缓解吸潮、结块。

（4）改进包装。

5. 软材过湿粘网或成条状

（1）重新调整比例，加入干燥药粉，重新制软材。

（2）加入少量高浓度的乙醇，降低软材的黏度。

（3）调整设备的工艺参数。加料量不宜过多，调整筛网松紧度。

6. 颗粒颜色不一致

（1）重新混合使药料达到均一。

（2）药料受热不均引起颗粒颜色不一。严格控制干燥温度，注意勤翻盘；沸腾干燥制粒调整进风量，使药料充分沸腾，受热均匀。

（3）干法制粒二次以上受压药料粒度差异较大，药料可压缩性不同，造成花粒。花粒严重时应对二次以上的药料重新处理成相同力度的粉粒。

7. 颗粒松泡

（1）药料含水量过低，可适当调整适宜的含水量（如加入适当浓度的乙醇），混匀后再制粒。

（2）含油脂类成分不易成粒或颗粒松泡，可加入适量辅料吸收油脂。

（3）药料黏合性差，重新调整黏合剂品种或用量比例。

（4）压力过小或车速过快，调整设备参数。

8. 颗粒流动性差，影响包装下料及装量准确性

在配方中适当加入有助流作用的辅料；在包装设备下料环节加敲击功能，帮助颗粒落料。

三、可变范围

（一）一步制粒操作过程

将按工艺称量好的物料倒入料斗内推进一步制粒机内（见图6-1），依据《沸腾制粒机标准操作规程》制颗粒，通过视窗随时掌握物料的混合情况，观察物料沸腾的灵活性，一段时间后从取样口取样检测是否混合均匀，直至混合均匀。按工艺要求配制液体料液，并经蠕动泵与喷雾头连接，加好压缩空气，待干物料混合均匀后，且达到预热温度，重新设定工艺参数，开启喷雾开关。喷雾造粒过程中通过视窗随时观察干燥室内物料状态。料液全部喷入后，关闭喷雾开关，调整相应的工艺参数，继续干燥操作，直至颗粒粒度、水分符合工艺质

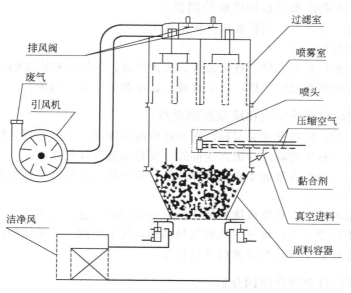

图 6-1　流化床制粒机示意图

量标准要求。拉出物料小车，取出干燥好的中药颗粒。按规定清场，填写清场记录。每批结束后进行物料衡算，填写批生产记录，检查合格后挂上清场合格证。

（二）干法制粒机操作过程

将物料倒入辊轴式干法压粒机中（见图6-2），依据《干法压粒机标准操作规程》制颗粒，随时取样观察颗粒的粒度、硬度，调节相关设备参数，至出颗粒量及粒度符合要求，将干压打碎后的颗粒送至振荡筛，筛选合格的颗粒，并将不合格的细粉和粗颗粒返回送料斗，直至符合产品粒度及工序收率要求。按规定清场，填写清场记录。每批结束后进行物料衡算，填写批生产记录，检查合格后挂上清场合格证。

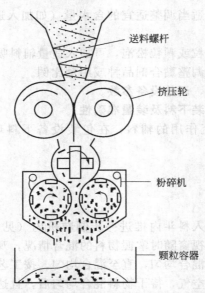

图6-2 辊轴式干法压粒机制粒示意图

（图中标注：送料螺杆、挤压轮、粉碎机、颗粒容器）

（三）沸腾制粒机操作要点和质量控制要点

1. 升降容器时，手不要伸到设备内，防止夹手。

2. 干物料必须混匀。

3. 严格控制料液的进料速度、进风温度、风速风量，保证物料正常的沸腾状态。

4. 保证对喷雾液滴有效的干燥，以免造成干燥不及时引起"塌床"。

（四）干法制粒机操作要点和质量控制要点

1. 加压和减压时，按拧开和关紧高压阀和低压阀的顺序，严格控制主压表、侧压表符合工艺范围，以免主油缸中的高压油流入侧油缸，损坏侧油缸和低压表。

2. 生产过程中，操作人员的手必须远离压辊、打碎轮，不得将坚硬的物品塞入压辊、打碎轮，以免发生安全事故。

3. 控制适宜送料速度以免造成堵料不下，影响制粒甚至造成送料螺杆、料斗变形。

4. 操作人员不得离开生产现场，发现物料粘辊，用毛刷蘸少量硬脂酸镁刷扫压辊。发现设备异常要立即停机，维修运行正常后再进行生产。

（五）沸腾制粒机故障及原因分析

出现大颗粒且不干或分布板上有结块塌床，喷嘴滴漏，检查喷枪开关状况是否灵活可靠；雾化不佳时，调整液流量，调整雾化压力；检查喷嘴排出块状异物；调整喷嘴雾化角。

（六）干法制粒机故障及原因分析

1. 油压异常时，检查手动油泵、集成块、截止阀中是否有脏物，进行清洗，更换液压油。

2. 工作中油压下降过快时，检查侧油缸、主油缸、油管是否漏油，更换密封圈或油管。

3. 漏斗内物料堵塞，轧辊不转、送料过快时，立即停止送料，清除漏斗中的积料。

4. 送料螺旋浆与送料漏斗有摩擦声，应立即停机，通知维修技术人员，排除故障；检查物料中是否混入摩擦产生的金属异物，如果有应立即通知技术人员进行处理。

5. 制粒粘辊

（1）药粉吸潮增加黏性，药料重新干燥，采取措施降低室内温度、湿度。

（2）加入适量润滑剂或在压辊面涂擦少量润滑剂如硬脂酸镁，增加流动性，防止粘辊。

（3）调整设备主侧压力、车速。

四、基础知识

（一）常用辅料

制粒辅料的选用应根据颗粒剂类型、药物性质、制备工艺、辅料的价格等因素来确定。

1. 可溶性颗粒剂辅料　包括糖粉、糊精。

2. 混悬性颗粒剂辅料　包括淀粉或饮片细粉。

3. 无糖颗粒剂辅料　包括乳糖、甘露醇、微粉硅胶等。

4. 泡腾颗粒剂辅料　包括枸橼酸、酒石酸和碳酸氢钠等。

其他：还可用葡萄糖、微晶纤维素、低取代羟丙基纤维素（L-HPC），羧甲基纤维素钠（CMC-Na）等。

制颗粒常用的润湿剂是不同浓度乙醇，根据提取物的黏度选择合适浓度的乙醇。中药提取的清膏有很好的黏合作用。

（二）制粒技术

制粒是把粉末聚结成具有一定形状与大小的颗粒的操作。此过程有改善物料流动性，可压性，提高主料的混合均匀度，防止粉尘暴露等作用。制粒技术是中药制剂生产过程中重要的技术之一。

根据制粒时采用的润湿剂或黏合剂的不同，可将制粒技术分为湿法制粒技术、干法制粒技术两大类。不同的制粒技术所制得颗粒的形状、大小等有所差异，根据制粒目的、物料性质等来选择适当的制粒技术。湿法制粒是中药颗粒剂制备最常用的方法，是在混合粉末（包含药物）中加入黏合剂，将颗粒表面润湿，靠黏合剂的架桥作用或粘结作用使粉末聚结在一起而制备颗粒的方法。干法制粒一般分为辊压式和压饼式两种，以辊压式常用。

根据制粒原理不同可分为挤压过筛制粒、高速搅拌制粒、流化床喷雾制粒（一步制粒法）等。

1.湿法制粒技术

湿法制粒技术是指物料加入润湿剂或液态黏合剂进行制粒的方法，是目前国内医药企业应用最广泛的方法。根据制粒时采用的设备不同，湿法制粒技术有以下几种。

（1）挤压制粒技术　挤出制粒技术是把药物粉末用适当的黏合剂制成软材后，用强制挤压的方式使其通过具有一定大小筛孔或筛网而制粒的方法。挤压过筛制粒，小量制备常用手工制粒筛，多选择10～14目筛；赋形剂的用量，可根据稠膏的相对密度、黏性强弱适当调整。一般稠膏：糖粉：糊精的比例为 1：3：1。也可单用糖粉为辅料，辅料总用量一般不宜超过稠膏量的 5 倍。

大生产最常用的制粒设备是摇摆式颗粒机，对黏性较差的药料可以选择旋转式制粒机、螺旋挤压式制粒机（见图 6-3）。

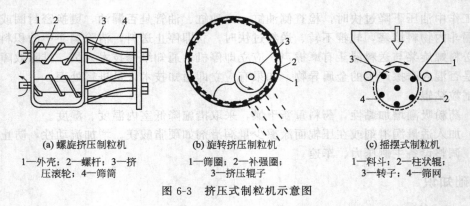

(a) 螺旋挤压制粒机
1—外壳；2—螺杆；3—挤压滚轮；4—筛筒

(b) 旋转挤压制粒机
1—筛圈；2—补强圈；3—挤压辊子

(c) 摇摆式制粒机
1—料斗；2—柱状辊；3—转子；4—筛网

图 6-3　挤压式制粒机示意图

（2）高速搅拌制粒技术　大生产常用的高速搅拌制粒机（见图 6-4）。

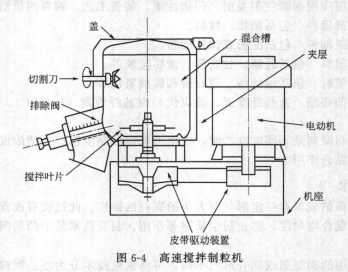

图 6-4　高速搅拌制粒机

将药物粉末、辅料和黏合剂加入一个容器内，靠高速旋转的搅拌器的搅拌作用和切碎机的切割作用迅速完成混合并制成颗粒的方法。搅拌器的形状多种多样，其结构主要由容器、搅拌桨、切割刀组成。操作时先把药物和各种辅料倒入容器中，盖上盖，把物料搅拌混合均匀后加入黏合剂，搅拌颗粒。完成制粒后倾倒颗粒或打开安装于底部的出料口自动放出湿颗粒，然后进行干燥。

（3）流化床制粒技术　流化床制粒技术又称流化喷雾制粒技术、沸腾制粒技术或一步制粒技术，使药物粉末在自下而上的气流作用下保持悬浮的流化状态，黏合剂液体向流化层喷入，使药物粉末聚结成颗粒的方法。由于在一台设备内完成混合制粒、干燥过程，又称一步造粒。常用的设备是流化床制粒机。

（4）喷雾干燥制粒技术　是通过喷嘴将药物溶液或混悬液以雾状形式喷入热气流中，雾滴水分迅速蒸发而直接得到细颗粒。如以干燥为目的时称为喷雾干燥，以制粒为目的称为喷雾制粒。该法采用的设备为喷雾干燥制粒机（见图 6-5）。

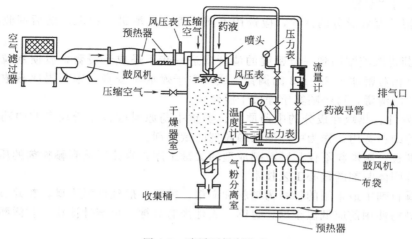

图 6-5 喷雾干燥制粒机

2. 干法制粒技术

干法制粒工艺是混合各种原始配料（辅料和活性药物），在无外加液体黏合剂情况下，将干燥固体形成颗粒的工艺。常用于热敏性物料、遇水易分解的药物以及易压缩成型的药物制粒。

在辊压式制粒工艺中，一般分为三个区域：进料区，辊压区，成粒区（见图 6-6）。

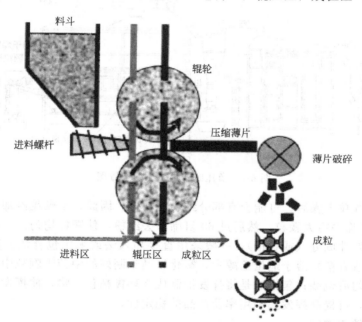

图 6-6 辊压制粒原理示意图

3. 水溶性颗粒剂的制备

（1）原料药的提取，提取液的精制　针对中药材不同的理化性质，可选择不同溶剂，一般选择水或不同浓度的乙醇，采用适宜的提取方法提取有效成分，适宜的方法除杂质，达到提取有效成分，减少服用剂量的目的。

① 含水溶性成分，或含纤维较多、黏性较大的饮片，以水煎煮浓缩成稠膏。含挥发油

的饮片则宜采用"双提法"。

② 含脂溶性有效成分的饮片，应选用不同浓度的乙醇进行提取，然后回收乙醇并浓缩成稠膏。

③ 将中药提取液浓缩到一定密度的清膏或进一步干燥成干浸膏，以便制粒成型。中药提取液浓缩至相对密度 1.2～1.3 的稠膏，或真空干燥成干浸膏。中药提取液浓缩至相对密度 1.05～1.2 的清膏，可经喷雾干燥成干浸膏粉。

④ 含挥发性、热敏性成分的中药原料、贵重中药原料或含淀粉较多的中药原料，粉碎成过六号筛的细粉备用，作为中药混悬颗粒剂的赋形剂。

（2）制颗粒　制颗粒不仅是颗粒剂成型的关键工序，直接影响到颗粒剂的质量，也是片剂、胶囊剂等固体制剂的核心工艺技术。

水溶性颗粒剂中最常用的辅料为糖粉和糊精。糖粉一般经低温干燥，粉碎过 80～100 目筛，备用。糊精使用前应低温干燥，过筛。其他尚有乳糖、可溶性淀粉、甘露醇、羟丙基淀粉等辅料。

（3）干燥　湿颗粒制成后，应及时干燥。干燥温度一般以 60～80℃ 为宜，有效成分为挥发性成分或遇热不稳定的药物应控制在 60℃ 以下。干燥时温度应逐渐上升，以防湿颗粒表面水分过快蒸发而使表面干壳，内部水分蒸发不出，形成内湿外干现象。注意：干燥时颗粒不宜堆积太厚，且要定时翻动，使颗粒受热均匀。一般干颗粒含水量应控制在 6% 以内。

目前常用的湿颗粒干燥设备为烘房、沸腾干燥设备（见图 6-7）。

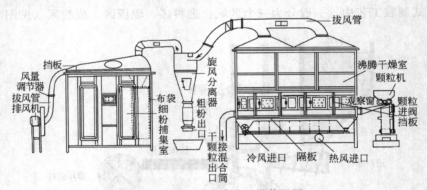

图 6-7　负压卧式沸腾干燥装置图

（4）整粒　湿粒干燥后，可能会有部分结块、粘连。因此，干颗粒冷却后须经整粒。一般过 12～14 目筛除去粗大颗粒，然后过 60 目筛除去细粉，使颗粒均匀。

处方中的挥发性成分（或香精），一般采用直接加入法或采用包合法。直接加入法是指将挥发性成分（或香精）溶于适量乙醇中，雾化喷洒于制好的中药干颗粒中，密闭放置一定时间，待闷吸均匀后包装；包合法是将挥发油制成 β-环糊精包合物，使挥发油稳定固化，与直接喷入法相比，可提高挥发油利用率及产品的稳定性。

4. 酒溶性颗粒剂的制备

提取所用的溶剂为乙醇，其含醇量应与饮用白酒（60°的白酒）含醇量相同，方能使颗粒剂溶于白酒后保持澄明。所加辅料应溶于白酒中，常加蔗糖或其他矫味剂。一般每包颗粒剂的剂量，应以能冲泡成 0.25～0.5kg 的药酒为宜，由患者根据规定剂量饮用。

5. 混悬性颗粒剂的制备

将含挥发性、热敏性或淀粉量较多的饮片粉碎成粗粉，一般性药材以水为溶剂，煎煮提取，煎液蒸发浓缩至稠膏，将稠膏与饮片细粉及适量糖粉混匀，制成软材，再制成湿颗粒，

60℃以下干燥，整粒，包装，即得。

6.泡腾性颗粒剂的制备

泡腾性颗粒剂是利用有机酸与弱碱和水作用产生二氧化碳气体，使药液瞬间产生大量气泡而呈泡腾状态的一种颗粒剂。常用的有机酸有枸橼酸、酒石酸等，弱碱有碳酸氢钠、碳酸钠等。

将处方中药材按水溶性颗粒剂制法提取、精制、浓缩成稠膏或干浸膏粉，分成 2 份，其中 1 份加入有机酸制成酸性颗粒，干燥，备用；另 1 份加入弱碱制成碱性颗粒，干燥，备用；然后将酸性颗粒与碱性颗粒混匀，包装，即得。

五、生产依据

《药品生产质量管理规范》2010 年版、《中华人民共和国药典》2010 年版、《批生产指令》、《产品工艺规程》、《设备标准操作规程》、《SOP 标准操作规程》等。

模块三　颗粒剂的内包装与外包装

见项目一模块四、五。

项目七 硬胶囊剂的制备

硬胶囊剂生产工艺流程如下。

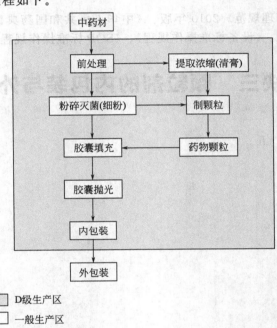

```
              中药材
                │
                ▼
      前处理 ─────────────→ 提取浓缩(清膏)
        │                       │
        ▼                       ▼
   粉碎灭菌(细粉)            制颗粒
        │                       │
        ▼                       ▼
     胶囊填充 ←───────────── 药物颗粒
        │
        ▼
     胶囊抛光
        │
        ▼
      内包装
        │
        ▼
      外包装
```

▨ D级生产区
□ 一般生产区

模块一 配 料

一、准备工作

1. 职业形象
穿着正确，行动正确，工作正确，核对正确。

2. 职场环境
（1）环境 未经处理的中药材等原材料的称量，中药材的前处理及提取工序在一般生产区内进行。其他辅料的配料间及其他岗位操作环境应符合 D 级控制区洁净度要求。控制区的内表面（墙壁、地面、天棚）应当平整光滑、无裂缝、接口严密、无颗粒物脱落，避免积尘，便于有效清洁。粉碎间、配料间为产尘操作间，应当保持相对负压或采取层流配料隔间等专门的措施，防止粉尘扩散，避免交叉污染。

（2）环境温湿度 应当保证操作人员的舒适性。

（3）环境灯光　不能低于 300 lx，灯罩应密封完好。

（4）电源　满足生产需要，确保安全生产。

二、配料过程

（一）接受生产任务

自指令下发部门接受批生产指令（见表 7-1），认真阅读，并根据批生产指令和领料单（见表 7-2）领取物料。

表 7-1　批生产指令

品　名			批号	
规　格			数量	
物料编码	原辅料名称	批号	处方数量/kg	批投料量/kg

指令签发人：　　指令审核人：　　指令接收人：　　指令下达日期：

表 7-2　领料单

品名：　　　　规格：　　　　批号：　　　　数量：

物料编码	原辅料名称	批号	处方量/kg	批投料量/kg	生产厂家	检验单号

领料人：　　　发料人：　　　审核人：　　　领料日期：

（二）领料

发料人领料人两人复核原料质量、称重数量、进厂编号与实物是否相符，是否有检验报告单，核对无误后，两人确认签字。领料人将原辅料送入前处理车间。

（三）原药材的处理

1. 换下上一批次"清场合格证"挂上本次"生产运行"标志（房间、设备）。

2. 中药前处理

（1）对于一些贵重药材、矿物类药材或粉性较大的中药材等可单独粉碎成细粉后填充胶囊。如，黄芪、三七、阿胶、乳香、海马、菟丝子、灵芝、甘草、珍珠。

具体操作见项目一模块二粉碎、筛分。

（2）需要提取的药材，根据提取要求进行适当粉碎。

3. 提取浓缩

（1）水提取的药材　见项目二模块二药材的水提取及提取液的浓缩。

（2）醇提取的药材　见项目四模块二药材的醇提取及提取液的浓缩。

（3）含挥发油的药材　先用水蒸气蒸馏的方法提取挥发油，药渣用其他溶剂，用适当的方法进行提取。

（四）配料

1. 生产前检查准备

（1）操作人员按更衣规程更衣后进入配料间。

（2）检查称量配料工序是否有"清场合格证"；检查配料间温湿度、压差是否符合要求（产尘量大的操作间应保持相对负压），有无上批遗留物；检查电子秤是否有"完好"、"已清洁"标示，是否有"校验合格证"，计量范围是否与称量量相符，精度及准确度是否满足要求。

（3）按主配方到原辅料暂存间领取物料，逐一复核物料的品名、规格、批号、数量及检验合格报告单等。

（4）到容器具间领取物料桶和取料器具，检查其清洁状态，确保在清洁有效期内，桶内外应无原有的任何标记。

（5）配料操作前，将房间状态标示更换为"生产运行中"，将电子秤状态标示更换为"生产运行"。

（6）填写生产前检查记录（见表7-3）。

表7-3　配料生产前检查记录

上次生产品种		规格		批号	
本次生产品种		规格		批号	

A. 配料工序所执行的操作程序

项　　　目	有	否
配料岗位操作及清洁 SOP		

B. 配料前检查项目

项　　　目	是	否
1. 有否上批产品清场合格证，并在有效期内		
2. 检查房间内温度、相对湿度是否达到要求		
3. 检查房间内压差是否达到要求		
4. 吸尘器是否正常，并已清洁、干燥		
5. 领用的物料是否有检验报告书		
6. 工具、器具是否齐备，并已清洁、干燥		
7. 衡器是否有校验合格证，并在有效期内		
8. 衡器是否调零		
日期	检查人	
备注		

2. 配料操作

（1）向物料桶内加入待称量物料至规定重量后，取下物料桶，密封，贴好"桶签"，写明物料名称、批号、重量、日期，并有操作者和复核者签名。

（2）及时填好配料称量记录（见表7-4），把盛有配好物料的物料桶转入下道工序，做好物料交接记录。

3. 清场

（1）更换"待清洁"状态标示。

（2）将剩余物料标注品名、数量、批号等，然后密封，退回原辅料暂存间。

（3）物料桶、不锈钢盘、取料器具等用洗涤剂洗去污迹，用饮用水冲洗至无泡沫，然后用纯化水冲洗3～4遍，晾干。

（4）电子秤先用干尼龙刷刷去表面粉尘，然后用半干的仪器布擦拭干净，挂上"完好"、"已清洁"标示。每周周末或换批清场时，要用1％浓度的清洗液润湿抹布再拧干将电子秤擦拭干净，再依次用半干的饮用水和纯化水抹布擦拭一遍，最后用75％的乙醇擦拭消毒，晾干。

表 7-4　配料称量记录

产品名称		批号		规格	
班次		日期			
设备名称					
设备编号					

称量记录

序号	品名	原料编号	检验单号	来料量	配料量	剩余量	操作人	复核人
备注								

（5）对屋顶、墙壁、地面等进行清洁，填写清场记录（见表 7-5）。QA 检查合格后发放清场合格证，将清场合格证（副本）挂到配料间门上。

表 7-5　清场记录

工序	清场前产品名称		清场产品批号	清场日期
清场项目		检查情况		清场人：
		已清	未清	
1.生产设备是否清洗干净				
2.废弃物是否清除				复核人：
3.工具、器具、容器等是否清洁				
4.地面、门窗、内墙是否清洁				
5.灯管、排风管表面、开关箱外壳是否清理				工艺员检查意见：
6.包装材料是否清除				
7.交接单、合格证是否清理				
其他项目				车间质检员：
备注				

三、基础知识

硬胶囊剂系指将药物（颗粒或粉末）填装于空心胶囊中而制成的固体制剂。构成上述空心硬质胶囊壳的材料是明胶、甘油、水以及其他的药用材料。有时为改变其溶解性或达到肠溶等目的，也采用甲基纤维素、海藻酸钙、变性明胶、聚乙烯吡咯烷酮及其他高分子材料。

胶囊剂可掩盖药物的不良气味，易于吞服；能提高药物的稳定性及生物利用度；还能定时定位释放药物，并能弥补其他固体剂型的不足，应用广泛。胶囊剂虽有较多优点，但下列情况不适宜制成胶囊剂。

1.能使胶囊壁溶解的液体药剂，如药物的水溶液或乙醇溶液。

2.易溶性及小剂量的刺激性药物，因其在胃中溶解后局部浓度过高会刺激胃黏膜。

3.容易风化的药物，可使胶囊壁变软。

4.吸湿性强的药物，可使胶囊壁变脆。

四、生产依据

《药品生产质量管理规范》2010年版、《中华人民共和国药典》2010年版、《产品工艺规程》、《设备标准操作规程》、《SOP标准操作规程》等。

模块二　硬胶囊的制备

一、准备工作

1. 职业形象

穿着正确，行动准确，工作正确，核对正确。

2. 职场环境

(1) 环境　硬胶囊剂的制备生产环境洁净度要求为D级或C级。硬胶囊剂的制备一般分为填充物料的制备、胶囊填充、胶囊抛光等过程，其中胶囊填充是关键步骤。操作环境控制区的内表面（墙壁、地面、天棚）应当平整光滑、无裂缝、接口严密、无颗粒物脱落，避免积尘，便于有效清洁。

(2) 环境温湿度　应当保证操作人员的舒适性。

(3) 环境灯光　不能低于300 lx，灯罩应密封完好。

(4) 电源　满足生产需要，确保安全生产。

二、生产过程

(一) 接受生产任务

自指令下发部门接受批生产指令，认真阅读，按主配方（见表7-6）领取药料。

表7-6　主配方

品名：　　　规格：　　　批号：　　　批量：					
原辅料名称	批号或编号	理论用量/kg	本批用量/kg	生产厂家	检验报告单号
前期再制品		≤　　%			
前期再制品百分含量		折合/万粒		理论重量/mg	
合计/(kg/10⁴ml)		实际批量/万粒		理论装量/ml	
执行文件	生产文件——生产管理规程、工艺规程、生产岗位SOP 设备文件——设备操作SOP、设备维护检修SOP 卫生文件——卫生管理规程、清洁清洗SOP 质量文件——QA管理规程、取样SOP、产品质量内控标准				
备　注					

下达人：　　　复核人：　　　主配方下达日期：　　　年　　月　　日

(二) 胶囊内容物制备

(1) 制粒前的检查

检查操作间的清洁状态标识，设备状态标识。是否有上一次的清场合格证。

换下上一批次"清场合格证"挂上本次"生产运行"标志（房间、设备）。

检查湿法制粒机、沸腾干燥机、整粒机、混合机的清洁状态标识，机器是否运转正常。检查蒸汽，压缩空气，真空泵等是否完好。

按照批生产指令核对发来的原辅料的名称、数量、批号、润湿剂（黏合剂）的浓度及数量，并做好记录。

（2）制粒　具体见项目六模块二颗粒的制备、干燥、整粒。

（三）胶囊填充操作过程

1.全自动胶囊填充机操作过程

（1）生产前准备

换下上一批次"清场合格证"挂上本次"生产运行"标志（房间、设备）。

用75％乙醇将模具和设备清洗干净，然后用纱布擦干。清洗时注意检查胶囊机（见图7-1）的胶囊料斗，下料管，水平叉，导引块，上下模块及胶囊剔除盒及模孔盒是否完好，有无磨损，若有应及时更换。

（2）机器的装配及调试过程

① 胶囊机安装　安装胶囊料斗，下料管，水平叉，导引块，上下模块及胶囊剔除盒及模孔盒，检查安装是否良好。

② 胶囊机调试　用手转动手轮使机器至少转两整圈，调节压缩空气气压及胶囊开启真空度，将胶囊输送管连接在自动检重系统上，再将该系统与主机连接，并按生产要求采用自动或手动输入，检测所需的重量限度。

③ 接上电源，连接空压机，调试机器，注意设备是否有故障和异常声音。启动机器空运转，确认无异常。

（3）加料试填充

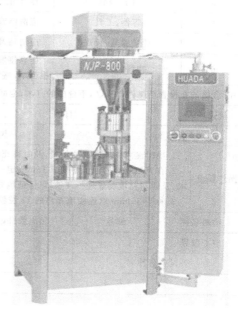

图7-1　NJP-800全自动胶囊填充机

① 根据生产指令填写领料单，并向中间站领取合适规格的空心胶囊和药物粉末或颗粒，并核对品名、批号、规格、数量、质量无误。

② 用清洁的专用塑料铲将空胶囊加入胶囊料斗中。使用点动，使空胶囊充满下料管，并进入模块中，运行几圈，检查胶囊的开启和闭合动作是否良好。

③ 打开物料桶，用清洁的专用勺子将颗粒或细粉加到料斗中。设定机器的转速，开动机器转动1～2圈。按生产指令的要求，调整胶囊的装量，试填充，调节装量，称重量，计算装量差异，检查外观、套合、锁口是否符合要求。

④ 确认符合要求并经QA人员确认合格认可后方可开机（若生产指令中指明填充速度，则要调整转速至规定的范围。）

（4）开始生产　试填充合格后，开启机器电源，机器进入正式填充。检查接收胶囊的容器是否已贴签，并已标明有关产品的名称、批号。

按颗粒桶顺序号的先后取料，料桶运入填充室之前先检查产品品名、批号及封签号。

（5）填充完毕，关机　胶囊盛装于双层洁净物料袋，装入洁净周转桶，加盖封好后，称重，贴签，交中间站。

及时准确填写生产记录（见表 7-7），并进行物料平衡的计算，填写请验单，送化验室检验。

表 7-7 胶囊填充岗位生产记录

品名			规格		
批号			生产批量		
生产操作前检查记录			执行标准：《生产操作前检查标准操作程序》		
序号	检查项目		检查内容		检查结果
1	文件、记录		应有现行文件与记录，无上次生产品种的文件与记录		
2	清洁卫生、清场合格证		应整齐、清洁，应无上次生产的遗留物，《清场合格证》应在有效期内，若无效应重新清场并由 QA 复查		
3	生产设备		挂有"停机"和"已清洁"状态标志		
4	容器、工具		应清洁或灭菌，有"已清洁"合格状态标志		
5	计量器具、仪表		应清洁及在检定有效期内，并进行校正		
6	物料、合格证		应有签发的批指令单，并与生产物料进行核对，应有检验报告单，盛装容器应有状态标志，应无与生产无关的物品		
注：合格的在检查结果栏中打√，不合格的打×，全部项目合格后方可进行生产					
检查人		日期		复核人	日期
填 充		执行标准：《＊＊＊＊＊胶囊填充岗位标准操作规程》			
操作要点	1. 随时注意料斗内的物料量，及时补充物料，并定期检查机器的运转情况； 2. 在充填胶囊的过程中要求 15min 定一次量，填充过程经常检查胶囊的外观、锁口以及装量差异是否符合要求，及时对充填装置进行调整，以保证填充出来的胶囊装量合格； 3. 每隔 30min，取连续填充出的 10 粒胶囊检查质量，并称取装量，记录				
物料名称	编号	领出数/kg	实用数/kg	退库数/kg	报废数/kg
空心胶囊					
设备名称		编号		运行情况	
				□正常 □不正常	
				□正常 □不正常	
移入粉末重/kg			充填胶囊规格/(g/粒)		
填充速度/(粒/分钟)			移出胶囊总重/kg		
胶囊平均粒重/(g/粒)			填充得率/%		
生产日期			完工日期		
操作负责人			复核人		
备注					

（6）清场

① 回收剩余物料，标明状态，交中间站，剩余空心胶囊退库，并填写记录。

② 换下"生产运行"标志，挂上"待清场"标志。

③ 用吸尘器把机器表面和内部的残留物料吸净后，接着从上至下清洁机器，先切断电源，再拆下胶囊料斗，下料管，水平叉，导引块，上下模块，胶囊剔除盒及模孔盒。用纯化水冲洗 1 遍，然后在专用的清洗盆中用 75％乙醇依次清洗干净，用布擦干。

④ 用湿布自上而下擦洗机身，然后用纯化水擦洗机身的四周，用布擦干。

⑤ 清洁机器周围环境，首先用饮用水擦洗干净屋顶和墙壁，清扫地面残余物料，然后

擦地。

⑥ 填写清场记录，进行物料衡算。填写《交接班记录》，QA 检查员对操作间、设备、容器等进行检查，检查合格后发放"清场合格证"，更换"完好已清洁"设备标示，并将清场合格证（副本）挂到操作间门上。清场合格证（正本）纳入批生产记录。

2. 全自动胶囊填充机操作要点和质量控制要点

（1）装量差异是胶囊填充质量控制最关键的环节，应引起高度重视，装量差异与多方面因素有关，应经常测定，及时调整，使装量差异符合内控标准要求。

（2）胶囊套合应到位，锁口整齐，松紧合适，防止有叉口或凹顶的现象。应随时观察，及时调整。

（3）胶囊剂的水分与空间温湿度、物料是否及时密封有关，应做好相关工作，使水分符合内控标准要求。

（4）混匀的药粉由于各成分的物理性质不同，使用自动化填充机可能出现分层现象，因此选择填充机类型时，应结合药物的物理性质。

（5）每班操作人员在下班之前都要把本班所用完的物料桶送至清洗室清洗干净。

（6）二人同在操作室内，开、停机器要相互打招呼。机器运转前要关闭四门。转动部位不得将手及其他工具伸入，以免发生人身事故。机器上应无工具、无用具。

3. 全自动胶囊填充机故障及原因分析

（1）胶囊套合不好，叉口或凹顶　①胶囊壳存放不当，吸湿过软或过干过硬；②真空泵障碍。

（2）装量差异增加　①计量盘障碍；②填充杆长度不一；③刮料器中有异物或较大颗粒。

（3）模块漏气

（四）胶囊剂的抛光

胶囊剂的抛光常使用胶囊抛光机（见图 7-2），它利用毛刷或摩擦布以及吸尘器的工作原理，可除去附着于胶囊上的粉尘，以提高药品表面上的光洁度，达到制药工业生产卫生标准。

1. 操作时首先检查设备各部件的完好性并进行消毒。

2. 准备好干净的周转桶、袋。

3. 将设备空转以确定是否正常，适当调整速度，在装料斗内加入胶囊与适量滑石粉，调整转速，以保证胶囊做最佳翻动。

4. 结束后关闭电源，收集抛光好的胶囊，标明状态，交中间站，并填写记录。

5. 换下"生产运行"标志，挂上"待清场"标志。

6. 用吸尘器把机器表面和内部的残留物料吸净后，卸下毛刷并用纯净水冲洗干净，晾干。

7. 从内至外清洁机器，用纯化水冲洗 1 遍，用布擦干。

8. 用湿布自上而下擦洗机身，然后用纯化水擦洗机身的四周，用布擦干。

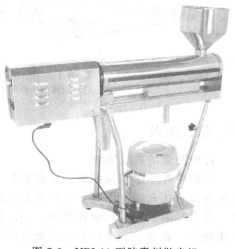

图 7-2　YPJ-11 型胶囊剂抛光机

9. 清洁机器周围环境，首先用饮用水擦洗干净屋顶和墙壁，先清扫地面残余物料，然后擦地。

10. 填写清场记录，QA 检查员对操作间、设备、容器等进行检查，检查合格后发放"清场合格证"，更换"完好已清洁"设备标示，并将清场合格证（副本）挂到操作间门上。清场合格证（正本）纳入批生产记录。整理批生产记录后存档。

三、可变范围

1. 手工填充

一般小量制备时，可用手工填充法，见图 7-3 所示。先将药粉放于洁净纸上或玻璃板上，铺成一层，并用药刀轻轻压紧，其厚度为下节囊身高度的 1/3～1/4。然后手持囊身，囊口向下插入药粉中，反复数次至填满，称重，如重量符合，即将囊帽套上。填充好的硬胶囊，可用灭菌的纱布或毛巾包起，轻加搓拭，除去黏附的药粉。

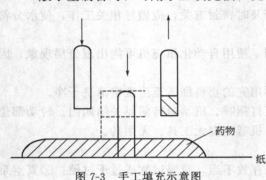

图 7-3　手工填充示意图

2. 硬胶囊分装器填充

硬胶囊分装器的面板上具有比下节囊身直径稍大一些的无数圆孔，使用时可将底板两侧活动槽向里移，盖上面板（使插板插入底板的插孔里）。将下节囊身插入面板的模孔中，其囊口与面板模孔保持平齐。然后将药粉分布于所有囊口上，并手持分装器左右摇摆振荡，待药粉填满囊身后，扫出多余药粉，将两侧的活动槽向外移，使面板落在底板上，底板将囊身顶出，套上囊帽。将装好的硬胶囊倒在筛里，筛去多余药粉，拭净即得。如图 7-4 所示。

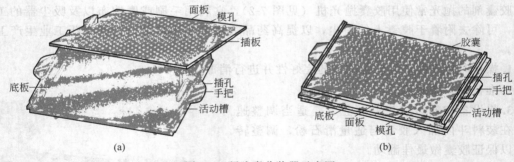

(a) (b)

图 7-4　硬胶囊分装器示意图
（a）胶囊分装器的面板与底板；（b）胶囊分装器示意图

四、基础知识

1. 硬胶囊的内填充物

药物粉碎至适当粒度能满足硬胶囊剂的填充要求的，可直接填充。如纤维性中药材粉碎成细粉可直接充填。但更多的情况是在药物中添加适量的辅料后，才能满足生产或治疗的要求。胶囊剂的常用辅料有稀释剂，如淀粉、微晶纤维素、蔗糖、乳糖、氧化镁等；润滑剂如硬脂酸镁、硬脂酸、滑石粉、二氧化硅等。添加辅料可采用与药物混合的方法，亦可采用与清膏细粉混合一起制粒的方法，然后再进行填充。

2. 空胶囊的选用

空胶囊是由明胶或其他适宜的药用材料制成的具有弹性的空心囊状物，分别由囊体和囊帽组成，两者能互相紧密套合。

制备胶囊壳的材料（以下简称囊材）主要是水溶性明胶，配以一定比例的水以及少量的着色剂、增塑剂（常用量＜5%）、防腐剂（常用0.2%的尼泊金甲丙酯）、遮光剂（如二氧化钛等）以及便于成型与改进胶囊壳性质的辅助剂（如十二烷基硫酸钠、二甲基聚硅氧烷等）等辅料。充填的药物可以是粉状、颗粒状、片状等固体物料或液体物料（硬胶囊或软胶囊）。制备过程分为溶胶、制坯、干燥、拔壳、截割及整理等工序。

我国药用明胶硬胶囊共分8个型号，但常用的是0～5号，其号数越大，容积越小。小容积胶囊可用于儿童用药或填充贵重药品。由于药物填充多以容积分剂量，而药物的密度、晶型、细度及剂量的不同，所占的容积也各不相同，因此在制备胶囊时应按药物剂量及所占容积来选择合适的空胶囊。

常用空硬胶囊的号数与容积如下。

空胶囊的规格/号	0	1	2	3	4	5
近似容积/ml	0.75	0.55	0.40	0.30	0.25	0.15

3. 硬胶囊药物填充方法

若按药物填充的方式则可分为四种类型，如图7-5所示。

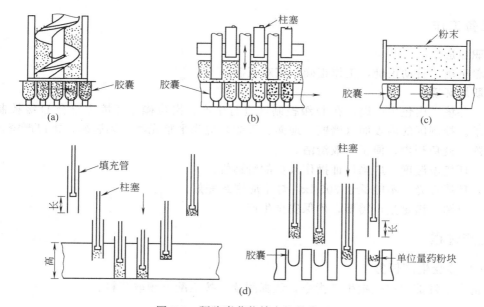

图7-5　硬胶囊药物填充机的类型

(a) 螺钻推进药物进入囊体；(b) 柱塞上下往复将药物压进囊体；(c) 药物粉末或
颗粒自由流入囊体；(d) 在填充管内先将药物压成单剂量的小圆柱，再进入囊体

上述四种举例的填充机，主要根据药物的物理性质，在制备时选用。a、b适用于具有较好流动性的药物；c适用于自由流动性好的药粉，药粉中可添加2%以下的润滑剂防止分层；d适用于聚集性较强的药粉（如针状结晶类药物）和易吸湿的药物（如中药浸膏），先加适量黏合剂（如微晶纤维素或食用油）压成小圆柱，然后填充于胶囊中。

4. 胶囊剂的质量要求

（1）外观　胶囊剂应整洁，不得有黏结、变形、渗漏或囊壳破裂现象，并应无异臭。

（2）水分　硬胶囊剂的内容物，除另有规定外，水分不得超过 9.0％。硬胶囊剂的内容物为液体或半固体者不检查水分。测定方法按照《中国药典》2010 年版一部附录Ⅸ H 规定的水分测定法测定。

（3）装量差异　按照《中国药典》2010 年版一部附录ⅠL 规定的检查方法进行检查，并符合规定。

（4）崩解时限　按照《中国药典》2010 年版一部附录ⅫA 的检查方法进行检查，应符合规定。

（5）微生物限度　按照《中国药典》2010 年版一部附录ⅩⅢC 的检查方法进行检查，应符合规定。

五、生产依据

依据《药品生产质量管理规范》2010 年版、《中华人民共和国药典》2010 年版、《批生产指令》、《产品工艺规程》、《设备标准操作规程》、《SOP 标准操作规程》等。

模块三　硬胶囊剂的包装

一、准备工作

1. 职业形象
穿着正确，行动正确，工作正确，核对正确。

2. 职场环境

（1）环境　内包生产岗，在 D 级控制区进行生产。岗位操作环境应符合 D 级控制区洁净度要求。控制区的内表面（墙壁、地面、天棚）应当平整光滑，无裂缝，接口严密，无颗粒物脱落，避免积尘，便于有效清洁。

（2）环境温湿度　应当保证操作人员的舒适性。

（3）环境灯光　不能低于 300 lx，灯罩应密封完好。

（4）电源　满足生产需要，确保安全生产。

二、生产过程

（一）接受生产任务
自指令下发部门接受批生产指令，认真阅读，按主配方领取药料。

（二）包装操作过程

1. 板装

（1）准备工作　撤下"清场合格证"，挂上"生产运行"标志（房间、设备）。检查生产环境及机器设备情况。适当给机器加注润滑油。用人工手转动皮带轮确认机器和传动部分正常并无卡滞现象，滚板式泡罩包装机见图 7-6。

（2）开机试运行　打开电源、供水阀、加热器，设定温度值，开始机器预热。注意温度不要太高或太低，否则影响吹泡质量。放置薄膜伸过吹泡模，吹泡温度达到时，气阀打开，试吹成型。将泡带装绕入各工位，进入冲模，将铝箔铺好并放下网纹辊。调整好薄膜，铝箔走线。调整好批号打码器。调整好切刀位置。

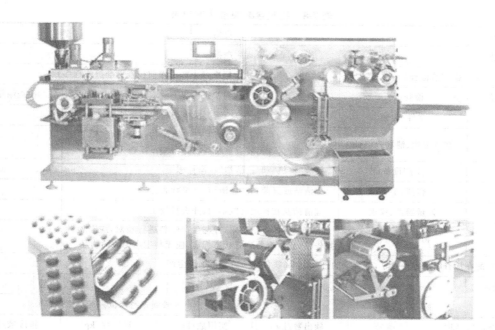

图 7-6 滚板式泡罩包装机

（3）加料包装 根据生产指令填写领料单，并向中间站领取填充好的硬胶囊。并核对品名、批号、规格、数量、质量无误。

控制冷却水量，保持模具温度适当，开始加料工作。用清洁的专用塑料铲将胶囊加入胶囊料斗中。使用点动，使胶囊充满下料管，并进入模块中，运行几圈，检查胶囊铝塑包装动作是否良好，排列是否良好，切割是否良好。

工作完毕后，提起网纹辊，提防加热部分烫手。切断电源、气源、水源，包材。挂上"待清洁"标志，填写相关记录。换下"生产运行"标志，挂上"待清场"标志。

取洁净容器，将包装好的胶囊码齐，标明品名、规格、批号、数量，交中间站，并填写记录（或传送带直接传送至外包车间）。

将剩余铝塑包材回收，并填写相关记录（见表7-8）。

（4）清场 用吸尘器把机器表面和内部的残留物料吸净后，接着从上至下清洁机器。

先切断电源，接着用湿布自上而下擦洗机身，然后用纯化水擦洗机身的四周，用布擦干。

清洁机器周围环境，首先用饮用水擦洗干净屋顶和墙壁，再清扫地面残余物料，然后擦地。

填写清场记录，QA检查员对操作间、设备、容器等进行检查，检查合格后发放"清场合格证"，更换"完好已清洁"设备标示，并将清场合格证（副本）挂到操作间门上。清场合格证（正本）纳入批生产记录。整理批生产记录备存档。

2. 瓶装

（1）准备工作 撤下"清场合格证"，挂上"生产运行"标志（房间、设备）。检查生产环境及机器设备情况。

（2）加料分装 根据生产指令填写领料单，并向中间站领取填充好的硬胶囊及贴瓶标签。并核对品名、批号、规格、数量、质量无误。

表 7-8　铝塑包装岗位生产记录

品名				规格			
批号				生产批量			
生产操作前检查记录			执行标准:《生产操作前检查标准操作程序》				
序号	检查项目		检查内容			检查结果	
1	文件、记录		应有现行文件与记录,无上次生产品种的文件与记录				
2	清洁卫生、清场合格证		应整齐、清洁,应无上次生产的遗留物,《清场合格证》应在有效期内,若无效应重新清场并由 QA 复查				
3	生产设备		挂有"停机"和"已清洁"状态标志				
4	容器、工具		应清洁或灭菌,有"已清洁"合格状态标志				
5	计量器具、仪表		应清洁及在检定有效期内,并进行校正				
6	物料、合格证		应有签发的批指令单,并与生产物料进行核对,应有检验报告单,盛装容器应有状态标志,应无与生产无关的物品				

注:合格的在检查结果栏中打√,不合格的打×,全部项目合格后方可进行生产

检查人		日期		复核人		日期	
塑　封			执行标准:《＊＊＊＊＊胶囊塑封岗位标准操作规程》				
包装物料名称	编号		领出数/kg	实用数/kg	退库数/kg		报废数/kg
PVC 硬片							
铝箔							
销毁方式		销毁人			监督人		
设备名称		编号			运行情况		
自动铝塑泡罩包装机					□正常　　□不正常		
自动铝塑泡罩包装机					□正常　　□不正常		
上板加热温度/℃		～		下板加热温度/℃			～
热封温度/℃		～		热封压力/MPa			～
塑封速度/(板/分钟)				塑封规格/(粒/板)			
合格胶囊总重量/kg		合格塑封片总重量/kg		塑封片平均重量/(g/板)			塑封得率/%
生产日期				完工日期			
操作负责人				复核人			
备注							

用清洁的专用塑料铲将胶囊加入硬胶囊瓶装机(见图 7-7)胶囊料盘中。使用点动,使胶囊充满下料管,运行几圈,检查胶囊填孔(填量)是否良好,胶囊瓶装动作是否良好。

将贴瓶标签卷带调试好,检查打印批号是否清晰准确。贴签位置是否准确。

开启机器电源,正式生产。随时检查装量情况及贴签情况,做好记录。

工作完毕后,切断电源,标签带挂上"待清洁"标志,填写相关记录。换下"生产运行"标志,挂上"待清场"标志。

取洁净容器,将分装好的药瓶码齐,标明品名、规格、批号、数量,交中间站,并填写

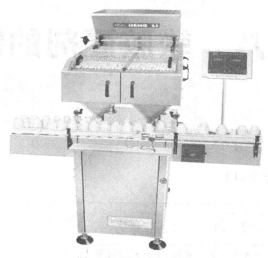

图 7-7　硬胶囊瓶装机

记录（或传送带直接传送至外包车间）。

将剩余包材回收，并填写相关记录（已打印批号的废标签不可随意丢弃，要依照规定销毁并记录）。

（3）清场　用吸尘器把机器表面和内部的残留物料吸净后，接着从上至下清洁机器。

先切断电源，接着用湿布自上而下擦洗机身，然后用纯化水擦洗机身的四周，用布擦干。

清洁机器周围环境，首先用饮用水擦洗干净屋顶和墙壁，再清扫地面残余物料，然后擦地。

填写清场记录，QA 检查员对操作间、设备、容器等进行检查，检查合格后发放"清场合格证"，更换"完好已清洁"设备标示，并将清场合格证（副本）挂到操作间门上。清场合格证（正本）纳入批生产记录。整理批生产记录备存档。

3. 外包装

见项目一模块四。

项目八 软胶囊剂的制备

软胶囊剂生产工艺流程如下。

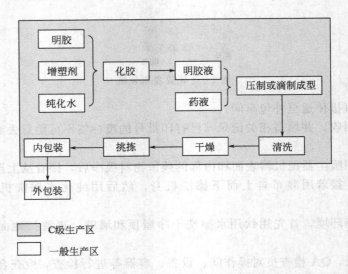

流程框图内容:
- 明胶、增塑剂、纯化水 → 化胶 → 明胶液
- 药液
- 明胶液、药液 → 压制或滴制成型 → 清洗 → 干燥 → 挑拣 → 内包装 → 外包装

■ C级生产区
□ 一般生产区

模块一 化 胶

一、准备工作

1. 职业形象
穿着正确,行动准确,工作正确,核对正确。

2. 职场环境
(1) 环境 应符合C级控制区洁净度要求。控制区的内表面(墙壁、地面、天棚)应当平整光滑,无裂缝,接口严密,无颗粒物脱落,避免积尘,便于有效清洁。

(2) 环境温湿度 应当保证操作人员的舒适性。

(3) 环境灯光 不能低于300 lx,灯罩应密封完好。

(4) 电源 满足生产需要,确保安全生产。

二、化胶过程

(一) 接受生产任务
自指令下发部门接受批生产指令(见表8-1),认真阅读,并根据批生产指令和领料单

（见表 8-2）领取物料。

表 8-1　批生产指令

品　名			批　号	
规　格			数　量	
物料编码	原辅料名称	批　号	处方数量/kg	批投料量/kg

指令签发人：　　　　指令审核人：　　　　指令接收人：

指令下达日期：　　　年　　月　　日

表 8-2　领料单

品名：　　　　规格：　　　　批号：　　　　数量：

物料编码	原辅料名称	批　号	处方量/kg	批投料量/kg	生产厂家	检验单号

领料人：　　　　发料人：　　　　审核人：

领料日期：　　　年　　月　　日

（二）领料

发料人领料人两人复核明胶粒质量、称重数量、进厂编号与实物是否相符，是否有检验报告单，核对无误后，两人确认签字。领料人将原辅料送入化胶车间备用。

（三）化胶操作过程

1. 生产前检查

（1）检查是否有上一次生产的"清场合格证"，证上所填写的内容齐全，在有效期内，有 QA 签字。

（2）接收生产指令，仔细阅读"批生产指令"的要求和内容，从工艺员处领取"软胶囊（压制）化胶工序生产记录"、物料标志、"运行中"标志。

（3）检查化胶罐及其附属设备（真空泵、冷热水循环泵、搅拌机、仪器、仪表、工具）、密封件（化胶罐盖）无泄漏，开关灵敏正常。紧固件应无松动，零部件应齐全完好，润滑点已加油润滑，且无泄漏。

（4）检查热水泵，开循环水泵前，先检查煮水锅水量是否足够（水位线应在视镜 4/5 处），若水量不足，应开放补水阀，补足水量，从安全考虑，注意水位不得高过视镜 4/5 处。

（5）检查化胶罐的水套压力，注意不超过 0.2MPa。

（6）检查生产用具和化胶罐是否清洁、完好，保温贮胶罐是否清洁、完好，是否干燥。

（7）检查电子秤、流量计，计量范围符合生产要求，清洁完好，有计量检查合格证，并在规定的使用期内，并在使用前进行校正，生产环境符合生产要求。

2. 所用的化胶罐挂上"运行中"标志。由班组申请 QA 检查，检查合格后领取 QA 签发的"生产运行证"。

3. 依据胶液比例，根据胶液的需用量，用流量计设定出所需纯化水量，置于化胶罐内。关闭排气阀和上盖，开启搅拌机、真空泵，将称量好的甘油、明胶等依次通过真空用吸料管吸入化胶罐内；如需加防腐剂可同步加入。吸料完毕，关真空泵。

4. 待明胶在罐内完全吸水膨胀，搅拌至均匀，开启热水循环泵，将煮水锅的热水不断循环至化胶罐夹层，开始加热。

5. 当罐内胶液温度（温度计指示）达到 65～70℃时，开启负压真空泵，对化胶罐内的胶液脱泡。抽真空操作时，应先将缓冲罐的冷冻水阀打开，让其循环后，再将真空阀打开进行抽真空。

6. 通过视镜窗不断观察罐内的化胶情况，脱泡至最少量为止。关闭真空泵，打开排气阀。

7. 根据生产品种的不同，加入不同颜色的色素，继续搅拌 15min 至均匀后，关闭搅拌。如不加色素则可进入下一步。

8. 打开化胶罐底部的出料口，出料口下放置 60 目双层尼龙滤袋，滤过胶液到保温贮胶罐中，55～60℃保温备用。

9. 储胶罐外挂物料标志，填写品名、批号、规格、生产日期，填写人签名。QA 检查合格，签发"中间产品递交许可证"后，递交至下一工序。

10. 清场

（1）将罐内放入 2/3 的饮用水，加热至沸腾，保持 30min 后，将沸水放出，用饮用水冲洗干净。

（2）用钢丝刷和抹布将各阀门进出口刷洗干净，用 75％乙醇消毒。

（3）用饮用水将设备表面冲洗干净，用洁净的抹布擦拭无不洁痕迹。

（4）将所用容器具清洁干净，用 75％的乙醇消毒备用。

（5）对屋顶、墙壁、地面等进行清洁。

（6）QA 对清场情况检查合格后，更换"完好已清洁"设备标示，并将"清场合格证"（副本）挂到指定位置。认真填写溶胶工序生产记录。将本批生产的"清场合格证"（正本）、"中间产品递交许可证"、"生产运行证"纳入批生产记录，贴在批生产记录规定位置上。整理生产记录。

（四）化胶操作要点及质量控制要点

1. 通过视镜窗不断观察罐内的化胶情况，脱泡至最少量为止。

2. 控制温度，防止糊化。

三、基础知识

软胶囊剂也称为胶丸，系将提取物、液体药物或适宜辅料混匀后，用滴制法或压制法密封于软质囊材中的胶囊剂。

软胶囊的囊壳主要由明胶、增塑剂、水三者所构成，常用的增塑剂有甘油、山梨醇或两者的混合物，其他辅料如防腐剂（可用尼泊金类，用量为明胶量的 0.2％～0.3％）、遮光剂、色素等。囊壳的弹性与干明胶、增塑剂和水所占的比例有关，通常干明胶、增塑剂、水三者的重量比为 1：（0.4～0.6）：1，若增塑剂用量过低（或过高），则囊壁会过硬（或过软）。增塑剂的用量可根据产品主要销售地的气温和相对湿度进行适当调节，比如我国南方的气温和相对湿度一般较高，因此增塑剂用量应少一些，而在北方增塑剂用量应多一些。

软胶囊可填充对明胶无溶解作用或不影响明胶性质的各种油类、液体药物、半固体物，植物油一般作为药物的溶剂或混悬液的介质。必须注意的是，液体药物如含水量在 5％以上或为水溶性、挥发性、小分子有机物，如乙醇、酮、酸、酯等，能使囊材软化或溶解；醛类药物可使明胶变性。以上种类的药物均不宜制成软胶囊。制备中药软胶囊时，应注意除去提取物中的鞣质，因鞣质可与蛋白质结合为鞣性蛋白质，使软胶囊的崩解度受到影响。液态药物 pH 以 4.5～7.5 为宜，否则易使明胶水解或变性，导致泄漏或影响崩解和溶出。常用的填充物介质有：植物油、PEG400、乙二醇、甘油等。常用的助悬剂有：蜂蜡、1%～15%PEG4000 或 PEG6000，此外可添加抗氧剂、表面活性剂以提高其稳定性与生物利用度。

四、生产依据

依据《药品生产质量管理规范》2010 年版、《中华人民共和国药典》2010 年版、《产品工艺规程》、《设备标准操作规程》、《SOP 标准操作规程》等。

模块二　配　料

一、准备工作

1. 职业形象
穿着正确，行动正确，工作正确，核对正确。

2. 职场环境
（1）环境　应符合 C 级控制区洁净度要求。控制区的内表面（墙壁、地面、天棚）应当平整光滑，无裂缝，接口严密，无颗粒物脱落，避免积尘，便于有效清洁。

（2）环境温湿度　应当保证操作人员的舒适性。

（3）环境灯光　不能低于 300 lx，灯罩应密封完好。

（4）电源　满足生产需要，确保安全生产。

二、配料过程

（一）接受生产任务
自指令下发部门接受批生产指令，认真阅读，并根据批生产指令和领料单领取物料。

（二）领料
发料人领料人两人复核原料质量、称重数量、进厂编号与实物是否相符，是否有检验报告单，核对无误后，两人确认签字。领料人将原辅料送入前处理车间外清后转入原辅料暂存间。

（三）配料操作过程
见项目七模块一配料生产前检查准备。

1. 配料操作
（1）向物料桶内加入待称量物料至规定重量后，取下物料桶，密封，贴好"桶签"，写明物料名称、批号、重量、日期，并有操作者和复核者签名。

（2）将液态原料和部分辅料倒入配料罐中，用余下的辅料分 3 次荡洗原料容器，洗液倒入配料罐中。关闭顶盖，启动搅拌桨。按生产指令的要求搅拌物料至规定的时间。

（3）通过胶体磨研磨 3 次，真空脱气泡。

（4）质检员检验合格后，将物料全部放出至中转罐保存。及时填好配料称量记录（见表8-3），把盛有配好物料的物料桶转入下道工序，做好物料交接记录。

表 8-3　配料称量记录

产品名称		批号		规格	
班次		日期			
设备名称					
设备编号					

称量记录								
序号	品名	原料编号	检验单号	来料量	配料量	剩余量	操作人	复核人
备注								

2. 清场

（1）更换"待清洁"状态标示。

（2）将剩余物料标注品名、数量、批号等，然后密封，退回原辅料暂存间。

（3）物料桶、不锈钢盘、取料器具等用洗涤剂洗去污迹，用饮用水冲洗至无泡沫，然后用纯化水冲洗 3～4 遍，晾干。

（4）对屋顶、墙壁、地面等进行清洁，QA 检查合格后发放清场合格证，将清场合格证（副本）挂到配料间门上。

（5）及时填写清场记录（见表 8-4）。

表 8-4　配料清场记录

清场前产品名称		规格		批号	
本次产品名称		规格		批号	
清场日期					

	清场内容及要求	检查情况		备　注
		是	否	
1	是否将所有物料清场			
2	是否填写生产原始记录			
3	是否清洁设备、工具、容器			
4	是否清洁吸尘器			
5	是否清洁操作间			
6	是否关闭水、电			
7	其他			
结　论				
清场人		检查人		

（四）配料操作要点及质量控制要点

1. 配料操作过程中严禁用裸手直接接触待称量配料的药材，严禁药材直接接触地面。

2. 称量配料的器具不能混用，一次只能用于一种药物（活性成分）。

3. 不同品种或同一品种不同规格的物料不能同时在同一配料间内称量配料。

三、生产依据

依据《药品生产质量管理规范》2010 年版、《中华人民共和国药典》2010 年版、《产品工艺规程》、《设备标准操作规程》、《SOP标准操作规程》等。

模块三　软胶囊的制备

一、准备工作

1. 职业形象
穿着正确，行动正确，工作正确，核对正确。

2. 职场环境
（1）环境　应符合C级控制区洁净度要求。控制区的内表面（墙壁、地面、天棚）应当平整光滑，无裂缝，接口严密，无颗粒物脱落，避免积尘，便于有效清洁。

（2）环境温湿度　应当保证操作人员的舒适性。

（3）环境灯光　不能低于300 lx，灯罩应密封完好。

（4）电源　满足生产需要，确保安全生产。

二、生产过程

（一）接受生产任务
自指令下发部门接受批生产指令（见表8-5），认真阅读，按主配方（见表8-6）领取药料。

表8-5　批生产指令

品名	
规格	
批号	
投入批量	
生产开始日期	
生产结束日期	
生产车间名称	

指令人：　　　　复核人：　　　　指令下达日期：　　年　月　日

表8-6　主配方

品名：　　　　规格：　　　　批号：　　　　批量：

原辅料名称	批号或编号	理论用量/kg	本批用量/kg	生产厂家	检验报告单号
前期再制品		≤　%			
前期再制品百分含量		折　合/万粒		理论重量/mg	
合计/(kg/10⁴ml)		实际批量/万粒		理论装量/ml	
执行文件	生产文件——生产管理规程、工艺规程、生产岗位SOP 设备文件——设备操作SOP、设备维护检修SOP 卫生文件——卫生管理规程、清洁清洗SOP 质量文件——QA管理规程、取样SOP、产品质量内控标准				
备　注					

下达人：　　　　复核人：　　　　主配方下达日期：　　年　月　日

（二）提取浓缩

见项目二模块二药材的提取及提取液的浓缩。

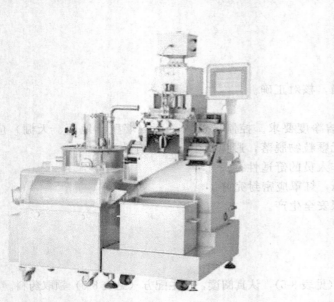

图 8-1　滚模式软胶囊机外形图

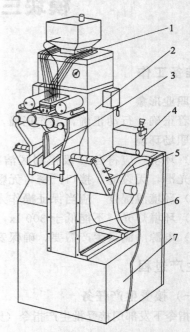

图 8-2　滚模式软胶囊机主机结构

1—供料系；2—机头；3—下丸器；4—明胶
盒；5—油滚；6—机身；7—机座

（三）压制法制备软胶囊剂的操作过程

1. 生产前检查

（1）检查是否有上一次生产的"清场合格证"，在有效期内，证上所填写的内容齐全，有 QA 签字。

（2）仔细阅读"批生产指令"的要求和内容。

（3）检查所准备的模具和喷体是否符合生产指令要求；检查生产用具、制丸设备如滚模式软胶囊机见图 8-1，图 8-2（盛料斗、胶管、输送带、滚筒、明胶盒、胶皮鼓轮等）是否清洁，配件安装和运行是否正常，是否干燥；检查明胶盒的温度是否满足生产要求，压缩空气是否正常；检查电子秤、电子天平的计量范围符合生产要求，清洁完好，有计量检查合格证，并在规定的使用期内，并在使用前进行校正。

（4）检查操作间的室内温度、相对湿度，是否符合工艺规程要求，并记录。

（5）换下上一批次"清场合格证"，挂上本次"生产运行"标志（房间、设备）。

2. 物料的接收与核对

（1）领中间体料液和明胶液

对配料工序送来的药液，核对"中间产品递交许可证"，药液罐上的产品名称、规格，有无 QA 签字，复秤重量；对化胶工序送来的胶液，核对"中间产品递交许可证"，保温胶罐上的胶液名称、规格，有无 QA 签字。

（2）由班组申请 QA 检查，检查合格后领取 QA 签发的"生产运行证"。

3. 加料

（1）接通电源，将输胶管预热，保温贮胶罐温度设定在 50～55℃，调节喷体温度至 47～53℃，开启冷风机，温度设定为 6～12℃。

（2）打开贮胶罐压缩空气阀门，向胶盒内注入适当明胶液，向料斗中加入适量中间体料液。

（3）当输胶管、保温贮胶罐、胶盒温度达到要求后，启动电机，调节胶囊机转数。

（4）打开胶盒阀门，拉出胶片，调节厚度，调节胶皮供油量。将胶片按照正确顺序顺入模辊中，合模。

表 8-7　软胶囊装量差异自查表

产品名称		批号		规格	
设备名称		编号		运行情况	□正常□不正常
检查时间		检查结果/g		结论	
					□合格□不合格
					□合格□不合格
生产日期		完工日期		操作负责人	复核人
备注					

表 8-8　软胶囊填装岗位生产记录

批　号				生产批量		料
生产操作前检查记录		执行标准：《生产操作前检查标准操作程序》				
序号	检查项目	检查内容				检查结果
1	文件、记录	应有现行文件与记录，无上次生产品种的文件与记录				
2	清洁卫生、清场合格证	应整齐、清洁，应无上次生产的遗留物，《清场合格证》应在有效期内，若无效应重新清场并由 QA 复查				
3	生产设备	挂有"停机"和"已清洁"状态标志				
4	容器、工具	应清洁或灭菌，有"已清洁"合格状态标志				
5	计量器具、仪表	应清洁及在检定有效期内，并进行校正				
6	物料、合格证	应有签发的批指令单，并与生产物料进行核对，应有检验报告单，盛装容器应有状态标志，应无与生产无关的物品				
注：合格的在检查结果栏中打√，不合格的打×，全部项目合格后方可进行生产						
检查人		日期		复核人		日期

填　充	执行标准：《 ＊＊＊＊＊软胶囊填装岗位标准操作规程》	
操作要点	每隔 30min，取连续填充出的 10 粒胶囊检查质量，并称取装量、记录	

设备名称		编号		运行情况	
				□正常　□不正常	
				□正常　□不正常	
移入粉末重/kg			充填胶囊规格/（克/粒）		
填充速度/（粒/分）			移出胶囊总重/kg		
胶囊平均粒重/（克/粒）			填充得率/%		
生产日期			完工日期		
操作负责人			复核人		
备注					

（5）落下喷体加热胶片，调节模具间隙直至做出的空胶囊合格。打开注药开关，调节软胶囊的粒重及外观形状直至达到质量要求。调节制丸速度适度。

（6）制丸正常后，开启定型滚笼和输送带，调节定型时间，定型完毕后的胶囊立即送至净丸，干燥岗位进行净丸，干燥。

（7）制丸过程按要求填写软胶囊装量检测记录（见表8-7），软胶囊制丸岗位记录（见表8-8）。

4.清场

（1）生产结束后，收集产生的废丸，称重并记录数量，用胶袋盛装，放于指定地点，待处理。将制丸机切下的网胶运至化胶室，去除网胶上的瘪丸后，将网胶剪成手掌大小的块，放入离心机清洗，将网胶表面残存的液状石蜡等杂质漂洗干净，装入不锈钢桶中密封，备用。

（2）将塑料管与胶盒、药液罐分离，通入压缩空气吹净塑料管，再用纯化水冲洗干净。

（3）用抹布将各阀门进出口刷洗干净，用75％乙醇消毒。

（4）用纯化水将设备表面冲洗干净，用洁净的抹布擦拭，无不洁痕迹。

（5）将所用容器具清洁干净，用75％的乙醇消毒备用。

（6）对屋顶、墙壁、地面等进行清洁。

（7）QA对清场情况检查合格后，更换"完好已清洁"设备标示，并将"清场合格证"（副本）挂到指定位置。生产操作的同时，及时完成批生产记录的填写。将本批生产的"清场合格证"（正本）、"中间产品递交许可证"、"生产运行证"纳入批生产记录，贴在批生产记录规定位置上。整理生产记录。

（四）压制软胶囊过程中的操作要点与质量控制

1.每排转模压出的软胶囊每小时取样一次，检查夹缝质量、外观、内容物重，每班用厚度测定仪（见图8-3）检测胶皮厚度，在批生产记录上记录检查结果，如有偏离控制范围的情况应及时调整。若在压制过程中，出现故障或意外停机后再开，须重复上述的操作。

2.制丸操作过程应准确控制软胶囊的装量差异。

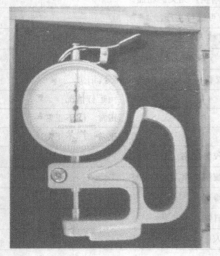

图8-3 厚度测定仪

3.制丸操作过程中随时检查丸型是否正常，无粘连。

4.根据实际情况不断调整设备的各项技术参数，保证软胶囊符合规定标准。

5.不要将异物掉入两模具之间，不要让硬的物体接触模具和喷体。

三、基础知识

软胶囊常用的制备方法有压制法和滴制法，压制法制备的软胶囊中间有压缝，可根据模具的形状来确定软胶囊的外形，常见的有橄榄形、椭网形、球形、鱼形等；滴制法制备的软胶囊呈球形且无缝。

压制法（有缝胶丸）：压制法系将明胶、甘

油、水等混合溶解为明胶液，并制成胶皮，再将药物置于两块胶皮之间，用钢模压制而成。压制法可分为平板模式和滚模式两种，生产中普遍使用滚模式。

滚模式压制软胶囊是由滚模式轧囊机完成，将明胶液送至左右两个明胶盒保温，经明胶盒底部的缝隙流出，分别涂布在下方两个旋转的胶皮鼓轮上经冷却形成胶皮，在胶皮上涂布润滑液（常为液体石蜡）后，两边的胶皮分别由胶皮导杆和送料轴送入两滚模的夹缝中，药液由储液槽经导管定量注入楔形注入器（喷体），借助供料泵的压力将胶皮和喷出的药液压入滚模的凹槽中，在两滚模的凹槽中形成两个半囊，两滚模旋转产生的压力将两个半囊压制成一个完整的软胶囊，并从胶皮上分离。成型的软胶囊被输送到定型干燥滚筒用洁净冷风干燥。各凹槽之外剩余的胶皮边角部分被切割分离成网状，俗称胶网。

滴制法（无缝胶丸）：滴制式软胶囊机（见图 8-4）滴制法是由具有双层喷头的软胶囊机完成。将配制好的明胶液和药液分别盛装于明胶液槽和药液槽内，经柱塞泵吸入并计量后，明胶液从外层、药液从内层喷头喷出，两相必须在严格同心条件下以有序同步喷出，才能使明胶液将药液包裹于中心，然后滴入与胶液不相溶的冷却液（常为液状石蜡）中，由于表面张力作用形成球形，经冷却后凝固成球形的软胶囊。

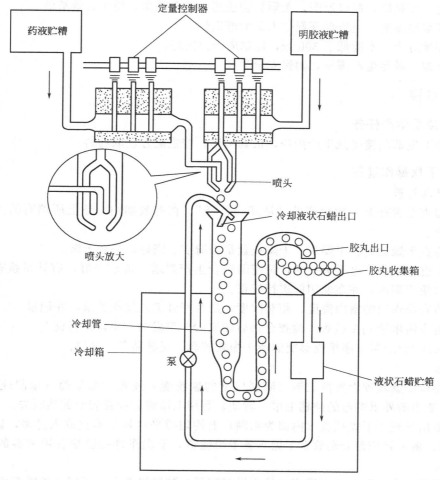

图 8-4 滴制式软胶囊机结构图

此种方法因条件所限，产量较低，工业化生产应用较少。

四、生产依据

依据《药品生产质量管理规范》2010 年版、《中华人民共和国药典》2010 年版、《产品工艺规程》、《设备标准操作规程》、《SOP 标准操作规程》等。

模块四　软胶囊的干燥

一、准备工作

1. 职业形象

穿着正确，行动正确，工作正确，核对正确。

2. 职场环境

（1）环境　应符合 C 级控制区洁净度要求。控制区的内表面（墙壁、地面、天棚）应当平整光滑，无裂缝，接口严密，无颗粒物脱落，避免积尘，便于有效清洁。

（2）环境温湿度　应当保证操作人员的舒适性。

（3）环境灯光　不能低于 300 lx，灯罩应密封完好。

（4）电源　满足生产需要，确保安全生产。

二、生产过程

（一）接受生产任务

自指令下发部门接受批生产指令，认真阅读，按主配方领取药料。

（二）干燥操作过程

1. 生产前检查

（1）检查是否有上一次生产的"清场合格证"，在有效期内，证上所填写的内容齐全，有 QA 签字。

（2）检查干燥滚筒、干燥车、干燥托盘是否清洁、完好，是否干燥。

（3）检查电子秤、电子天平的计量范围符合生产要求，清洁完好，有计量检查合格证，并在规定的使用期内，并在使用前进行校正。

（4）检查操作间的室内温度、相对湿度，是否符合工艺规程要求，并记录。

（5）由班组申请 QA 检查，检查合格后领取 QA 签发的"生产运行证"。

（6）从压制/滴制工序接收移交的待干燥软胶囊，复核品名、规格。

2. 干燥

（1）将待干燥软胶囊置糖衣锅（滴制成型的软胶囊）或置干燥滚筒（压制成型的软胶囊），放入洁净的外罩绸布的纯棉毛巾，转动，利用毛巾将软胶囊表面的油吸去。

（2）取出分置于干燥托盘（内部为筛网）上均匀摊平（每筛不宜放入过多，以 2～3 层胶丸为宜），将干燥托盘分别放上干燥车置干燥隧道，干燥车外挂已填各项内容的"生产运行中"标志。

（3）待软胶囊达到工艺规程规定的干燥时间后，装桶送至下一工序（如需要清洗的软胶囊，可送至清洗前暂存间）。桶外挂物料标志，注明品名、批号、规格、生产日期、班次、净重、数量。

（4）将干燥好的软胶囊，装入内放洁净塑料袋的容器中，扎紧塑料袋，盖好盖，防止吸潮。称重，容器外挂物料标志，注明品名、批号、规格、生产日期、班次、净重、数量。

3. 清洗

（1）将待清洗的软胶囊送入清洗间内，用超声波洗丸机或其他清洗设备以95％乙醇对软胶囊进行清洗。

（2）将洗后的软胶囊分置于干燥托盘上，将干燥车推入隧道干燥，挥去乙醇。

4. 清场

（1）清理干燥托盘、干燥隧道的残留物料后，接着从上至下，从里至外清洁机器。

（2）用湿布自上而下，从里至外，擦洗机身，然后用纯化水擦洗机身的四周，用布擦干。

（3）清洁机器周围环境，首先用饮用水擦洗干净屋顶和墙壁，再清扫地面残余物料，然后擦地。

（4）填写清场记录，QA检查员对操作间、设备、容器等进行检查，检查合格后发放"清场合格证"，更换"完好已清洁"设备标示，并将清场合格证（副本）挂到操作间门上。清场合格证（正本）纳入批生产记录。整理批生产记录备存档。

（三）干燥操作要点和质量控制要点

1. 软胶囊分置于干燥托盘上，每筛不宜放入过多，以2～3层胶丸为宜。

2. 干燥时每隔3小时翻丸一次，使干燥均匀和防止出现粘连，翻动时注意不要遗漏托盘的边角位置，干燥期间每2小时记录一次干燥条件。

3. 干燥后软胶囊的胶皮水分含量应控制在8％～12％。

三、基础知识

压制成型的软胶囊可采用滚筒干燥，动态的干燥形式有利于提高干燥的效果；滴制成型的软胶囊可直接放置在托盘上干燥。为保障干燥的效果，干燥间通常采用平行层流的送回风方式。

为除去软胶囊表面的润滑液，在干燥后应用95％乙醇或乙醚进行清洗，清洗后在托盘上静置使清洗剂挥干。

四、生产依据

依据《药品生产质量管理规范》2010年版、《中华人民共和国药典》2010年版、《批生产指令》、《产品工艺规程》、《设备标准操作规程》、《SOP标准操作规程》等。

模块五　软胶囊剂的包装

一、准备工作

1. 职业形象

穿着正确，行动正确，工作正确，核对正确。

2. 职场环境

（1）环境内包生产岗，在D级控制区进行生产。岗位操作环境应符合D级控制区洁净度要求。控制区的内表面（墙壁、地面、天棚）应当平整光滑，无裂缝，接口严密，无颗粒物脱落，避免积尘，便于有效清洁。

（2）环境温湿度　应当保证操作人员的舒适性。

（3）环境灯光　不能低于300 lx，灯罩应密封完好。

（4）电源　满足生产需要，确保安全生产。

二、生产过程

（一）接受生产任务

自指令下发部门接受批生产指令，认真阅读，按主配方领取药料。

（二）包装操作过程

见项目七模块三硬胶囊剂的包装。

项目九 片剂的制备

片剂生产工艺流程如下。

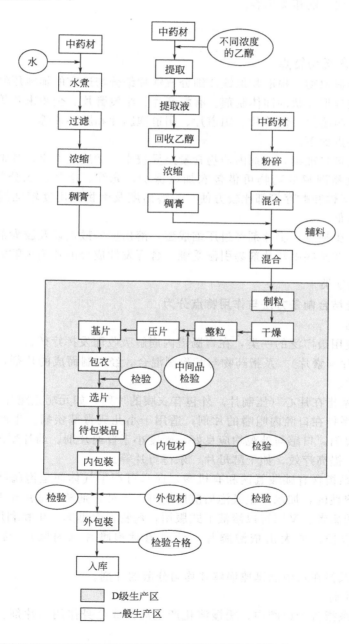

模块一　物料的处理

一、准备工作

同项目六中模块一的相关内容。

二、生产过程

同项目六中模块一的相关内容。

三、基础知识

（一）片剂的含义与特点

中药片剂系指提取物、提取物加饮片细分或饮片细分与适宜的辅料压制或用其他适宜方法制成的圆片状或异形片状的固体制剂。有浸膏片、半浸膏片、全粉末片等。片剂以普通片为主，另有含片、咀嚼片、泡腾片、阴道片、阴道泡腾片和肠溶片等。

中药片剂的特点如下。

主要优点：①剂量准确，片剂内药物含量差异较小。②质量稳定，片剂为干燥固体，且某些易氧化变质及易潮解的药物可借包衣加以保护，光线、空气、水分等对其影响较小。③服用、携带、运输和贮存等都比较方便。④溶出度及生物利用度较丸剂好。⑤机械化生产，产量大，成本低。

但片剂也有不少缺点：①片剂经过压缩成型，溶出度较散剂以及胶囊剂差。②儿童及昏迷患者不易服用。③某些中药片剂易引湿受潮，含挥发性成分的片剂久贮时含量下降。

（二）片剂的分类

1. 按给药途径结合制备方法与作用特点分为

（1）口服片剂

口服片剂是应用最广泛的一类，在胃肠道内崩解吸收而发挥疗效。

① 普遍压制片（素片）　系指药物与赋形剂混合，经压制而成的片剂，应用广泛，如葛根芩连片、安胃片。

② 包衣片　系指在片心（压制片）外包有衣膜的片剂，如元胡止痛片、三七伤药片等。

③ 咀嚼片　系指在口腔内咀嚼的片剂，适用于小儿或胃部疾病。生产时一般用湿法制粒，不需加入崩解剂，口感与外观均应良好，硬度小于普通片剂。药片嚼碎后便于吞服，并能加速药物溶出，提高疗效，如干酵母片、乐得胃片等。

④ 泡腾片　系指含有碳酸氢钠和有机酸，遇水可产生气体而呈泡腾状的片剂。泡腾片中的药物应是易溶性的，加水产生气泡后应能崩解。这种片剂特别适用于儿童、老年人和不能吞服固体制剂的患者。又因可以溶液形式服用，药物奏效迅速，生物利用度高，而与液体制剂相比携带更方便，如大山楂泡腾片、活血通脉泡腾片（内服）、百花泡腾片（阴道用）等。

⑤ 分散片　系指在水中能迅速崩解并均匀分散的片剂。

（2）口腔用片剂

① 口含片　系指含于口腔中，缓慢溶化产生局部或全身作用的片剂。含片中的药物应

是易溶性的，主要起局部消炎、杀菌、收敛、止痛或局部麻醉作用。口含片比一般内服片大而硬，味道适口，如四季青消炎喉片、银黄含片等。

②舌下片　系指置于舌下能迅速溶化，药物经舌下黏膜吸收发挥全身作用的片剂。舌下片中的药物与辅料应是易溶性的，主要用于急症的治疗。舌下片不仅吸收迅速显效快，而且可避免胃肠液 pH 及酶对药物的不良影响和肝脏的首关效应，如硝酸甘油片、异丙肾上腺素片等。

③口腔贴片　系指粘贴于口腔，经黏膜吸收后起局部或全身作用的片剂，如冰硼贴片。口腔贴片应进行溶出度或释放度的检查。

（3）外用片

①阴道用片　系指置于阴道内应用的片剂，如鱼腥草素泡腾片。

②可溶片　系指临用前能溶解于水的非包衣片或薄膜包衣片剂，可溶片应溶解于水中，溶液可呈轻微乳光，可供外用、含漱等。

（4）其他片剂

①缓释片　指在水中或规定的释放介质中缓慢地非恒速释放药物的片剂。缓释片应符合缓释制剂的有关要求。

②控释片　指在水中或规定的释放介质中缓慢地恒速或接近恒速释放药物的片剂。控释片应符合控释制剂的有关要求。

③肠溶片　指用肠溶性包衣材料进行包衣的片剂。

2. 按其原料特性分为

（1）提纯片　系指将处方中药材经过提取，得到单体或有效部位，以此提纯物细粉作为原料，加适宜的辅料制成的片剂，如北豆根片、银黄片等。

（2）全粉末片　系指将处方中全部药材粉碎成细粉作为原料，加适宜的辅料制成的片剂，如参茸片、安胃片等。

（3）全浸膏片　系指将药材用适宜的溶剂和方法提取制得浸膏，以全量浸膏制成的片剂，如通塞脉片、穿心莲片等。

（4）半浸膏片　系指将部分药材细粉与稠浸膏混合制成的片剂，如藿香正气片、银翘解毒片等。此类型片剂在中药片剂中占的比例最大。

（三）片剂的质量要求及检查

片剂质量直接影响其药效和用药的安全性。因此，在片剂的生产过程中，除要对生产处方、原辅料的选用、生产工艺的制定、包装和贮存条件的确定等方面采取适宜的技术措施外，还必须按药典或有关质量标准的规定进行质量检查，经检查合格后可提供临床使用。

1. 凡含挥发油或预热不稳定的药物，在制片过程中应避免受热损失。

2. 压片前的颗粒应控制水分，以适应制片工艺的需求，并防止成品在贮存期间发霉、变质。

3. 除另有规定外，片剂应密封贮存。

4. 除另有规定外，片剂应进行以下项目的检查：

（1）外观　片剂外观应完整光洁，色泽均匀，有适宜的硬度，以免在包装、贮运过程中发生磨损或破碎。

（2）重量差异　按照《中国药典》2010 年版一部附录Ⅰ D 的规定进行检查，并符合规定。

糖衣片的片心应检查重量差异，并符合规定，包糖衣后不再检查重量差异，除另有规定外，其他包衣片应在包衣后检查重量差异，并符合规定。

（3）崩解时限　按《中国药典》2010年版一部附录ⅫA的规定进行检查，并符合规定。

阴道片按照融变时限检查法（《中国药典》2010年版一部附录ⅫB）的规定进行检查，并符合规定。

含片、咀嚼片不检查崩解时限。

（4）发泡量　阴道泡腾片按照《中国药典》2010年版一部附录ⅠD的规定进行检查，并符合规定。

（5）微生物限度　按照2010年版《中国药典》一部附录ⅩⅢC的规定进行检查，并符合规定。

四、生产依据

《药品生产质量管理规范》2010年版、《中华人民共和国药典》2010年版、《批生产指令》、《产品工艺规程》、《设备标准操作规程》、《SOP标准操作规程》等。

模块二　颗粒制备

一、准备工作

1. 职业形象

穿着正确，移动准确，行动准确，工作正确。

2. 职场环境

（1）环境　D级控制区内进行生产，D级控制区要求门窗表面应光洁，不要求抛光表面，应易于清洁。窗户要求密封并具有保温性能，不能开启。对外应急门要求密封并具有保温性能。

（2）环境温湿度　应当保证操作人员的舒适性。

（3）环境灯光　不能低于300 lx，灯罩应密封完好。

（4）电源　应在操作间外，确保安全生产。

二、生产过程

（一）下达生产任务

自指令下发部门接受批生产指令，并仔细阅读批生产指令。

（二）操作过程

1. 安装机器（摇摆式颗粒机的安装）

（1）检查操作间及设备应清洁，不允许有前批生产的遗留物。

（2）检查两个筛网紧固轴、顶轴、转轮和出料斗应无磨损。

（3）将转轮插入机腔内，套上顶轴用扳手拧紧，用四个螺钉将出料斗固定在机腔下部。

（4）根据工艺规程将合适目数的筛网用两个筛网紧固轴固定在机器上。

（5）把另一辆出料车放在摇摆式颗粒机出料口下，等待出料。

2. QA开工检查

（1）检查上次清场情况，设备清洁度和运转情况；检查领取的盛装容器是否清洁，容器外应无原有的任何标记；检查计量器具（磅秤和天平）的计量范围应与称量量相符，计量器具上有设备合格证及周检合格证，并在规定的有效期内；检查按照批生产指令领取的黏合剂或润湿剂用料是否与指令相符，填写记录（见表9-1）。

表9-1 制粒工序开工检查（QA检查员填写）

年　　月　　日

上批清场合格证	上批文件标志	上批物料	环境清洁	设备正常	计量器具合格	工具容器清洁	本批物料正确	是否批准开工	QA检查员签字
有〇	有〇	有〇	是〇	是〇	是〇	是〇	是〇	是〇	
无〇	无〇	无〇	否〇	否〇	否〇	否〇	否〇	否〇	

（2）QA同意开工后，摘掉"清场合格证"，附入批记录，挂上"生产运行证"。

3. 开始生产

（1）制软材

① 分组　根据不同品种的工艺要求，按规定的比例，将药粉和辅料分成相同的组分，每组的重量不超过设备能力的80％。

② 混合　将每组药粉和辅料放入混合机中，启动机器，搅拌工艺规定时间（约20min），至混合均匀。

③ 制软材　在均匀物料中，边搅拌边徐徐加入规定量浓度为85％～95％的乙醇，搅拌10～15min使药粉达到干湿均匀，手握成团，轻按即散即可。将制好的软材放入颗粒车内。并做好记录（见表9-2）。

表9-2 黏合剂（润湿剂）配制记录

产品的名称：　　　　　规格：　　　　　批号：

压差:合格〇　不合格〇

年　　月　　日

物料名称			合计	使用温度	操作工	复核人
重量/(kg/L)						
物料名称			合计			
重量/(kg/L)						

（2）制湿颗粒　将制好的软材用不锈钢锹倒入摇摆式颗粒机中，过10～16目筛，制成湿颗粒，填写生产记录（见表9-3）。

表9-3 槽式混合机制湿颗粒记录

产品的名称：　　　　　规格：　　　　　批号：

年　　月　　日

尼龙筛网目数/目		干混时间/min		湿混时间/min		制粒时间/min
原辅料名称	第1锅/kg	第2锅/kg	第3锅/kg	第4锅/kg	第5锅/kg	第6锅/kg
合计						
操作工						

（3）湿颗粒的干燥　把制好的湿颗粒均匀放到干燥盘内（厚度为2～2.5cm，局部无隆起或凹陷现象），并由上往下轻轻放置于干燥车上，防止颗粒洒落地面。将装满颗粒的干燥车推入热风循环干燥箱中，关闭干燥箱门，接通电源，按动自动排湿加热键进行干燥，干燥

温度控制在 70～80℃。每 4h 翻动颗粒一次，干燥时间 8～12h。

（4）整粒　佩戴手套，从干燥车上由下往上依次取出干燥盘，将干燥后的颗粒用摇摆式颗粒机（10～16 目筛网）进行整粒。置于颗粒车内，应有适量细粉，填写生产记录（见表 9-4）。

表 9-4　翻盘、整粒记录

产品的名称：		规格：		批号：		年　　月　　日
翻盘时间						备注
操作人						每 4h 翻盘一次
整粒筛网目数/目				操作工		

（5）兑颗粒　兑颗粒时应采用等量递增法。将整粒后的颗粒放入混合机中，兑料。

①兑入润滑剂　将规定量的润滑剂（硬脂酸镁等）过 80 目筛，加入混合机中混合 15～25min。

②兑入细料药　将细料药过 80 目筛后，依次加入混合机中，兑入颗粒中，搅拌 15～25min。

③兑入崩解剂　将规定量的崩解剂兑入颗粒中混合均匀。

④兑入挥发油　待颗粒温度降低至室温。用 80 目筛选出适量颗粒细粉，与挥发油混匀后过 60 目筛。放入混合机中混合 15～25min。密闭闷润规定时间。

（6）测定水分　干颗粒水分应控制在 5%～7%。

4. 清场

操作人员首先撤下"生产运行"标志，挂上"待清场"标志。

（1）转动两侧筛网紧固轴，卸下筛网。

（2）用扳手卸下固定转轮的顶轴，卸下转轮和出料斗。

（3）将两个筛网紧固轴、顶轴、转轮和出料斗运至清洗室，用饮用水刷洗至无生产遗留物，再用洗洁精液刷洗三遍，用饮用水冲洗至无泡沫，再用纯化水冲洗三遍置清洁架上晾干。

（4）用饮用水刷洗机腔内壁至无生产遗留物，用洗洁精液刷洗三遍，用饮用水冲洗至无泡沫，用纯化水冲洗三遍，用布擦干。

（5）用纯化水擦洗机器外部，用布擦干。

清场后，QA 检查员对操作间、设备、容器等进行检查，检查合格后发放"清场合格证"代替"待清洁"状态标记。填写清场记录（见表 9-5）。

表 9-5　制粒清场记录

产品的名称：		规格：		批号：			年　　月　　日		
项目	清走物料、文件	工具容器	四壁顶棚地面、门	配电箱灯罩	操作台工具柜	计量器具	送、回风口	地漏	水、电、汽、压缩空气阀门	签字
槽混室清场操作人									
干燥室清场操作人									
班组长									
QA 检查员									

（三）操作要点和质量控制要点

1. 制备湿颗粒和整粒时要随时检查摇摆式颗粒机所用筛网情况，如筛网孔径变大或开裂时，应及时更换新网。检查更换下来的筛网是否有缺丝情况，若有则挑出或用磁铁吸出断丝或直接弃去筛网破损期间所制颗粒。

2. 待颗粒干燥后，由车间化验员，依照干颗粒半成品抽样规程抽取颗粒样品，按水分测定方法测定水分，干颗粒的含水量应控制在5%～7%以内。

3. 摇摆式颗粒机运行中，机器上应无工具、用具，操作人员必须精神集中，不得将手及其他工具伸入，以免发生设备人身事故。

4. 清场时严禁用水冲洗电器设备，在刷洗机器时必须严防电器设备受潮。

5. 每天生产完毕后，关掉电源，关闭门窗。

三、基础知识

（一）片剂辅料的定义

辅料系指除主药以外的一切附加物料的总称。片剂的辅料包括稀释剂和吸收剂、润湿剂和黏合剂、崩解剂、润滑剂等。

制片时加用辅料的目的在于确保压片时物料有良好的流动性、润滑性、可压性，成品有良好的崩解性等。所以选用不当或用量不适，不但可能影响制片过程，而且影响片剂的质量、稳定性及其疗效的发挥。另外，不少的辅料一种物质可兼有几种性质和用途。中药片剂的原料药物有时既起治疗作用又兼有辅料的作用，例如，含淀粉较多的药材细粉既是原料又可充当稀释剂、吸收剂、崩解剂；药物的稠膏也可做黏合剂。因此，必须充分考虑各类辅料和原料药物的特点，在实践中灵活运用。

（二）稀释剂与吸收剂

稀释剂与吸收剂常统称为填充剂。前者适用于主药剂量小于0.1g，或含浸膏量多，或浸膏黏性太大而制片成型困难者。后者适用于原料药中含有较多挥发油、脂肪油或其他液体而需预先吸收者。常用有以下品种，有些兼有黏合和崩解作用。

（1）淀粉　淀粉的种类较多，以玉米淀粉最为常用，马铃薯淀粉亦可选用。为白色细腻粉末；性质稳定，能与大多数药物配伍；不溶于冷水和乙醇，在水中加热到62～72℃可糊化；遇水膨胀，但遇酸或碱在潮湿状态及加热时逐渐水解而失去膨胀作用；能吸收12%～15%的水分而不潮解。淀粉价廉易得，是片剂最常用的稀释剂、吸收剂、崩解剂。

淀粉的可压性差，使用量不宜太多，以免压成的药片松散，必要时可与黏合力强的糊精、蔗糖等合用以增加其黏合性。中药片剂处方中若有天花粉、贝母、山药等含淀粉较多的药材，可直接粉碎成细粉加入，尽量少加或不加其他辅料。

（2）糊精　为淀粉水解的中间产物，白色或微带黄色的粉末，微溶于水，能溶于沸水成粘胶状溶液，不溶于乙醇，因水解的程度不同而有若干规格。糊精常与淀粉合用作填充剂，兼有黏合作用。应用时应严格控制用量，当用量超过50%时，可用40%～50%的乙醇为湿润剂，否则会使颗粒过硬而造成片面出现麻点等现象，并影响片剂的崩解。应注意糊精对某些药物的含量测定有干扰，也不宜用作速溶片的填充剂。

（3）可压性淀粉　又称预胶化淀粉，为白色或类白色粉末；微溶于冷水，不溶于有机溶剂，有良好的可压性、流动性和润滑性，制成的片剂硬度、崩解性均较好，尤适于粉末直接压片。

（4）糖粉　为结晶性蔗糖经低温干燥后粉碎成的白色粉末，味甜，能溶于水，易吸潮结块。糖粉为可溶性片剂的优良稀释剂，并兼有矫味与黏合作用。常用在口含片和咀嚼片中。

中药处方中若含有质地疏松或纤维性较强的药物，也常选糖粉作稀释剂，可减少药片的松散现象，并能使片剂表面光洁，增加硬度。但因其有引湿性，用量过多会使制粒、压片困难，久贮使片剂硬度增加。处方中有酸性或碱性较强的药物时因能导致蔗糖转化而增加其引湿性，故不宜选用。

（5）乳糖　为白色结晶性粉末，多从动物乳中提取制得，略带甜味，能溶于水，难溶于醇，无吸湿性；具良好的流动性、可压性；性质稳定，可与大多数药物配伍。是一种优良填充剂，制成的片剂光洁、美观，硬度适宜，释放药物较快，较少影响主药的含量测定，久贮不延长片剂的崩解时限，尤其适用于引湿性药物。乳糖有数种规格，如普通乳糖、喷雾干燥乳糖、无水乳糖等，普通乳糖是由结晶法制成，结晶多呈楔形；喷雾干燥乳糖的粒子多呈球形，其流动性较好，但含杂质较多，易变色，可选作粉末直接压片的辅料。

乳糖因国内产量较少，价格高，现多用淀粉、糊精、糖粉三者以不同比例的混合物代替（常用 7：1：1）。其可压性较好，但片剂的外观、药物的溶出不如用乳糖好。

（6）硫酸钙二水物　为白色或微黄色粉末，不溶于水，无引湿性，性质稳定，具有较好的抗潮性能，制成的片剂外观光洁，硬度、崩解度较好。

此品对油类有较强的吸收能力，并能降低药物的引湿性，常作为稀释剂和挥发油吸收剂。但二水物若失去一分子的结晶水后，遇水易固化硬结，所以使用此品为填充剂并用湿法制粒时，应控制干燥温度在 70℃ 以下。

（7）甘露醇　为白色结晶性粉末，易溶于水；无引湿性，是咀嚼片、口含片的主要稀释剂和矫味剂，常与糖粉配合使用，在口腔中有凉爽和甜味感。

（8）磷酸氢钙　为白色细微粉末或晶体，呈微碱性，具良好的稳定性和流动性，无引湿性。磷酸钙与其性状相似，两者均为中药浸出物、油类及含油浸膏的良好吸收剂，并有减轻药物引湿性的作用。

（9）其他　氧化镁、碳酸镁、碳酸钙、氢氧化铝和微粉硅胶等，都可作为吸收剂，尤适用于含挥发油和脂肪油较多的中药制片。其用量应视药料中含油量而定，一般为 10％ 左右。应注意酸性药物不适用。

γ-山梨醇，可压性好，亦可作为咀嚼片的填充剂和黏合剂。经提取成分后的中药药渣，根据需要也可干燥后粉碎成细粉作为片剂的填充剂。

（三）润湿剂与黏合剂

润湿剂与黏合剂在制片中具有使固体粉末粘结成型的作用。本身无黏性，但可润湿药粉，诱发药物自身黏性的液体称为润湿剂。本身具有黏性，能使药物粘结成颗粒便于制粒和压片的辅料称为黏合剂。若药物自身具有黏性，如中药浸膏粉及含有黏性成分的药材细粉等则只需加入润湿剂即可制粒。若药物自身没有黏性或黏性不足，则需加入黏合剂才可制粒、压片。黏合剂可以是液体也可以是固体。一般来讲，液体的黏合作用较大，容易混匀；固体黏合剂往往也兼有稀释剂和崩解剂的作用。润湿剂与黏合剂的合理选用及其用量的恰当控制关系到片剂的成型，影响到有效成分的溶出及片剂的生物利用度。常用的有以下几种。

1. 水

为润湿剂。凡药物本身具有一定黏性，如中药半浸膏粉或其他黏性物质，则常将水以雾状喷入，即可产生黏性，但应注意使水分散均匀，以免产生结块现象。一般多用蒸馏水或去离子水。不耐热、易溶于水或易水解的药物则不宜采用。

2. 乙醇

为润湿剂。凡具有较强黏性的药物，如某些中药浸膏粉遇水润湿时黏性太强不易制粒；或遇水受热易变质；或药物易溶于水难以制粒；或易结块而造成润湿不匀等现象，使制粒操作困难，或颗粒干燥后太硬，压成片后出现片面花斑、崩解时间超限等，均应采用乙醇为润湿剂。中药浸膏粉、半浸膏粉等制粒常采用乙醇作润湿剂，用大量淀粉、糊精或糖粉作赋形剂者亦常用乙醇作润湿剂。

乙醇浓度一般为30％～70％，当药物水溶性大、黏性大、气温高时浓度应高些；反之，则浓度可稍低。乙醇浓度越高，药料被润湿后黏性越小。另外，用乙醇作润湿剂时应迅速搅拌，并立即制粒，迅速干燥，以免乙醇挥发而使软材结团或使已制得的颗粒变形结团。

3. 淀粉浆（糊）

为最常用的黏合剂。系由淀粉与水在70℃左右糊化而成的稠厚胶体液，放冷后呈胶冻样，使用浓度为5％～30％，以10％最为常用。为提高黏性，此品可与糊精浆、糖浆或胶浆配合使用。

适用于对湿热较稳定而且药物本身又不太松散的品种，尤其适用于可溶性药物较多的处方。此品能均匀地润湿片剂物料，因为胶冻中含有大量水分，遇粉料后水逐渐扩散到药粉中，分布均匀，润湿一致。制出的片剂崩解性能好，对药物溶出的不良影响小。

淀粉浆的制法有煮浆法和冲浆法两种。煮浆法系将淀粉加全量冷水搅匀，置夹层容器内加热搅拌使糊化而成；冲浆法系取淀粉加少量冷水混悬后，冲入一定量沸水（或蒸汽），并不断搅拌使糊化而成。前者因淀粉粒糊化完全，故黏性较后者强。

4. 糊精

主要作为干燥黏合剂，亦有配成10％糊精浆与10％淀粉浆合用。糊精浆黏性介于淀粉浆与糖浆之间，因其主要使粉粒表面黏合，故纤维性大及弹性强的中药片剂不很适用。

5. 糖浆、饴糖、炼蜜、液状葡萄糖

这四种液体黏性都很强，适用于中药纤维性很强的、质地疏松的或弹性较大的药物。

（1）糖浆　常用浓度为50％～70％（g/g）。此品不宜用于酸性或碱性较强的药物，因为在酸、碱作用下易产生转化糖，增加颗粒的引湿性，不利于压片。

（2）饴糖　常用浓度为25％或75％。此品呈浅棕色稠厚液体，不宜用于白色片剂，制成的颗粒不易干燥，压成的片剂易吸潮。

（3）炼蜜　经炼制后的蜂蜜，其性质与饴糖相似。

（4）液状葡萄糖　系淀粉不完全水解的产物，常用浓度为25％或50％。此品有引湿性，制成的颗粒不易干燥，压成的片剂易吸潮。

6. 胶浆类

具有强黏合性，多用于可压性差的松散性药物或作为硬度要求大的口含片的黏合剂。使用时应注意浓度和用量，若浓度过高、用量过大会影响片剂的崩解和药物的溶出。此类中的阿拉伯胶浆和明胶浆主要用于口含片及轻质或易失去结晶水的药物。常用浓度为10％～20％。

7. 其他黏合剂

（1）微晶纤维素　为纤维素部分水解而成的聚合度较小的白色针状微晶，不溶于水、稀酸及有机溶剂中；具吸水膨胀性；可压性好，可作黏合剂、崩解剂、助流剂和稀释剂，可用于粉末直接压片。为常用的干燥黏合剂，压成的片剂有较大的硬度。微晶纤维素价格较淀粉、糊精、糖粉等高，故不单独用作稀释剂，而作为稀释-黏合-崩解多功能的赋形剂使用。因具吸湿性，故不适用于包衣片及某些对水敏感的药物。

（2）纤维素衍生物　羧甲基纤维素钠（CMC-Na）、羟丙基甲基纤维素（HPMC）和低取代羟丙基纤维素（L-HPC）均可作黏合剂，且都兼有崩解作用。可用其溶液，也可用其干燥粉末加水润湿后制粒。纤维素衍生物溶液常用浓度为5％左右，配方中加入量一般为1％～4％。这类化合物的聚合度和取代度不同，其黏度等性质亦不同，应恰当选择。乙基纤维素不溶于水，其醇液可用作对水敏感药物的黏合剂，亦可作缓释制剂的辅料。

（3）聚维酮（PVP）　可溶于醇和水，其水溶液尤适用于咀嚼片黏合剂；其干粉为直接压片的干燥黏合剂，能增加疏水性药物的亲水性，有利片剂崩解；其无水乙醇溶液可用于泡腾片的酸、碱粉末混合制粒，不会发生酸、碱反应；其乙醇溶液适用于对湿热敏感的药物制粒；而5％～10％PVP水溶液是喷雾干燥制粒时的良好黏合剂。

（4）聚乙二醇（PEG）　PEG4000为新型黏合剂，具有水溶性。聚乙二醇6000可在干燥状态下直接与药物混合，加入崩解剂、润滑剂后即可压片。

（5）中药稠膏　既有治疗作用，又有黏性，可起黏合剂的作用。

此外，海藻酸钠、硅酸镁铝、白及胶等也可选作黏合剂。而改良淀粉、速流乳糖、高纯度糊精等也可作为干燥黏合剂。

（四）崩解剂

崩解剂系指能使药片在胃肠道中迅速溶解或崩解，从而发挥药效的一类物质。除口含片、舌下片、长效片要求缓缓溶解外，一般都要求迅速崩解，故多需加入崩解剂。中药片剂因大多含有药材细粉或浸膏，其本身遇水后能缓缓崩解，故一般不另加崩解剂。

1. 片剂常用崩解剂

（1）干燥淀粉　为最常用的崩解剂。用量一般为配方总量的5％～20％，用前应于100～105℃先行活化，使含水量在8％～10％。此品适用于不溶性或微溶性药物的片剂，对易溶性药物的片剂作用较差。因淀粉的可压性较差，遇湿受热易糊化，若用量过多、湿粒干燥温度过高，将影响成品的硬度和崩解度。

（2）羧甲基淀粉钠（CMS-Na）　为白色无定形粉末，用量一般为片重的2％～6％。具良好的流动性和可压性；吸水后体积可膨胀200～300倍，是优良的崩解剂；适用于可溶性和不溶性药物。亦可作为直接压片的干燥黏合剂。

（3）低取代羟丙基纤维素（L-HPC）　为白色或类白色结晶性粉末，在水中不易溶解，有较好的吸水性，比表面和孔隙率大，吸水膨胀度达500％～700％。用量一般为2％～5％浸膏片。此品具有崩解和粘结双重作用，对崩解差的片剂可加速其崩解，对不易成形的药物可使其黏性增大，改善可压性，提高片剂的硬度和光洁度。

（4）泡腾崩解剂　为碳酸氢钠与酒石酸或枸橼酸组成的崩解剂，遇水产生二氧化碳气体而使片剂崩解。此品可用于溶液片、外用避孕片等。应注意妥善包装制成的片剂，防止吸潮。

（5）表面活性剂　为崩解辅助剂，能增加药物的润湿性，促进水分向片内渗透，而加速疏水性或不溶性药物片剂崩解。常用品种有聚山梨酯80、月桂硫酸钠等。单独使用时效果不好，常与干燥淀粉等混合使用。

此外，羟丙基淀粉、微晶纤维素、海藻酸钠等也都是良好的崩解剂。

2. 片剂崩解剂的加入方法

（1）内加法　将崩解剂与处方粉料混合在一起制成颗粒。此法崩解作用起自颗粒内部，一经崩解便成粉粒，有利药物成分溶出。但由于崩解剂在制粒过程中已接触湿和热，并且包于颗粒内，与水接触较迟缓，因此崩解作用较弱。

（2）外加法　将崩解剂与已干燥的颗粒混合后压片。此法崩解作用起自颗粒之间，崩解迅速。但因颗粒内无崩解剂，故不易崩解成粉粒，溶出稍差。同时，因增加了干颗粒的细粉量，用量大时可导致压片困难，片重差异大。为此，有时将淀粉制成空白颗粒与药物颗粒混匀后压片。

（3）内外加法　综合内加法和外加法，即将崩解剂用量的 50%～75% 与药物混合制颗粒，其余加在干颗粒中，当片剂遇水时首先崩解成颗粒，颗粒继续崩解成细粉，药物成分溶出较快。此种方法可克服以上两种方法的缺点，是较为理想的方法。

（4）特殊加入法　①泡腾崩解剂酸、碱组分一般应分别与处方药料或其他赋形剂制成干颗粒，压片时混匀。在生产和贮存过程中，要严格控制水分，避免与潮气接触。②表面活性剂的加入，一般制成醇溶液喷于干颗粒上，密闭渗吸；或制粒时溶解于黏合剂内；或与崩解剂混匀后加于干颗粒中。

（五）润滑剂

压片前，物料中应加入一定量的润滑剂，润滑剂一般应具有润滑性（系指能降低颗粒或片剂与模孔壁间的摩擦力，可使压片力分布及片剂密度分布均匀，使压成之片由模孔中推出时所需的力减少，同时减低冲模的磨损）、抗黏附性（系指能防止压片物料黏着在冲头表面或模孔壁上，使片剂表面光洁美观）、助流性（系指能减少颗粒间的摩擦力，增加颗粒流动性，使能顺利流入模孔，保证片重差异合格）。常用的有以下几种：

1. 水不溶性润滑剂

（1）硬脂酸镁　为白色细腻粉末，有良好的附着性，与颗粒混合后分布均匀而不易分离，为最常用的润滑剂，用量为 0.25%～1%。此品润滑性强，抗黏附性好，助流性差。若与其他润滑剂混合使用，效果更佳。但其为疏水性物质，用量过多会延长片剂的崩解时间或产生裂片，适用于易吸湿的颗粒，用量为干颗粒的 0.25%～1%。硬脂酸镁有弱碱性，遇碱不稳定的药物不宜使用。

此外，硬脂酸、硬脂酸锌和硬脂酸钙也可用作润滑剂，其中硬脂酸锌多用于粉末直接压片。

（2）滑石粉　为白色至灰白色结晶性粉末，不溶于水；助流性、抗黏着性良好，润滑性及附着性较差；用量一般为干颗粒重的 3%～6%。

（3）硬脂酸　此品常用浓度为 1%～5%，润滑性好，抗黏附性不好，无助流性。

（4）液体石蜡　常与滑石粉同用以增加滑石粉的润滑作用。此品润滑性很好，但抗黏附性不好，无助流性。适用于颜色较深的中药片剂。

（5）微粉硅胶（白炭黑）　用量为 0.15%～3%。为轻质白色无定形粉末，不溶于水，具强亲水性；有良好的流动性、可压性、附着性。为粉末直接压片优良的辅料。微粉硅胶亲水性较强，用量在 1% 以上时可加速片剂的崩解，且使片剂崩解得极细，故有利于药物的吸收。但因价贵，尚不能普遍使用。

2. 水溶性润滑剂

由于疏水性润滑剂对片剂的崩解及药物的溶出有一定的影响，同时为了满足制备水溶性片剂如口含片、泡腾片等的要求，需选用水溶性或亲水性的润滑剂。常用的水溶性润滑剂及其用量，见表 9-6。

实验证明硼酸、氯化钠减低摩擦力的作用不好，硼酸不宜内服；月桂醇硫酸镁有较好的润滑作用，虽不及硬脂酸镁，但较滑石粉、聚乙二醇及月桂硫酸钠等好。此品对片剂硬度的不良影响小于硬脂酸镁。

表 9-6 常用的水溶性润滑剂及其用量

润滑剂	用量/%	润滑剂	用量/%
硼酸	1	氯化钠	5
苯甲酸钠	5	醋酸钠	5
油酸钠	5	月桂醇硫酸镁	1～3
聚乙二醇 4000	1～4	月桂硫酸钠	0.5～2.5
聚乙二醇 6000	1～4	聚氧乙烯单硬脂酸酯	1～3

四、生产依据

《药品生产质量管理规范》2010 年版、《中华人民共和国药典》2010 年版、《批生产指令》、《产品工艺规程》、《设备标准操作规程》、《SOP 标准操作规程》等。

模块三 压 片

一、准备工作

1. 职业形象

穿着正确，移动准确，行动准确，工作正确。

2. 职场环境

（1）环境 D 级控制区内进行生产，D 级控制区要求门窗表面应光洁，不要求抛光表面，应易于清洁。窗户要求密封并具有保温性能，不能开启。对外应急门要求密封并具有保温性能。

（2）环境温湿度 应当保证操作人员的舒适性。

（3）环境灯光 不能低于 300 lx，灯罩应密封完好。

（4）电源 应在操作间外，确保安全生产。

二、生产过程

（一）接受生产任务

自指令下发部门接受批生产指令，并仔细阅读批生产指令。

（二）35 冲压片机压片操作过程

1. 安装机器

撤下"清场合格证"，挂上"生产运行"标志（房间、设备）。

到模具室领用模具，填写模具发放记录（领用品种、规格、数量和领用人）。

模具安装前须将模具（见图 9-1）全部用 95％乙醇依次清洗干净，然后用纱布擦干。清洗时注意检查上下冲的冲尾，冲头和中模孔处是否完好，有无磨损，若有应及时更换。

（1）中模的安装 在 35 冲压片机（见图 9-2）转台模孔内装入中模，然后通过插入上冲孔的中模打棒，轻轻打入至转台模孔底部，再用 6 号内六角扳手拧紧顶丝，安装后应保证上冲进入中模孔灵活自如。

（2）上冲的安装 翻起上轨道嵌舌，将上冲插入上冲孔，使其与上轨道接触即可，转动手轮安装下一个冲，直至全部安装完毕，当安装最后一个上冲时，应把嵌舌一起盖上。

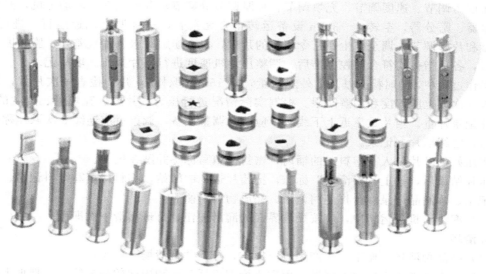

图 9-1　模具（上下冲、模圈）

（3）下冲的安装　打开围罩，拆下下轨道垫片，把下冲装入下冲孔，保证下冲进入中模孔上下灵活；转动手轮安装下一个冲，直至全部安装完毕，应及时把垫片装上，拧紧螺钉。

（4）安装刮料器　调整支撑螺钉的高低，使刮料器底面与转台工作平面的间隙为 0.05～0.10mm（可用塞尺测量，相当于一张打印纸的厚度）；挡片板与转台工作平面应有间隙，以不磨转台、不磕片为准；刮粉板紧贴住转台工作面，以保证充填准确。

（5）转动充填和片厚调节手轮，使充填量调到较小位置，片厚调到较大位置，转速调到较低位置。转动手轮盘车，使转台旋转 1～2 周，观察入模及运动情况，应灵活无干涉现象。

（6）安装加料斗，筛片机及吸尘器。

2. QA 开工检查

（1）检查上次清场情况，设备清洁度和运转情况；检查领取的盛装容器是否清洁，容器外应无原有的任何标记；检查计量器具（磅秤和天平）的计量范围应与称量相符，计量器具上有设备合格证及周检合格证，并在规定的有效期内；检查按照批生产指令领取的物料是否与指令相符。

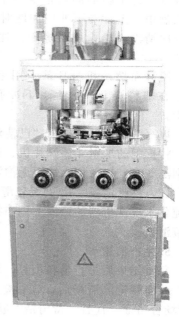

图 9-2　35 冲压片机

（2）QA 同意开工后，摘掉"清场合格证"，附入批记录，挂上"生产运行证"。

3. 开始生产

（1）压片　开机前检查模具型号，应符合片重要求。上料前复核品名、批号。各润滑点的润滑油脂是否充足。检查原料湿度、颗粒度情况（16～20 目筛网筛出的粉粒）。检查加料器底面与冲盘的间距（应为 0.05mm），检查刮粉器与冲盘的间距不得漏药。确认出料器与加料器安装齐全、贴合良好。

将压力调节、速度调节、充填调节、片厚调节等调节装置调至零，启动主机，开机并启动吸尘器、筛分器，空转 2～3min 设备运转正常无杂音，速度调至低速运行，进行压力、充填量和片厚调节，调至与生产指令相符的片重，检查崩解时限、片重差异、脆碎度、外观等项目，各项指标均符合内控标准后，调整压片机速度进行压片操作。填写记录。

操作过程中，随时检查基片的外观质量，每 15min 取样 10 片，检查一次片重，每班必须检查 3 次以上脆碎度和崩解时限。根据实际情况进行压力、片厚、充填量、速度的调节。检测并记录片重。当片重靠近上下线时，应及时调整设备，调整后应连续 3 次取样称重，均合格后，继续压片并记录。

将压好的基片装入有塑料袋的桶内，密封。填写标签并贴在桶上。

压片结束后，挂上"待清洁"标志，把药片运到中转站，称料，填写结料记录、素片进出站记录、再制品记录、台秤使用记录、完成物料平衡等。

(2) 润滑 机器运转中，应按操作界面的润滑按钮，每班润滑一次即可。

4. 清场

(1) 换品种清场 撤下"生产运行"标志，挂上"待清场"标志。

用饮用水擦洗干净屋顶和墙壁，用空压枪把机器表面和内部的粉末吹净，把地上的粉末扫走后擦地。

从上至下清洁机器。首先切断电源，再拆下加料斗、筛片机、吸尘器、刮料器等辅助装置。拆下防油圈后依次拆上冲、下冲、中模，把拆下的上冲、下冲、中模放在冲具清洗盘中（上冲与下冲应冲尾对冲尾放置，防止磕伤），在专用的冲具清洗盆中用 95％乙醇依次清洗干净，用布擦干。注意：防油圈不能用乙醇清洗，易老化，只能用洗洁精液清洗。

用湿布擦洗机身顶部。用毛刷蘸 95％乙醇刷洗上、下冲孔和转台模孔，然后把纱布包在塑料棒上，把上、下冲孔及转台模孔擦净。再用纯化水擦洗机身的四周，用布擦干。

填写清场记录，挂上"已清洁"标志。

将拆下的加料斗、筛片机、吸尘器、刮料器等辅助装置推至清洗间进行清洗，用洗洁精液刷洗 3 遍，用饮用水冲至无泡沫，再用纯化水冲洗 1 遍置清洁架上晾干。

(2) 换批清场 用 95％乙醇清洗上冲、下冲、冲孔、刮料器及转台表面至无药粉残留，用纯化水擦洗机器的四周，用布擦干。注意：防油圈不能用乙醇清洗，易老化，只能用洗洁精液清洗。

5. 生产结束

每批结束后进行物料衡算，填写《交接班记录》（见表 9-7），并在指定位置挂上"待清洁"状态标记。清场后，QA 检查员对操作间、设备、容器等进行检查，检查合格后发放"清场合格证"代替"待清洁"状态标记。整个生产过程中及时认真填写《批生产记录》（见表 9-8），同时应依据不同情况选择标示"设备状态卡"。

表 9-7 交接班记录

接班人		接班时间		年　月　日　时
本班工作状况				
备注				
交班人		交班时间		年　月　日　时

表 9-8 压片工序批生产记录

品名：　　　　规格：　　　　批号：　　　　批量：

1. 压片工序开工检查（QA 检查员填写）　　　年　　月　　日

上批清场合格证	上批文件标志	上批物料	环境清洁	设备正常	计量器具合格	工具容器清洁	本批物料正确	是否批准开工	QA 检查员签字
有○	有○	有○	是○	是○	是○	是○	是○	是○	
无○	无○	无○	否○	否○	否○	否○	否○	否○	

2. 压片记录　压差：合格○　不合格○　　　年　　月　　日

领用颗粒重量/kg		领用人		应压片重/mg		班次	
操作间		冲模规格		片重差异/%		压片工	
每格时间	15min	每格重量/mg		10 片重量范围/mg		左轨红色	右轨蓝色 复核人：
上限/mg							
中限/mg							
下限/mg							

3. 结料记录　　　年　　月　　日

桶号				
皮重/kg				
毛重/kg				
净重/kg				
操作人				
总桶数		总重量/kg		合片数/万片		备注
退残量/kg		废品量/kg		成品率/%		

4. 压片清场记录　　　年　　月　　日

项目	清走物料文件	工具容器	设备	四壁顶棚、地面、门	配电箱灯罩	操作台工具柜	送风口回风口	签字
操作人								
班组长								
QA 检查员								

5. 素片放行记录（QA 检查员填写）　　　年　　月　　日

外观	合格○　不合格○		脆碎度	合格○ 不合格○	是否放行
崩解时限/min		合格○　不合格○	溶出度	合格○ 不合格○	是○ 否○
含量均匀度	合格○　不合格○				QA 检查员
含量	为标示量的　　%	合格○　不合格○			

（三）35 冲压片机操作要点和质量控制要点

1. 压片调试时，片厚应由大到小，充填量应由小到大，转速应由小到大，逐步调整。压制直径大、压力大的片剂，转台速度应慢一些；反之，可快一些。

2. 随时加料，压片机加料斗内颗粒应不少于体积的 1/3，压出的基片立即过筛，严禁基片及颗粒落地。

3. 压片过程中及时调整片重在规定范围内浮动，若发现特殊情况，如异常响动，振动，转台表面、片剂表面发黑等均应停车检查，调整至无问题后方可重新压片。

4. 压片过程中应注意监测基片的硬度、外观和脆碎度。

5. 加料器底面应与转台平面高低精确，如偏高则产生漏粉。

6. 每班压片人员在下班之前都要把本班所用完的物料桶送至清洗室清洗干净。

7. 每班压片人员在机器运行过程中，必须且最少润滑一次机器。

8. 两人同在操作室内，开、停车要相互打招呼。压片机装拆冲头不得开车进行，必须用手盘车。压片机运转时，转动部位不得将手及其他工具伸入，以免发生设备人身事故。机器上应无工具、无用具。

9. 新购进的模具使用前必须用游标卡尺进行检查，允许误差为0.10mm。

10. 模具应由模具管理员定期校正尺寸，操作人员安装前须经模具管理员确认无误方可安装。

11. 刮料器调整必须先卸下加料斗，后调试。

(四) 35冲压片机故障及原因分析

1. 上轨道磨损

(1) 缺油。

(2) 油质不好。

(3) 粉尘太多，黏冲。

2. 重差异增加

(1) 刮料器磨损。

(2) 冲具长度不一。

(3) 刮料器中有异物或较大颗粒。

三、可变范围

(一) 高速压片机操作过程

1. 撤下"清场合格证"，挂上"生产运行"标志（房间、设备）。

2. 模具的领用及安装

到模具室领用模具，填写模具发放记录（领用品种、规格、数量和领用人）。

3. 模具的安装

安装前须将模具全部用95%乙醇依次清洗干净，然后用纱布擦干。清洗时注意检查上下冲的冲尾，冲头和中模孔处是否完好，有无磨损，若有应及时更换。

(1) 中模的安装　在转台模孔内装入中模，然后通过插入上冲孔的中模打棒，轻轻打入至模孔底部，再用10号内六角扳手拧紧顶丝，安装后应保证上冲进入中模孔灵活自如。

(2) 上冲的安装　在上冲杆上擦一层薄薄的机油润滑，从上轨道的缺口处把上冲插入上冲孔（要有自由落体的感觉）与上轨道接触即可，转动手轮安装下一个冲，直至全部安装完毕，最后装上防止上冲进粉的不锈钢罩。

(3) 下冲的安装　打开围罩，拆下下冲挡块，在下冲杆上擦一层薄薄的机油润滑，把下冲装入下冲孔，转动手轮安装下一个冲，直至全部安装完毕，应及时把下冲挡块装上，拧紧螺钉。

(4) 安装强迫式刮料器和出片挡板　检查强迫式刮料器铜底的螺钉是否都拧紧，调整3个支撑螺钉，使刮料器的底面与大盘的间隙小于0.05mm，最好为0.03～0.05mm，将刮料器放在大盘上，将下锁刮料器的两个螺钉锁紧，将出片挡板装上，用6号内六角扳手拧紧。

(5) 转动充填和片厚调节手轮，使充填量调到较小位置，片厚调到较大位置，转速调到较低位置。转动手轮盘车，使转台旋转1～2周，观察入模及运动情况，应灵活无干涩现象。

此操作的目的：保护冲模。

（6）安装加料斗　将料斗从压片机顶端放入，注意料斗的下料口应与刮料器的进料口接触紧密，应无缝隙，防止漏料。

（7）安装筛片机和吸尘器　将筛片机和吸尘器组装好，与压片机相连，应无缝隙。转动手轮盘车，使转台旋转1～2周，观察是否正常。

4. 压片

复核品名、批号，将物料加入加料斗中后开机。开机后应调整压力，调整速度，刮料器内颗粒应充分，精确调整充填量及片厚至成品要求，使压出的片符合片重和硬度要求，填写记录。将压好的基片装入有塑料袋的桶内，密封。填写标签并贴在桶上。

5. 润滑

机器运转中，应按操作界面的润滑按钮，每班润滑一次即可。

6. 压片结束后，要挂上"待清洁"标志，把药片运到中转站，称料，填写结料记录、素片进出站记录、再制品记录、台秤使用记录、完成物料平衡等。

7. 清场

（1）换品种清场　撤下"生产运行"标志，挂上"待清场"标志，用空压枪把机器表面和内部的残留物料吹净后，开始清洁机器周围环境，首先用饮用水擦洗干净屋顶和墙壁，先清扫地面残余物料，然后擦地。

接着从上至下清洁机器，先切断电源，再拆下加料斗、刮料器、出片挡板、出片装置和防止上冲进粉的不锈钢罩，拆下刮料器铜底螺钉，拆下零部件、筛片机、吸尘器等辅助装置。然后拆上冲、下冲、中模和防油圈，把拆下的上冲、下冲和中模放在冲具清洗盘中，上冲与下冲应冲尾对冲尾放置，在专用的冲具清洗盆中用75％乙醇依次清洗干净，用布擦干。注意防油圈不能用乙醇清洗，易老化，只能用洗洁精液清洗。

接着用湿布擦洗机身顶部，再用毛刷蘸75％乙醇刷洗上冲孔、下冲孔和中模孔，把纱布包在塑料棒上，把上冲孔、下冲孔及中模孔擦净。然后用纯化水擦洗机身的四周，用布擦干。

填写清场记录，挂上"已清洁"标志。

将拆下的加料斗、刮料器、出片挡板、出片装置和防止上冲进粉的不锈钢罩，拆下的刮料器铜底螺钉，拆下的零部件、筛片机、吸尘器等辅助装置，推至清洗间进行清洗，用洗洁精液刷洗3遍，用饮用水冲至无泡沫，再用纯化水冲洗1遍，置清洁架上晾干。

（2）换批清场　用95％乙醇清洗上冲、下冲、防油圈、冲孔、刮料器及转台表面至无药粉残留，用纯化水擦洗机器的四周，用布擦干。注意防油圈不能用乙醇清洗，易老化，只能用洗洁精液清洗。

8. 生产结束

每批结束后进行物料衡算，填写《交接班记录》，在指定位置挂上"待清洁"状态标记。清场后，QA检查员对操作间、设备、容器等进行检查，检查合格后发放"清场合格证"代替"待清洁"状态标记。整个生产过程中及时认真填写《批生产记录》，同时应依据不同情况选择标示"设备状态卡"。

（二）高速压片机操作要点和质量控制要点

1. 压片调试时，片厚应由大到小，充填量应由小到大，转速应由小到大，逐步调整。压制直径大，压力大的片剂，转台速度应慢一些；反之，可快一些。

2. 压片过程中及时调整片重在规定范围内浮动，及时加料，使加料斗内颗粒应不少于体积的1/3，随时检查片剂的外观质量，每15min取样10片，检测并记录片重。当片重靠近上下线时，应及时调整设备，调整后应连续三次取样称重，均合格后，继续压片并记录。压出的片剂应立即过筛，严禁片剂及颗粒落地。若发现特殊情况，如异常响动，振动，转台表面、片剂表面发黑等均应停车检查，调整至无问题存在方可重新压片。

3. 加料器装置应与转台平面高低准确，如偏高则产生漏粉，偏低则有铜屑磨落影响片剂质量。

4. 每班压片人员在下班之前都要把本班所用完的物料桶送至清洗室清洗干净。

5. 每班压片人员在机器运行过程中，必须且最少润滑一次机器。

6. 两人同在操作室内，开、停车要相互打招呼。压片机装拆冲头不得开车进行，必须用手盘车。压片机运转时，转动部位不得将手及其他工具伸入，以免发生设备人身事故。机器上应无工具、无用具。

7. 新购进的模具使用前必须用游标卡尺进行检查，允许误差为0.10mm。

8. 模具应由模具管理员定期校正尺寸，操作人员安装前须经模具管理员确认无误方可安装。

9. 支撑平台的调整必须先卸下加料斗和刮料器，后调试（最好由保全人员协助）。

(三) 高速压片机故障及原因分析

1. 强迫刮料器右侧漏粉

(1) 强迫刮料器底部磨损严重。

(2) 刮料器与转盘台面的间隙过大。

(3) 颗粒中细粉含量过高。

(4) 刮粉刀已磨损，没压实。

2. 造成机器振动

(1) 防振垫未垫实。

(2) 颗粒可压性差，压片压力过大。

3. 机器有共振

四、基础知识

片剂的制备方法常用的有制颗粒压片和粉末直接压片。制颗粒压片又分为湿法制颗粒压片和干法制颗粒压片。

(1) 湿法制颗粒压片法　是将药物和辅料粉末混合均匀后，加入液体黏合剂或湿润剂制备颗粒，将颗粒干燥后压片的方法。

此法压片具有外形美观、流动性好、耐磨性强、压缩成型性好等优点，是医药工业中应用最为广泛的方法，主要适用于遇湿热稳定的药物。但对于热敏性、湿敏性、极易溶性等物料可采用其他方法制粒。

(2) 干法制颗粒压片法　是将药物和辅料粉末混合均匀，不用液体湿润剂或黏合剂制备颗粒进行压片的方法。

干法制粒的优点是物料未经湿、热处理，可缩短工时，且能提高对湿、热敏感药物产品的质量；不用或仅用少量干燥黏合剂，辅料用量较湿法制颗粒大大减少，节省辅料和成本。

(3) 粉末直接压片法　是不经过制粒过程，直接将粉末状药物与适宜辅料混合均匀，直接进行压片的方法。

此法无需制颗粒，不仅缩短了工艺过程，简化了设备，降低了生产成本，而且无湿热过程，提高了药物的稳定性，更利于药物的溶出，提高疗效。但此法粉末流动性差，易导致片重差异大或造成裂片等不足。

五、生产依据

《药品生产质量管理规范》2010年版、《中华人民共和国药典》2010年版、《批生产指令》、《产品工艺规程》、《设备标准操作规程》、《SOP标准操作规程》等。

模块四 包 衣

一、准备工作

1. 职业形象

穿着正确，移动准确，行动准确，工作正确。

2. 职场环境

（1）环境 D级控制区内进行生产，D级控制区要求门窗表面应光洁，不要求抛光表面，应易于清洁。窗户要求密封并具有保温性能，不能开启。对外应急门要求密封并具有保温性能。

（2）环境温湿度 应当保证操作人员的舒适性。

（3）环境灯光 不能低于300 lx，灯罩应密封完好。

（4）电源 应在操作间外，确保安全生产。

二、生产过程

（一）下达生产任务

自指令下发部门接受批生产指令，并仔细阅读批生产指令及交接班记录，对本班生产任务做到心中有数。

（二）包糖衣操作过程

1. QA开工检查

检查上次清场情况，设备清洁度和运转情况；检查领取的盛装容器是否清洁，容器外应无原有的任何标记；检查计量器具（磅秤和天平）的计量范围应与称量相符，计量器具上有设备合格证及周检合格证，并在规定的有效期内。填写记录（见表9-9），QA同意开工后，摘掉"清场合格证"，附入批记录，挂上"生产运行证"。

表 9-9 包糖衣工序开工检查（QA检查员填写） 年 月 日

产品名称			规格		批号		生产日期		
工序名称			生产场所				批量		
班次			操作人				负责人		
上批清场合格证	上批文件标志	上批物料	环境清洁	设备正常	计量器具合格	工具容器清洁	本批物料正确	是否批准开工	QA检查员签字
有○ 无○	有○ 无○	有○ 无○	是○ 否○	是○ 否○	是○ 否○	是○ 否○	是○ 否○	是○ 否○	

2. 生产准备

操作人员依据日计划生产量，到中转站领取物料。注意在领取物料前应首先确认素片是否为"放行"状态标识，同时索取本批次物料的中间品检验合格证，无检验合格证的物料应拒绝领取。

3. 化糖

在夹层罐中加入糖和水，制糖浆，每100kg糖用水45kg。打开蒸汽阀门加热并不断搅拌至沸腾，趁热用纱布过滤到不锈钢桶内，填写并挂上标签。

4. 化胶

在化胶锅内按每1kg桃胶加水1.5kg的比例加入桃胶和水，在电磁炉上加热并不断搅拌。至桃胶融化，用纱布过滤到另一锅内，填写并挂上标签。

5. 包衣

基片质量不好，出现破片可使糖衣片杂点增多，遇到此类情况应挑出破片后再进行包衣。

（1）包隔离层　每罐投基片50～60kg，一般包4～5层，根据工艺要求，用桃胶浆（桃胶：水＝1：1.5）、密度1.313的糖浆（约需糖2kg）和滑石粉2.5～3kg包隔离层。每层约用1h。

开动糖衣机，称取50～60kg基片放入糖衣机，加入桃胶浆和糖浆适量，待均匀湿润后，均匀撒入滑石粉，关掉冷热风，待滑石粉完全均匀地吸附在基片上时再开冷热风，如此反复操作。要求层层干燥。包第一层隔离层后应出罐过筛。操作过程中如发现基片松片应缩短包隔离层时间。填写记录。

（2）包粉衣层　加入适量糖浆使药片均匀湿润，撒入滑石粉，转动至干燥。如此反复操作。要求层层干燥。一般包14～16层，视基片质量可多包或少包几层，温度掌握在50℃左右。每层约用40min，用糖浆800～1000ml，滑石粉用量逐层减少，约需2kg。填写记录。

（3）包糖衣层　在包粉衣层后，此时应先烤两层糖，每次加入糖浆800～1000ml，烤糖每层时间约50min，第一层比第二层时间稍长，烤糖后上糖层，关掉电炉后开热风，第一层用800ml，以后用量逐层减少，每层用15～20min，包糖衣4～5层时关掉热风，再上7～8层，包完糖衣后片面应光滑平整。要求层层干燥。用糖浆量约5000ml。一般包13～15层。

（4）包色衣层　分别配制不同颜色的有色糖浆，有色糖浆应随用随配。将工艺规定量色素，置于不锈钢盆中，兑入30～40ml水溶解，溶解后加糖浆1000～1200ml放在电磁炉上加热至沸腾后用纱布过滤，备用。

包色衣过程应由浅色至深色操作，每层时间8～10min，14～16层，一般3h左右。包色衣出现花斑应用糖浆包几层后重新包色衣。

（5）打光　打光辅料用蜡粉和硅油。以少量多次的原则分次加入蜡粉至旋转的糖衣机中，待药片光亮、滑利时加入硅油定型，时间30min左右。打光后，用不锈钢簸箕将药片放到三角车上的不锈钢药盘内，填写标签。将糖衣片放在指定的房间内打开红外线灯。晾12～16h。填写记录。

（6）选粒　将晾好的糖衣片，倒入挑片盘中，挑片。将合格品放入内有洁净布袋的桶内，填写并挂上标签。填写记录。将产品运往中转站，与中转站负责人进行复核交接，双方在中转站进出站台账上签字。

6. 填写《交接班记录》，《批生产记录》（见表9-10至表9-14），并依据不同情况选择标示"设备状态卡"。

表 9-10 包糖衣工序生产记录

产品的名称：　　　　　规格：　　　　　批号：

压差：合格○　不合格○　　　　　年　　　　月　　　　日

领用素片重量/kg		万片数			片心平均片重/g					温湿度				℃；　%	
包衣材料										预计包衣增重/%					
领料量/kg										领料人					
胶浆配制		阿拉伯胶：纯化水 = ：　（质量比）				色糖浆配制			：糖浆= ：　（质量比）					配制人	
糖浆配制		蔗糖：纯化水 = ：　（质量比）				胶糖浆配制			胶浆：糖浆= ：　（质量比）						
次数	1	2	3	4	5	6	7	8	9	10	11	12	13	14	15	16
时间																
包衣阶段																
浆液名称																
浆液用量/kg																
次数	17	18	19	20	21	22	23	24	25	26	27	28	29	30	31	32
时间																
包衣阶段																
浆液名称																
浆液用量/kg																
次数	33	34	35	36	37	38	39	40	41	42	43	44	45	46	47	48
时间																
包衣阶段																
浆液名称																
浆液用量/kg																

包衣片最终片重/g			增重/%			包衣操作人	
注意		层层干燥		备注			

表 9-11 晾片记录

产品的名称：　　　　　规格：　　　　　批号：　　　　年　　　　月　　　　日

晾片室温度/℃		入室时间		收片时间		合计晾片时间/h	
相对湿度/%		干燥后平均片重/g		收片人			

表 9-12 结料记录

产品的名称：　　　　　规格：　　　　　批号：　　　　年　　　　月　　　　日

桶号								
皮重/kg								
毛重/kg								
净重/kg								
操作人								
总桶数		总重量/kg		合片数/万片		备注：		
退残量/kg		废品量/kg		成品率/%				

表 9-13　包糖衣室、晾片室清场记录

产品的名称：　　　　　规格：　　　　　批号：　　　　年　　月　　日

项目	清走物料文件	工具容器晾架	设备	四壁顶棚、地面、门	配电箱灯罩	操作台工具柜	送风口回风口	地漏阀门	签字
操作人									
班组长									
QA 检查员									

表 9-14　糖衣片放行记录（QA 检查员填写）

产品的名称：　　　　　规格：　　　　　批号：　　　　年　　月　　日

外观	合格○ 不合格○	崩解时限/min		合格○ 不合格○	是否放行	是○ 否○
溶出度	合格○ 不合格○	含量	为标示量的　　%	合格○ 不合格○	QA 检查员	

7. 生产结束

在指定位置挂上"待清洁"状态标记。

8. 清场

停机切断电源后，用专用工具清除残留在罐内壁上的物料。清除散落在机器外表面的物料。向罐内加入容积适量的饮用水（90℃左右），用专用工具清洗罐内壁上的残药，然后将罐内水舀出。重复加水和将水舀出的操作，至排出水中无污物。用饮用水清洗热风管道、鼓风过滤装置，至无可见残留物为止（停机检修时进行）。然后用干燥的清洁布擦拭至无水迹。用清洁布蘸消毒剂擦拭罐内壁并晾干。清场后，首先由班组长对操作间、设备、容器等进行检查，检查认可后通知 QA 检查员检查，合格后发放"清场合格证"代替"待清洁"状态标记。

（三）操作要点和质量控制要点

1. 包隔离层时要层层干燥。包第一层隔离层后应出罐过筛。操作过程中如发现基片松片应缩短包隔离层时间。

2. 包粉衣层时滑石粉用量应逐层减少。

3. 包色衣过程颜色应由浅色至深色。

三、可变范围

（一）薄膜包衣操作过程

1. 薄膜包衣液的配制

将计算好的水或乙醇加至专用搅拌器中，启动搅拌器，使液面形成旋涡带动整个容器的液体，并应防止因转速太快而卷入过多的空气。用最快的速度将薄膜衣粉末加至溶剂旋涡中，同时避免使其漂浮在液面上，随着薄膜衣粉末的加入，溶液黏度也随着增大，可增加搅拌速度以保持适当旋涡。通常加料应在 5min 内完成。加料完毕后，降低转速，使溶液维持稳定的转动状态，至工艺规定时间后配制完成。随时填写生产记录。

2. 包衣过程

（1）配制白色衣浆，先包白色衣，清洁搅拌器后，配制有色衣浆，再包有色衣。

（2）将基片放入薄膜包衣机中，将基片预热至 40～45℃，调整好包衣锅转速、雾化压力、流量及进出风温度，即可进行喷雾。

（3）包衣操作完成后，即可将片剂从锅内转移到内装塑料袋的塑料桶中，填写并挂上标签。填写生产记录。

3. 清场

按《薄膜包衣作业场所的清场》项下规定清场，填写清场记录。

（二）操作要点和质量控制要点

1. 包衣过程中包衣液可能会产生沉淀，应维持适当的搅拌。

2. 喷雾过程中，注意喷嘴不能堵塞，随时清枪，不能有滴液现象。

3. 包衣过程中片床温度应维持在 45～60℃，气压 0.2～0.8MPa，设定温度 75℃±10℃。

四、基础知识

（一）包衣

为进一步保证片剂质量和便于服用，有些基片还需要在它的表面上包一层物质，使片中的药物与外界隔离，这一层物质称为"衣"或"衣料"，待包衣的基片称为"片心"，包衣后的片剂称为包衣片。

1. 包衣的目的

（1）增加药物的稳定性。

（2）掩盖药物的不良气味。

（3）控制药物的释放部位和释放速度。

（4）改善片剂的外观、便于识别。

2. 包衣的种类

目前主要分为糖衣、薄膜衣、肠溶衣三大类，有些多层片也起到包衣作用，但在我国还不多。不仅片剂包衣，丸剂也可包衣。

3. 包衣片剂的质量要求

（1）片心要求　除符合一般片剂质量要求外，片心在形状上应具有适宜的弧度。片心的硬度要较大、脆性较小，以免因多次滚转碰撞、摩擦而造成破碎。

（2）衣层要求　均匀牢固，与片心不起作用，崩解度应符合治疗要求，在较长的贮藏时间内保持光亮美观，颜色一致，并不得有裂纹等。

（二）片剂包衣的方法与设备

包衣的方法有以下几种：①滚转包衣法；②悬浮包衣法；③干压包衣法。

1. 滚转包衣法

滚转包衣法又称锅包衣法，是目前最常用的包衣方法之一。片剂的滚转包衣在包衣机内进行（图 9-3）。包衣机包括包衣锅、动力部分、加热部分、鼓风设备等四部分。

包衣锅由紫铜或不锈钢等化学活性较低、传热较快的金属制成。常见包衣锅的式样有两种：荸荠形及球形。片剂包衣一般多用荸荠形。荸荠形锅底浅、口大，片剂在锅中滚动快，相互摩擦的机会比较多，散热快，因而水分蒸发也快，手搅拌操作方便，常用于片剂包衣及包衣后的加

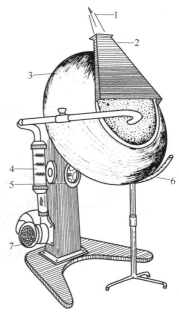

图 9-3　包衣机

1—接排风；2—吸粉罩；3—包衣锅；
4—电热丝；5—衣锅角度调节器；
6—煤气管加热器；7—鼓风机

蜡打光。各种包衣锅大小不一，我国常用的荸荠形锅直径约为 1000mm，深度约为 550mm。包衣锅的转轴均为倾斜的，一般与水平成 30°～45° 角。这样的角度范围在转动时能使锅内片剂得到最大幅度的上下前后翻动。一般说，锅体直径大时角度宜小，反之，角度则宜大一些。

包衣锅的转速直接影响片剂的运动效率。根据锅的直径及包衣片本身的大小、重量及片剂的硬度等情况来调节适宜的转速。一般锅的转速控制在 20～40r/min 为宜。

包衣锅的附属设备有加热装置、吹风装置及除尘装置。加热的方式有两种：一种是电热器或煤气加热装置，由外部通过锅壁向锅内加热。另一种是直接对锅内吹入热风，加热于上衣片剂。此法锅内受热均匀，但热量达不到包衣要求。在实际操作中，大都采用两种加热方法相结合，以取得较好的包衣效果。在吹风过程中，吹入热风兼有加快空气流动、提高温度的作用从而使水分迅速蒸发，吹入冷风还有冷却作用。因此，可借吹风以调节锅内温度。此外，吹风尚可吹去包衣片表面多余的细粉，使其表面光滑，平整。吹风装置都是用鼓风机，连接内设加热（蒸汽管道或电热丝）管道。冷风、热风可任意调节。在包衣锅的上方应装一除尘罩，与室内排风机共同组成除尘系统，用于包衣时排除粉尘及湿热空气，保持操作室内的清洁与干燥。为了减少操作室内的粉尘飞扬，应将包衣锅安装在隔离室内或"墙壁"之内，锅口对着活动玻璃门，便于操作。

近年来锅包衣设备有很多改进，例如 Freund 式，在包衣锅内部装有特殊挡板，增加片剂在锅内的翻动（见图 9-4）。也有在锅壁上开有数千个直径数毫米的小孔，使热量充分利用，缩短包衣时间，其干燥速度可比传统的锅包衣法约快 10 倍。另有埋管式包衣装置（见图 9-5），是在普通包衣锅内采用埋管装置，气流式喷头装在埋管内，插入包衣锅中翻动的片床内，压缩空气与包衣液通过喷头直接喷在片剂上，同时干热空气从埋管吹出穿透整个片床，干燥速度快。

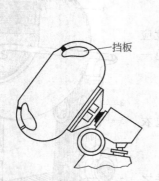

图 9-4　改进的包衣锅 Freund

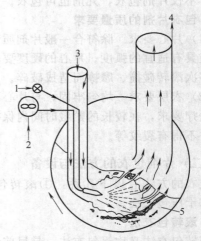

图 9-5　Strunck 埋管式糖衣锅
1—压缩空气进口；2—液体进口；3—热空气
进气管；4—排气管；5—片床

全自动包衣机，则由电脑程序控制包衣全过程。常用的设备是 BG-系列高效包衣机，（见图 9-6），适用于包制糖衣片、薄膜衣片、肠溶衣片等，整机设计符合 "GMP" 要求，是目前较理想的包衣设备。

它由主机、电脑可编程控制系统、喷雾系统、热风柜、搅拌配料系统、进出料装置等部分组成。主机由封闭式工作室、筛孔式包衣滚筒、搅拌器、清洗盘、驱动机构、热风阀门机构等组成；电脑可编程控制系统，采用触摸屏-PLC控制技术，设计合理，程序灵活多变，通过主机的操作面板，可控制整个设备的各个系统，对各包衣工艺参数进行调节与设定，包括温度调节、滚筒压力调节、进行温度、主机转速等工艺参数。系统在微机的控制下协调工作，完成包衣过程；喷雾系统包括蠕动泵和喷枪。包衣锅由筛孔板制成，被包衣的片心在包衣机的滚筒内做连续反复的翻滚运动，在运动过程中，由电脑可编程控制系统控制，按工艺顺序和已选定的工艺参数将介质经蠕动泵及喷枪（或糖衣滴管）自动地以雾状喷洒，或滴流在片心表面，同时由热风柜提供经10万级净化的洁净热空气穿过片心，从滚筒底部由排风机抽走，并经除尘后排放，从而使片心快速形成坚固、光滑的表面薄膜（见图9-7）。

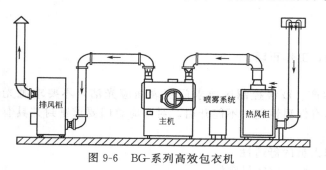

图 9-6　BG-系列高效包衣机

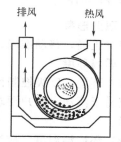

图 9-7　包衣机工作原理示意

2. 悬浮包衣法

又称流化包衣法，系借急速上升的空气气流使片剂悬浮空中，上下翻动，同时将包衣液喷于片剂上迅速干燥而成衣膜的方法（见图9-8）。其包衣装置的原理与沸腾制粒基本相同。

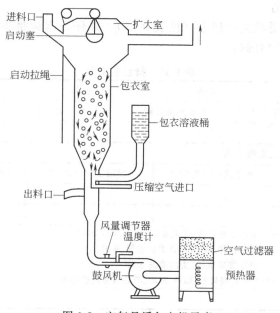

图 9-8　空气悬浮包衣机示意

3. 干压包衣法

系指将包衣材料制成干颗粒，利用特殊的干压包衣机，把包衣材料的干颗粒压在片心的外面，形成一层干燥衣。包衣的材料和厚度可按需要选用调整。

五、生产依据

《药品生产质量管理规范》2010年版、《中华人民共和国药典》2010年版、《批生产指令》、《产品工艺规程》、《设备标准操作规程》、《SOP标准操作规程》等。

模块五　片剂的内包装

一、准备工作

1. 职业形象
穿着正确，移动准确，行动准确，工作正确。

2. 职场环境
（1）环境　D级控制区内进行生产，D级控制区要求门窗表面应光洁，不要求抛光表面，应易于清洁。窗户要求密封并具有保温性能，不能开启。对外应急门要求密封并具有保温性能。

（2）环境温湿度　应当保证操作人员的舒适性。

（3）环境灯光　不能低于300 lx，灯罩应密封完好。

（4）电源　应在操作间外，确保安全生产。

二、生产过程

（一）下达生产任务
自指令下发部门接受批生产指令（见表9-15），并仔细阅读批生产指令及交接班记录，对本班生产任务做到心中有数。

表9-15　批包装指令

品名		规格		批号			批量		万片
包装开始日期	年　月　日	包装结束日期		年　月　日		生产车间名称			
包装规格									

包装配套(参见产品工艺规程文件)

包装材料名称	批号或编号	每箱用量(个/支/张)	本批用量(个/支/张)	生产厂家	检验报告单号

执 行 文 件	生产文件——生产管理规程、工艺规程、生产岗位SOP 设备文件——设备操作SOP、设备维护检修SOP 卫生文件——卫生管理规程、清洁清洗SOP 质量文件——QA管理规程、取样SOP、产品质量内控标准
备　注	

（二）铝塑包装操作过程

1. 准备生产
（1）QA开工检查　检查上次清场情况，设备清洁度和运转情况；检查领取的盛装容器是否清洁，容器外应无原有的任何标记；检查计量器具（磅秤和天平）的计量范围应与称量量相符，计量器具上有设备合格证及周检合格证，并在规定的有效期内。填写记录（见表9-16），QA同意开工后，摘掉"清场合格证"，附入批记录，挂上"生产运行证"。

表 9-16　铝塑包装工序开工检查（QA检查员填写）

产品的名称：　　　规格：　　　批号：　　　　　　年　　　月　　　日

上批清场合格证	上批文件标志	上批物料	环境清洁	设备正常	计量器具合格	工具容器清洁	本批物料正确	是否批准开工	QA检查员签字
有○	有○	有○	是○	是○	是○	是○	是○	是○	
无○	无○	无○	否○	否○	否○	否○	否○	否○	

（2）设备安装　操作人员安装相应模具。

操作人员查看批包装指令及生产交接班记录，对本班生产任务做到心中有数。

2. 开始包装

（1）领料　操作人员依据包装指令及日计划生产量，到车间物料间领取相应的PVC和铝箔，到中间站领取物料。

（2）开动机器　开机前检查模具型号，应符合包装要求。打开压缩空气阀门、水和总启电源开关。按启动按钮、加热按钮，检查机器各部分是否正常，并保养设备。观察温度控制仪，各加热部位温度是否达到所设定的温度值。将PVC和铝箔安装至固定工位，按运行启动钮，热封合，振动、搅拌电源，机器开始运行工作，检查PVC与铝箔运行是否正常。上料前应复核品名、批号。填写记录（见表9-17）。

表 9-17　铝塑包装生产记录

产品名称：　　　规格：　　　批号：　　　　　　年　　　月　　　日

本批领料重量		kg		万片/粒		领料人		复核人	
包装材料名称	PVC		PTP		吹泡温度/℃		热合温度/℃	批号安装人	批号复核人
数量/kg									
日期班次			本班产量/kg				合板		操作人	
箱号									
皮重/kg									
毛重/kg									
净重/kg									

（3）加料　当机器运行空运转正常时，用物料铲把药片送至料斗。调整振动调频钮，使药片入泡率达到最佳状态。将包装后的产品装入规定的容器内，准确称取重量，认真填写周转卡片，并挂于物料容器上。将产品运往中间站，与中转站负责人进行复核交接，双方在中转站进出站台账上签字。

（4）关机　铝塑包装完毕，按总停开关，关闭振动电源、加热、热封离合，打开加热板，关闭压缩空气阀门、水和总电源。将剩余的残料装在塑料袋内称重，贴好标签封口后，交中转站管理人员，存放在残料区。操作人员对剩余的内包装材料进行称重，贴退料封口签，交材料员依据《物料结料、退料工作程序》办理退料手续。

3. 生产结束

（1）填写《交接班记录》。

（2）操作人员在指定位置挂上"待清洁"状态标记。

4. 清场

操作人员对操作间、设备、容器、工具、地面依据相应《清洁标准操作规程》及《清场管理规程》进行清场。清场后，首先由班组长对操作间、设备、容器等进行检查，检查认可后通知 QA 检查员检查，合格后发放"清场合格证"代替"待清洁"状态标记。操作人员整个生产过程中及时认真填写《批生产记录》（见表 9-18、表 9-19），同时应依据不同情况选择标示"设备状态卡"。

表 9-18　铝塑包装清场记录

产品名称：　　　　规格：　　　　批号：　　　　　　　　　　年　　　月　　　日

项目	清走物料文件	工具容器	设备	四壁顶棚地面、门	配电箱灯罩	操作台工具柜	送风口回风口	签字
操作人								
班组长								
QA 检查员								

表 9-19　内包装品放行记录（QA 填写）

产品的名称：　　　　规格：　　　　批号：　　　　　　　　　　年　　　月　　　日

网纹	合格〇	不合格〇		是否放行
批号	合格〇	不合格〇		是〇 否〇
密封	合格〇	不合格〇		QA 检查员
装量	合格〇	不合格〇		

（三）操作要点和质量控制要点

1. 包装过程中注意随时检查并补充药槽内的药片。

2. 包装过程中随时检查气泡板的外观质量（包括 PVC 质量、铝箔质量、热封是否严密，印刷字迹、产品批号打印是否清晰，裂片、半粒、黑点等），将合格气泡板装入塑料周转箱，逐箱数板数或称重，填写并挂上标签。填写记录。

3. 操作人员在操作过程中随时检查包装情况，若发现有不合格产品及异常情况应立即停机进行检查、调整。调试机器产生的残板、空板，应做剔残或销毁处理。

4. 随时对包装后的产品进行检查，挑选有无缺粒、有无密封不严、外观是否平整等，将挑出的不合格产品单独标示存放，待生产结束前进行剔片处理。对药片外观合格的重新包装，对不合格的，单独标示存放，待工序完毕后退残。

三、可变范围

（一）数片装瓶包装操作规程

1. 准备生产

（1）QA 开工检查　检查上次清场情况，设备清洁度和运转情况；检查领取的盛装容器是否清洁，容器外应无原有的任何标记；检查计量器具（磅秤和天平）的计量范围应与称量量相符，计量器具上有设备合格证及周检合格证，并在规定的有效期内。QA 同意开工后，摘掉"清场合格证"，附入批记录，挂上"生产运行证"。

（2）设备安装　操作人员按照产品工艺规程的要求对设备进行更换模具和调试。查看批包装指令及生产交接班记录，对本班生产任务做到心中有数。

2. 开始包装

（1）领料　操作人员依据批包装指令及日计划生产量，到中转站领取有绿色合格状态标记周转卡的待包装半成品。

（2）开动机器　开启机器前，检查气泡板或药瓶、药盒、说明书、热缩膜纸箱等是否与《包装工艺》要求相符，机器中无其他遗留物。操作人员启动设备，空运转正常后，开始生产。操作人员依据包装规格调整电子数片机，保证数片的准确性。根据产品要求进行干燥剂填充。根据工艺需要对产品进行塞纸。操作人员应监控设备的情况，将拧盖不正、不紧，塞纸不到位等不合格品挑出，手工调整好再放在包装线上。塑料瓶经铝箔封口机自动封口，塑料瓶封口后自动进行贴标。操作人员根据批包装指令安装批号、生产日期、有效期至，调整设备使标签打印内容清晰准确，标签粘贴端正平整。

经操作人员检查合格的成品装在洁净周转容器内，准确称取重量，认真填写周转卡片，并挂在物料容器上，生产完毕后，将产品运往中转站，与中转站负责人进行复核交接，双方在中转站进出站台账上签字。

将残料装在塑料袋内称重后，注明品名、批号、规格、重量等交材料员依据《物料结料、退料工作程序》办理退料手续。废料按照《生产废弃物处理管理规程》执行。

3. 生产结束

填写《交接班记录》，操作人员首先在指定位置挂上"待清洁"状态标记。然后对操作间、设备、容器、工具、地面依据相应《清洁标准操作规程》及《清场管理规程》进行清场。清场后，首先由班组长对操作间、设备、容器等进行检查，检查认可后通知QA检查员检查，合格后发放"清场合格证"代替"待清洁"状态标记。

（二）数片装瓶包装操作要点和质量控制要点

1. 操作过程中随时抽查装瓶片数，发现片数不准的情况及时挑出，同时检查设备是否正常。

2. 生产中根据产品要求，需要填充干燥剂时，应在临用前打开干燥剂包装袋，防止吸潮。每天生产结束后，干燥剂应取下，用塑料袋封好，以备转天使用。设备填充干燥剂后，操作人员应检查填充情况，将切碎或未填充的药瓶挑出，完好的片剂重新包装。

3. 操作过程中随时检查包装品的外观质量（包括气泡板、瓶子、说明书和盒片质量、热缩是否严密、平整，生产日期、产品批号、有效期至字迹打印是否清晰等），将封口不严、焦糊等不合格品挑出，封口不严者重新进行封口，焦糊的应做废料处理。完好的片剂重新包装。

4. 操作过程中应随时检查标签情况，挑出不合格品。不合格的标签应按顺序逐个粘贴在空白纸上单独存放，待生产结束后统一计数，及时填写记录并按照《销毁管理规程》做销毁处理。

5. 在包装过程中，随时注意包材质量及药品质量。将内包材质量不合格的挑出，凭此物到车间材料员处更换包材。片剂发现质量问题，应及时通知工艺员，采取措施进行处理。

6. 将包装完的合格品及时装入包装箱，依据《自动封箱捆包机标准操作规程》的规定，纸箱底盖闭合处用胶带封牢，并用打包带和铁卡扣打腰子，应紧密。填写相关记录。

四、基础知识

（一）片剂的包装

片剂的包装不仅直接关系到成品的外观形象，而且与其应用和贮藏密切相关，对成品的内在质量也有重要影响。应选用适宜的包装材料和容器，严密包装，以免运输中受撞击震动而松碎，或贮藏期内受光、热、湿和微生物等的影响而发生潮解、色变、衣层褪色或崩解时间延长等现象。

目前常用的片剂包装容器多由塑料、纸塑、铝塑、铝箔或玻璃等材料制成，应根据药物的性质，结合给药剂量、途径和方法选择与应用。片剂包装按剂量可分为单剂量（每片单个密封包装）和多剂量（数片乃至几百片包装于一个容器内）包装；而按容器有玻璃瓶（管）、塑料瓶（管）包装，或以无毒铝箔为背层材料，无毒聚氯乙烯为泡罩，中间放入片剂，经热压而成的泡罩式包装。或由两层膜片（铝塑复合膜、双纸塑料复合膜等）经黏合或热压形成的窄带式带状包装等。根据分装数量及设备条件，片剂包装可采用手工或机械数片机、自动铝塑包装机等。

片剂包装外应有标签，详细记载通用的名称、主药或有效成分的含量、规格数量、批号、作用与用途、剂量、生产厂名及有效期等。对于毒剧药片剂须特别标记，以利安全。

（二）片剂的贮藏

片剂必须贮藏于阴凉、干燥、通风处，对光敏感的片剂应避光贮藏。受潮易变质的片剂包装容器内可放入干燥剂。

五、生产依据

《药品生产质量管理规范》2010 年版、《中华人民共和国药典》2010 年版、《批生产指令》、《产品工艺规程》、《设备标准操作规程》、《SOP 标准操作规程》等。

模块六　片剂的外包装

一、准备工作

1. 职业形象
穿着正确，移动准确，行动准确，工作正确。

2. 职场环境
（1）环境　一般生产区内进行生产，一般生产区要求门窗表面应光洁，不要求抛光表面，应易于清洁。窗户要求密封并具有保温性能，不能开启。对外应急门要求密封并具有保温性能。

（2）环境温湿度　温度 18～26℃，相对湿度 45%～65%。

（3）环境灯光　防爆。

（4）电源　防爆。

二、生产过程

（一）下达生产任务
自指令下发部门接受批生产指令，并仔细阅读批生产指令及交接班记录，对本班生产任务做到心中有数。

（二）手工外包装操作过程

1. 准备生产
（1）QA 开工检查　检查上次清场情况，设备清洁度和运转情况；检查领取的盛装容器是否清洁，容器外应无原有的任何标记；检查计量器具（磅秤和天平）的计量范围应与称量量相符，计量器具上有设备合格证及周检合格证，并在规定的有效期内；检查领取的物料是否与指令相符。填写记录（见表9-20）。

表9-20　手工包装工序开工检查记录（QA检查员填写）

品名：		规格：		批号：		批量：		年	月	日
上批清场合格证	上批文件标志	上批物料	环境清洁	设备正常	计量器具合格	工具容器清洁	本批物料正确	是否批准开工	QA检查员签字
有○	有○	有○	是○	是○	是○	是○	是○	是○	
无○	无○	无○	否○	否○	否○	否○	否○	否○	

QA同意开工后，摘掉"清场合格证"，附入批记录，挂上"生产运行证"。

（2）开机　操作人员安装设备相应部件，做好开机前准备工作。查看批包装指令及生产交接班记录，对本班生产任务做到心中有数。

2. 包装操作

（1）喷印小盒或中盒　需要手工包装的品种开始包装前，应先安排印小盒。操作人员根据批生产指令、批包装指令、批号通知单调整设备，设定批号、生产日期、有效期至，并由班组长进行复核，无误后用喷码机进行喷印。需要喷印序列号的品种应用周转盘每号单独存放，按序码放，以便于包装工取用。

中盒需要喷印的，操作人员应根据中盒尺寸调整喷印机，根据批包装指令设定批号、生产日期、有效期至、序列号等喷印内容，并由班组长进行复核，无误后用喷码机进行喷印。

暂时停机要求悬挂相应的状态标识，再开机时应由同组操作人员检查批号正确无误后方可喷印。中途如需更换品种、批号时，应由工序操作人员进行彻底清场、QA检查员检查合格后，再按上述程序进行操作。

（2）折说明书　需要手工包装的品种开始包装前，应先安排折说明书。操作人员根据包装品种说明书的大小和折叠要求调整设备，按照批包装指令的数量计算需要折的数量。注意挑出印刷不合格的说明书，折好的说明书置于洁净的周转箱内。

（3）手工包装　操作人员从中转站领取检验合格放行的待包装品，领取喷印好的小盒和折叠好的说明书，按照工艺规程的要求进行包装。

包装成品应符合质量要求：铝塑板数量准确，无残片、空泡、空板；塑料瓶的批号清晰，无干燥剂破碎的声音；说明书折叠整齐，小盒包装整齐，洁净。需要贴封口签的品种，应在封口处顺文字方向横贴封口签，要求标签平整端正。将小盒批号一段向上在周转盘中码放整齐，放在规定处。需要装中盒的品种直接装入中盒，并按要求封口。包装过程应确保使用的铝箔板、塑料瓶、小盒、说明书、中盒等均符合质量标准，无残次品。

（4）打印外箱　按照批包装指令领取该品种的纸箱，依据批号通知单拼接批号、生产日期、有效期至的印章，由班组长进行复核，无误后进行外箱打印。要求打印内容清晰正确，无漏印。对印刷或材质有瑕疵的外箱应挑出，经QA检查员确认后使用或做退库处理。

（5）装外箱　根据产品工艺规程的规定，取中包装完毕的半成品装箱，要求数量准确，每箱一张装箱单，封口处用胶带严密贴封。外箱侧面应打印序列号，并与小盒序列号一致。有特殊要求的品种应满足工艺规程的要求。

（6）打包　操作人员依据《工艺规程》及《设备标准操作规程》调整设备，对纸箱按不同产品的规定打包。要求打包带横平竖直，热合牢固。

一般情况下零头不做拼箱，应与残板一起退回中转站残料区。特殊品种允许进行拼箱的，应符合以下规定：邻批号间隔不超过一个月。若为平时很少生产的品种，入库时可以零头入库，并在入库单上写明数量。每批装箱前应先与上批零头拼箱，再进行正常装箱。拼箱批号最多为两批。拼箱时，装箱单及箱皮上必须打印清楚所装两批的批号、生产日期、有效期及各操作人，拼箱时注意填写批生产记录中的拼箱记录，并在入库单上注明拼箱批号和数量。每批结束时操作人将所剩零头转入待包装品存放间，等待下次拼箱。填写生产记录（见表9-21）。

表9-21　手工包装生产记录

品名：　　　规格：　　　批号：　　　批量：　　　　　　年　　月　　日

（1）生产记录

领料重量/kg		折合	万（片/粒）	领料人		复核人	
日期/班次							
操作人							
产量		箱			箱		箱
日期/班次							
操作人							
产量		箱			箱		箱

（2）类标签物领用、打印、使用、销毁记录　　　　　　年　　月　　日

批号安装人			批号			复核人	
类标签物名称	说明书/张	小盒/个	中盒/个		纸箱/个	班组长	
领料数						领料人	
打印数						打印人	
使用数						复核人	
退料数						销毁人	
销毁数						QA检查员	

3. 入库

（1）本批包装完成后，由外包组长和车间材料员签发入库单一式四份。内容包括：产品名称、规格、批号、数量、交货人、收货人。入库单第一联车间留存，第二、三、四联交仓库，第三、四联由仓库转财务部。

（2）成品在未完成菌检工作，但完成其他全部项目检查后（即未开具成品检验报告书），由仓储人员放在库区，并悬挂待验标志。

（3）操作人员对剩余的包装材料进行清点，依据《物料结料、退料工作程序》将剩余物料退回仓库；已打印批号的包材计数并进行销毁，执行《包装材料退库或销毁标准工作程序》。

4. 生产结束

（1）每日生产结束　每日生产结束后首先由操作人员在指定位置挂上"待清洁"状态标记。操作人员对操作间台面、设备、容器、工具、地面依据相应《清洁标准操作规程》进行清洁。清洁后由外包组长检查，合格后悬挂"已清洁"状态标记，操作人员方可离开操作间。

（2）每批生产结束　每批生产结束后进行物料衡算。操作人员首先在指定位置挂上"待清洁"状态标记。操作人员对操作间、设备、容器、工具、地面依据相应的《清洁标准操作规程》及《清场管理规程》进行清场，填写清场记录（见表9-22）。清场后，首先由班组长对操作间、设备、容器等进行检查，检查认可后通知QA检查员检查，合格后发放"清场合

格证"代替"待清洁"状态标记。

表 9-22　手工包装间清场记录

品名：　　　　规格：　　　　批号：　　　　批量：　　　　　　　　年　　月　　日

项目	清走物料文件	工具容器	设备	四壁顶棚、地面、门	配电箱、灯罩	操作台、工具柜	签字
操作人							
班组长							
QA 检查员							

三、可变范围

（一）铝塑板和塑料瓶的自动包装操作过程

1. QA 开工检查

检查上次清场情况，设备清洁度和运转情况；检查领取的盛装容器是否清洁，容器外应无原有的任何标记；检查计量器具（磅秤和天平）的计量范围应与称量量相符，计量器具上有设备合格证及周检合格证，并在规定的有效期内；检查领取的物料是否与指令相符。填写记录（见表 9-23）。

表 9-23　机装盒工序开工检查（QA 检查员填写）

品名：　　　　规格：　　　　批号：　　　　批量：　　　　　　　　年　　月　　日

上批清场合格证	上批文件标志	上批物料	环境清洁	设备正常	计量器具合格	工具容器清洁	本批物料正确	是否批准开工	QA 检查员签字
有○	有○	有○	是○	是○	是○	是○	是○	是○	
无○	无○	无○	否○	否○	否○	否○	否○	否○	

2. 开机

开工前检查领取的包装材料和待包装品应与批包装指令一致，依据《自动装盒机标准操作规程》进行设备操作，按照批包装指令、批号通知单设定批号、生产日期、有效期至，并由班组长进行复核，无误后开机进行装盒。要求小盒打印内容清晰、正确，小盒包装规范整齐，由操作人员整齐码放在周转盘中。

包装过程中出现的残板、残盒、破损说明书等物料应单独存放，待生产完毕后统一计数退残或按照规定做销毁处理。

3. 塑膜中包装

应依据批包装指令，按照《设备标准操作规程》和将要进行包装的品种规格进行设备调整和操作。要求数量准确，热封严密、洁净，中包装整齐划一。

4. 打印外箱

按照批包装指令领取该品种的纸箱，依据批号通知单拼接批号、生产日期、有效期至的印章，由班组长进行复核，无误后进行外箱打印。要求打印内容清晰正确，无漏印。对印刷或材质有瑕疵的外箱应挑出，经 QA 检查员确认后使用或做退库处理。

根据产品工艺规程的规定，取中包装完毕的半成品装箱，要求数量准确，每箱一张装箱单，封口处用胶带严密贴封。外箱侧面应打印序列号，并与小盒序列号一致。有特殊要求的品种应满足工艺规程的要求。

5. 打包

操作人员依据《工艺规程》及《设备标准操作规程》调整设备，对纸箱按不同产品的规定打包。要求打包带横平竖直，热合牢固。

一般情况下零头不做拼箱，应与残板一起退回中转站残料区。特殊品种允许进行拼箱的，应符合以下规定：邻批号间隔不超过一个月。若为平时很少生产的品种，入库时可以零头入库，并在入库单上写明数量。每批装箱前应先与上批零头拼箱，再进行正常装箱。拼箱批号最多为两批。拼箱时，装箱单及箱皮上必须打印清楚所装两批的批号、生产日期、有效期及各操作人，拼箱时注意填写批生产记录中的拼箱记录，并在入库单上注明拼箱批号和数量。每批结束时操作人将所剩零头转入待包装品存放间，等待下次拼箱。填写生产记录（见表 9-24）。

表 9-24　机装盒生产记录

品名：　　　　规格：　　　批号：　　　批量：　　　　　　　　　年　　月　　日

日期/班次					
操作人					
产量/箱					
日期/班次					
操作人					
产量/箱					
物料使用记录	小盒/个		说明书/张	铝塑板/板	批号安装人
领料量					
使用数					批号复核人
废料量					
退料量					本批总数/万盒
领料人					

6. QA 检查合格后，填写放行记录（见表 9-25）。

表 9-25　外包装品放行记录（QA 填写）

品名：　　　　规格：　　　批号：　　　批量：　　　　　　　　　年　　月　　日

小盒	合格○ 不合格○		是否放行
中盒	合格○ 不合格○		是○ 否○
纸箱	合格○ 不合格○		QA 检查员
打包	合格○ 不合格○		

7. 入库

本批包装完成后，由外包组长和车间材料员签发入库单一式四份。内容包括：产品名称、规格、批号、数量、交货人、收货人。入库单第一联车间留存，第二、三、四联交仓库，第三、四联由仓库转财务部。

成品在未完成菌检工作，但完成其他全部项目检查后（即未开具成品检验报告书），由仓储人员放在库区，并悬挂待验标志。

操作人员对剩余的包装材料进行清点，依据《物料结料、退料工作程序》将剩余物料退回仓库；已打印批号的包材计数并进行销毁，执行《包装材料退库或销毁标准工作程序》。

8. 生产结束

（1）每日生产结束　每日生产结束后首先由操作人员在指定位置挂上"待清洁"状态

标记。

　　操作人员对操作间台面、设备、容器、工具、地面依据相应《清洁标准操作规程》进行清洁。

　　清洁后由外包组长检查,合格后悬挂"已清洁"状态标记,操作人员方可离开操作间。

　　(2) 每批生产结束　每批生产结束后进行物料衡算。操作人员首先在指定位置挂上"待清洁"状态标记。操作人员对操作间、设备、容器、工具、地面依据相应的《清洁标准操作规程》及《清场管理规程》进行清场,填写清场记录(见表9-26)。清场后,首先由班组长对操作间、设备、容器等进行检查,检查认可后通知QA检查员检查,合格后发放"清场合格证"代替"待清洁"状态标记。

表 9-26　机装盒操作室清场记录

品名:　　　　规格:　　　　批号:　　　　批量:　　　　　　　　年　　　月　　　日

项目	清走物料文件	工具容器	设备	四壁顶棚、地面、门	配电箱、灯罩	操作台、工具柜	签字
操作人							
班组长							
QA检查员							

四、生产依据

　　《药品生产质量管理规范》2010年版、《中华人民共和国药典》2010年版、《批生产指令》、《产品工艺规程》、《设备标准操作规程》、《SOP标准操作规程》等。

项目十　水丸的制备

水丸生产工艺流程图如下。

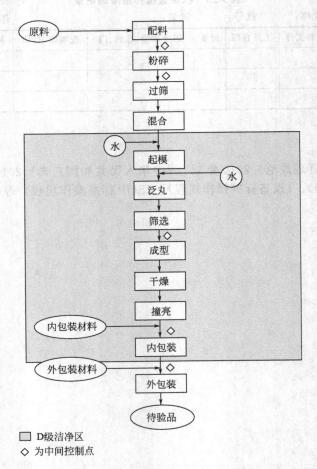

■ D级洁净区
◇ 为中间控制点

模块一　药材前处理及药粉制备

一、准备工作

1.职业形象
穿着正确，移动准确，行动准确，工作正确。

2. 职场环境

（1）环境　一般生产区内进行生产，一般生产区要求门窗表面应光洁，不要求抛光表面，应易于清洁。窗户要求密封并具有保温性能，不能开启。对外应急门要求密封并具有保温性能。

（2）环境温湿度　温度18～26℃，相对湿度45％～65％。

（3）环境灯光　防爆。

（4）电源　防爆。

二、药粉制备

（一）接受生产任务

生产车间主任按照要求下达批生产指令（见表10-1）。车间生产人员必须严格按照批生产指令领取物料。

表10-1　中药水丸批生产指令

品名		批号		规格	
受令部门			批量		
处方	中药饮片（中药材）名称			投入量	

（二）粉碎

1. 操作前准备

（1）核对《清场合格证》并确认在有效期内，检查设备及容器具是否清洁卫生，取下"已清场"，换上"正在生产"标牌，当温湿度符合工艺要求时方可投料生产，否则按规定进行处理，并经 QA 人员检查合格后，方可进入下一步操作。

（2）粉碎操作工对领入物料按主配方进行逐一核对，包括品名、批号、合格证，确定与生产指令一致。

（3）检查设备是否有"合格"标牌、"已清洁"标牌，并对设备状况进行检查，确认设备正常，方可使用。

（4）挂本次运行状态标志，进入操作。

2. 万能粉碎机操作过程

（1）开机　检查电源线无松动、无破损；检查三角皮带无破损，松紧适合；检查万能粉碎机（见图10-1）内干净或与待粉碎的物料相同，特别注意不可有铁棒等金属杂物；空机开启电机，确认其旋转方向正确，然后慢速均匀加入待粉碎物料即可。

（2）停机　严禁粉碎机中物料未粉碎完毕中间忽然停机现象；待机内物料完全粉碎完毕且全部掉落后，粉碎机已完全处于空转状态下；直接关闭电源开关即可。

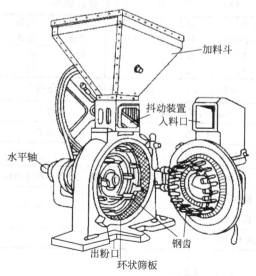

加料斗

抖动装置
入料口

水平轴

钢齿

出粉口
环状筛板

图 10-1　万能粉碎机

3. 粉碎结束

粉碎结束后，挂上"待清洁"标志，把物料运到中转站，称料，填写结料记录、台秤使用记录、完成物料平衡等。

4. 清场

（1）换品种清场　撤下"生产运行"标志，挂上"待清场"标志。

用饮用水擦洗干净屋顶和墙壁，用空压枪把机器表面和内部的粉末吹净，把地上的粉末扫走后擦地。

清洗前先切断电源闸刀开关；松开加料斗锁紧螺栓，翻开加料斗；松开下网筛锁紧螺栓，取出网筛，用风枪吹干净机内、网筛上的物料、粉末等；用铜棒彻底撬干净夹紧在刀片各死角处的粉碎料块并用风枪吹净；用配好过筛后的碱水刷洗 3 遍，用饮用水冲至无泡沫，再用纯化水冲洗 1 遍，75％乙醇清洗干净，用布擦干。填写清场记录（见表 10-3），装上网筛、加料斗，清洗工作完成。

（2）换批清场　用 75％乙醇、过氧化氢轮换使用清洗表面至无药粉残留，用布擦干。

5. 粉碎结束

每批结束后进行物料衡算，填写《交接班记录》（见表 10-2），并在指定位置挂上"待清洁"状态标记。清场后，QA 检查员对操作间、设备、容器等进行检查，检查合格后发放"清场合格证"代替"待清洁"状态标记。整个生产过程中及时认真填写《批生产记录》（见表 10-3），同时应依据不同情况选择标示"设备状态卡"。

表 10-2　交接班记录

接班人		接班时间		年	月	日	时
本班工作状况							
备注							
交班人		交班时间		年	月	日	时

表 10-3　粉碎工序批生产记录

品名：　　　　规格：　　　　批号：　　　　批量：

粉碎工序开工检查：（QA 检查员填写）　　　　　　　　　年　　　月　　　日

上批清场合格证	上批文件标志	上批物料	环境清洁	设备正常	计量器具合格	工具容器清洁	本批物料正确	是否批准开工	QA 检查员签字
有○	有○	有○	是○	是○	是○	是○	是○	是○	
无○	无○	无○	否○	否○	否○	否○	否○	否○	

粉碎记录：　　压差：合格○　不合格○　　　　　　　　年　　　月　　　日

领用物料重量/kg		领用人		粉碎后重量/kg		班次	
操作间		粉碎工					

粉碎清场记录：　　　　　　　　　　　　　　　　　　　　年　　　月　　　日

项目	清走物料文件	工具容器	设备	四壁顶棚、地面、门	配电箱、灯罩	操作台、工具柜	送风口、回风口	签字
操作人								
班组长								
QA 检查员								

（三）筛分

同项目一，模块二中的（二）筛分。

（四）混合

1. 操作前准备

同本模块粉碎操作前准备。

2. 三维运动混合机操作过程

（1）开机前接通三维运动混合机（见图 10-2）总电源，此时指示灯亮，然后启动电动机按钮。再慢慢地旋转调速旋钮，使之达到预定混合转速。

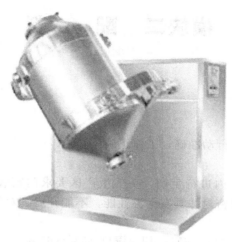

图 10-2　三维运动混合机

（2）设定混合时间。

（3）混合完毕后，按开机逆顺序关机。

（4）料筒和摇臂部分要进行三维空间运动，操作人员必须距离设备回转范围外的安全区域，发现异常情况应立即停机检查。

（5）装料和卸料时，操作人员应将起动电源切断（电源指示灯灭）。由一人操作，以防发生安全事故。

（6）操作人员要定期检查和调整三角胶带和链条的松紧，每 40h 定期在轴承和被动轴滑块处注入润滑脂和润滑油，链轮、链条处涂抹润滑油。

3. 操作结束

同本模块粉碎操作结束。

4. 清场

同本模块粉碎清场。

5. 混合结束

同本模块粉碎结束。

（五）操作要点和质量控制要点

1. 粉碎操作要点和质量控制要点

（1）粉碎过程中使用的筛网的材料，目数要固定，筛网不能对产品造成污染。粉碎开始前和结束后按规定的方法检查筛网的完整性，并有记录，保证筛网的破损能直接发现，避免破损的筛网落到产品中。还可根据实际情况规定筛网更换的频次。

（2）如果需要，粉碎后的粒度大小是可以通过筛分实验来测定的，而所要求的粒径的范围可以根据实际需要来预先制定。

（3）粉碎物料经常伴随温度上升，在粉碎热敏性物料时应注意，应采取相应措施降低温度。

2. 混合操作要点和质量控制要点

（1）开机前要求设备操作人员离开混料桶一米以外，以免运动中的筒体撞伤人员。

（2）启动主电机，观察筒体运动平稳性。

（3）数显表显示转速不得大于 500r/min。

模块二　配　　料

一、准备工作

1. 职业形象

穿着正确，移动准确，行动准确，工作正确。

2. 职场环境

（1）环境　一般生产区内进行生产，一般生产区要求门窗表面应光洁，不要求抛光表面，应易于清洁。窗户要求密封并具有保温性能，不能开启。对外应急门要求密封并具有保温性能。

（2）环境温湿度　温度 18～26℃，相对湿度 45%～65%。

（3）环境灯光　防爆。

（4）电源　防爆。

二、生产过程

（一）接受生产任务

自指令下发部门接受批生产指令（见表 10-4），并仔细阅读批生产指令。按主配方（见表 10-5）领取药料。

表 10-4　批生产指令

品名	
规格	
批号	
投入批量	
生产开始日期	
生产结束日期	
生产车间名称	

指令人：　　　　　复核人：　　　　　指令下达日期：　　　年　　　月　　　日

（二）配料

1. 核对《清场合格证》并确认在有效期内，检查设备及容器具是否清洁卫生，取下"已清场"，换上"正在生产"标牌，当温湿度符合工艺要求时方可投料生产，否则按规定进行处理，并经 QA 人员检查合格后，方可进入下一步操作。

表 10-5　主配方

品名：　　　　　　规格：　　　　　　批号：　　　　　　批量：

原辅料名称	批号或编号	理论用量/kg	本批用量/kg	生产厂家	检验报告单号
执 行 文 件	生产文件——称量岗位操作规程 SOP 设备文件——设备操作 SOP、设备维护检修 SOP 卫生文件——卫生管理规程、清洁清洗 SOP 质量文件——QA 管理规程、取样 SOP、产品质量内控标准				
备　　注					

主配方下达日期：　　　　年　　　月　　　日

2. 配料称量操作工对领入物料按主配方进行逐一核对，包括品名、批号、合格证，确定与生产指令一致。

3. 检查设备是否有"合格"标牌、"已清洁"标牌，并对设备状况进行检查，确认设备正常，方可使用。

4. 打开包装，按主配方准确称量出规定的净重量，放于规定的容器内。

5. 填写标签（物料卡），注明生产的品名、批号、批量、规格及称量的物料品名、批号、数量，由称量人签名，注明日期，贴于容器外。

6. 扎好包装口，详细填写配料批生产记录（见表 10-6）。

表 10-6　配料工序批生产记录

品名：　　　　　　规格：　　　　　　批号：　　　　　　批量：

配料工序开工检查（QA 检查员填写）　　　　　　　　　　　　　　　年　　　月　　　日

上批清场 合格证	上批文件 标志	上批 物料	环境 清洁	设备 正常	计量器具 合格	工具容器 清洁	本批物料 正确	是否批准 开工	QA 检查员 签字
有○	有○	有○	是○	是○	是○	是○	是○	是○	
无○	无○	无○	否○	否○	否○	否○	否○	否○	

配料记录　　　压差：合格○　不合格○　　　　　　　　　　　　　年　　　月　　　日

领用物料重量/kg		领用人		混合后重量/kg		班次	
操作间		配料工		复核人			

结料记录　　　　　　　　　　　　　　　　　　　　　　　　　　　年　　　月　　　日

桶号							
皮重/kg							
毛重/kg							
净重/kg							
操作人							
总桶数			总重量/kg			备注	

配料清场记录　　　　　　　　　　　　　　　　　　　　　　　　年　　　月　　　日

项目	清走物料文件	工具容器	设备	四壁顶棚、地面、门	配电箱、灯罩	操作台、工具柜	送风口、回风口	签字
操作人								
班组长								
QA 检查员								

7. 复核人对上述过程进行监督、复核。复核人必须独立地确认物料已经检查合格，原料

的名称、代码、数量与主配方（或产品批配料记录）是否一致，容器标签是否准确无误，并再次复核称量人填写的记录与配料过程是否准确无误，然后在复核人项下签名。

8. 剩余的原辅料应封口贮存好，在包装外注明品名、批号、日期、剩余量，放入备料间，清场时，填写退料单，移交车间物料员，物料进出做好交接记录。

9. 在称量和复核的过程中，每个数值都必须与规定一致，如果发现数值有差异，必须及时分析，并立即报告车间负责人员及质量保证人员。

10. 毒性、贵细药材的配料称量必须在质保人员的监督下进行。其他类药料的配制过程无需质保人员在场，但需对配料称量记录进行审核无误后方可进入下道工序。

11. 配料结束后，挂上"待清洁"标志，把物料运到中转站，称料，填写结料记录、台秤使用记录、完成物料平衡等。

12. 清场，同本模块粉碎清场。

13. 称量结束，同本模块粉碎结束。

（三）配料操作要点和质量控制要点

1. 配料所使用的称量衡器应满足精度及准确度要求，并且要定期校验。

2. 配料前要检查房间的温湿度及压差，满足要求。

3. 配料前检查所使用的工具、容器的清洁状态，确保在清洁效期内。

4. 配料前应按配料指令单核对物料标签的信息，包括物料名称、物料编号，批号和有效期等。

5. 配料时，先配辅料，再配主料。配好的物料装在清洁的容器里，容器内包装和外包装都应贴好标签，写明物料名称、批号、重量、日期和操作者姓名等。

6. 配料过程中，工具一次只能用于一种活性成分，不能混用。

7. 物料称量及投料的容器移出配料间，用于同一批药品生产的所有配料应集中存放于指定位置，并做好标识，写明产品名称、批号等。

8. 配料间及配料设备、工具应按规定程序清洁，应规定清洁器具的清洁时间，被清洁后的放置时间。配料间日清洁、周清洁和月清洁的内容和要求，以及同产品换批清洁和换产品清洁的要求。

三、基础知识

（一）水丸的含义与特点

水丸系指饮片细粉以水（或根据制法用黄酒、醋、稀药汁、糖液等）为黏合剂制成的丸剂。

1. 水丸以水或水性液体为赋形剂，服后在体内易溶散、吸收，显效较快。

2. 丸粒小，表面光滑致密，不易吸潮，而有利于保管贮存。

3. 将易挥发、有刺激性味、性质不稳定的药物泛入内层，掩盖不良气味，防止挥发性成分挥发，增加性质不稳定药物的稳定性。也可将速释药物泛于外层，缓释药物泛于内层起长效作用。

4. 可制成长效剂型，但是，水丸的溶散时限不易控制且微生物限度易超标。

（二）水丸的黏合剂

选择好黏合剂很重要，使之既有利于成形和控制溶散时限，又有助于提高疗效。其作用除能润湿饮片细粉，使其产生黏性外，有的能增加主药中某些有效成分的溶解度，有的本身具有一定的疗效。

（1）水　水是泛丸中应用最广、最主要的黏合剂，具有价格低廉、性质稳定、无臭无味等特点，一般用新煮沸的冷开水或蒸馏水。水本身无黏性，但有润湿作用，使药物中的黏液质、糖等吸湿而产生黏性。使用时应注意尽量缩短泛制时间并且泛成后立即干燥，以免微生物超限或成分发生化学变化。

（2）酒　常用黄酒（含醇量在 $12\% \sim 15\%$），或白酒（含醇量在 $50\% \sim 70\%$）。酒润湿药粉产生的黏性比水弱，当水泛丸黏性太强常以酒代替。同时，酒有活血通络，引药上行及降低饮片寒性的作用，故舒筋活血类的处方，常以酒泛为丸。酒有助于药粉中生物碱、挥发油等溶出，以提高药效。其具有防腐作用，泛制的丸剂不易霉变。此外，酒易挥发，成丸后容易干燥。

（3）醋　常用米醋（含乙酸 $3\% \sim 5\%$），能活血散瘀，消肿止痛，入肝经活血散瘀止痛的处方制丸常以醋作黏合剂。同时，醋能使饮片所含生物碱等成分变成盐，提高疗效。

（4）药汁　处方中某些药物不易粉碎或体积过大，可以榨汁或提取药液作黏合剂。主要包括以下几类：

① 处方中含有纤维丰富的药物（如大腹皮、丝瓜络）、质地坚硬的矿物药（如自然铜、磁石）经浸提制成浸提液供泛丸用。

② 树脂类（如乳香、没药）、浸膏类（如儿茶、芦荟）、黏性大难以制粉的饮片（如大枣、熟地黄）、胶剂（如阿胶、鹿角胶、龟甲胶）等，以及可溶性盐类（如芒硝、青盐），可取其煎汁、加水烊化或溶化作为泛丸的黏合剂。

③ 液体饮片。处方中有乳汁、牛胆汁、熊胆汁、竹沥汁等液体饮片时，可加适量水稀释，作为泛丸的黏合剂。

④ 新鲜饮片。处方中有生姜、大葱或其他新鲜饮片时，可将鲜药捣碎压榨取其汁，作为泛丸的黏合剂。

（三）水丸的质量要求

（1）外观　应圆整均匀，色泽一致。

（2）水分　按照《中国药典》2010 年版一部附录ⅨH 水分测定法测定，除另有规定外，不得过 9.0%。

（3）装量差异　单剂量按照《中国药典》2010 年版一部附录ⅠA 的规定进行测定，并符合规定。多剂量的按照《中国药典》2010 年版一部附录ⅫC 的规定进行测定，并符合规定。

（4）溶散时限　按照《中国药典》2010 年版一部附录ⅠA 的规定进行检查，并符合规定。

（5）微生物限度　按照《中国药典》2010 年版一部附录ⅫC 的检查法检查，应符合规定。

四、生产依据

《药品生产质量管理规范》2010 年版、《中华人民共和国药典》2010 年版、《批生产指令》、《产品工艺规程》、《设备标准操作规程》、《SOP 标准操作规程》等。

模块三　泛　丸

一、准备工作

1.职业形象

穿着正确，移动准确，行动准确，工作正确。

2. 职场环境

（1）环境　D 级控制区内进行生产，D 级控制区要求门窗表面应光洁，不要求抛光表面，应易于清洁。窗户要求密封并具有保温性能，不能开启。对外应急门要求密封并具有保温性能。

（2）环境温湿度　温度 18～26℃，相对湿度 45％～65％。

（3）环境灯光　不能低于 300 lx，灯罩应密封完好。

（4）电源　应在操作间外，确保安全生产。

二、生产过程

（一）接受生产任务

自指令下发部门接受批生产指令，并仔细阅读批生产指令。按主配方领取药料。

（二）操作过程

1. 操作前准备

（1）核对《清场合格证》并确认在有效期内，检查设备及容器具是否清洁卫生，取下"已清场"，换上"正在生产"标牌，当温湿度符合工艺要求时方可投料生产，否则按规定进行处理，并经 QA 人员检查合格后，方可进入下一步操作。

（2）中药泛丸机、筛丸机清洁完好，有"完好"标牌；有"检验合格证"，且在规定有效期内；使用的器具齐全、清洁。对与药粉直接接触部位的设备及容器具用 75％乙醇擦拭消毒。

（3）挂本次运行状态标志，进入操作。

2. 起模

将混合好的物料加入泛丸机（见图 10-3），将模粉投入泛丸锅后不断旋转，喷入纯化水，使药粉全部成湿润的小颗粒，再用干燥的刷子逐次将湿润的药粉刷下，继续滚动一定时间，使小颗粒坚实、微密，反复几次，即成湿润的小粒。反复多次。待模子成形（略呈菜子或苏子大小）时起锅，筛取模粒。

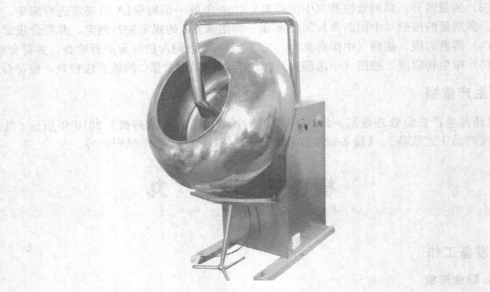

图 10-3　泛丸机

3. 泛丸

按规定量，将合格的模子放入锅内，模子在锅内翻滚，均匀洒水，使模子表面润湿，然后均匀加入药粉。按工艺规定开风机。反复多次水或水性液体、药粉交替进行，至达到工艺规定的大小。泛丸完毕，关闭风机，准备出料。出料完毕，关闭机器。

4. 筛选

将泛制后的药丸放入筛丸机内（见图10-4），通过第一个滚筒的收集起来，通过第二个滚筒的收集起来，能通过和不能通过第三个滚筒的都单独收集起来。

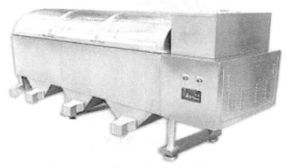

图 10-4　筛丸机

5. 成型

能通过第一个滚筒的药丸，继续倒入泛丸机内，在锅内翻滚，均匀洒水，使药丸表面润湿，然后均匀加入药粉，共加三至五层药粉。

能通过第二个滚筒的药丸，同上操作，但加药粉二至三层。

能通过第三个滚筒的药丸为合格的药丸。

不能通过第三个滚筒的药丸，作废丸处理。

6. 干燥

用烘箱、烘房或滚筒干燥机及时对小丸进行干燥，干燥的温度可控制在80℃左右。干燥时丸粒要经常翻动，以避免出现"阴阳面"。若丸药含有芳香挥发性成分或遇热易分解成分，干燥温度不应超过60℃。干燥好的小丸用洁净容器盛装，贴签，交中间站，记录数量，并填写检单。

7. 撞亮

将干燥好的水丸放在泛丸锅内，继续旋转，戴乳胶手套快速翻、揉，使丸粒充分撞击，至丸粒圆整、光亮。出料、停机。

8. 筛选

（1）开动选丸机（见图10-5）前检查机器是否有异常现象。

（2）启动开车，电动机开动后，水丸从上部滑下，圆整的从外圈滑下，收集在一起，不圆整的从内圈滑下，收集在一起。

（3）停车，待筛选结束后，关上开关。

9. 清场

同本模块粉碎清场（见表10-8）。

10. 生产结束

每批结束后进行物料衡算，填写《交接班记录》，并在指定位置挂上"待清洁"状态标记。清场后，QA检查员对操作间、设备、容器等进行检查，检查合格后发放"清场合格

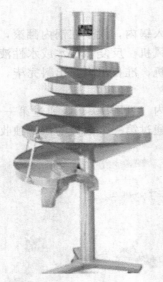

图 10-5 选丸机

证"代替"待清洁"状态标记。整个生产过程中及时认真填写《批生产记录》（见表 10-7），同时应依据不同情况选择标示"设备状态卡"。

表 10-7 制丸工序批生产记录

品名： 规格： 批号： 批量：

制丸工序开工检查（QA 检查员填写） 年 月 日

上批清场合格证	上批文件标志	上批物料	环境清洁	设备正常	计量器具合格	工具容器清洁	本批物料正确	是否批准开工	QA 检查员签字
有○	有○	有○	是○	是○	是○	是○	是○	是○	
无○	无○	无○	否○	否○	否○	否○	否○	否○	

水丸生产记录 1

品名		规格		批号		日期			

操作步骤	记录	操作人	复核人
1.检查房间上次生产清场记录	已检查，符合要求□		
2.检查房间中有无上次生产的遗留物；有无与本批产品无关的物品、文件	已检查，符合要求□		
3.检查磅秤、天平是否有效，调节零点	已检查，符合要求□		
4.检查用具、容器是否干燥洁净	已检查，符合要求□		
5.按生产指令领取物料	已检查，符合要求□		
6.检查整机各部件是否完整、干净，各部件是否正确安装	已检查，符合要求□		
7.乙醇桶内是否有乙醇	已检查，符合要求□		
8.检查各开关是否处于正常状态，如调频开关扳向关、速度调节旋钮和调频旋钮处于最低位	已检查，符合要求□		
9.通电后，低速检查机器运行是否正常	已按要求操作□		
10.制丸模。将制好的丸块加入料斗，启动搓丸、伺服机、制丸条按钮，调频开关扳向开	已按要求操作□		
11.成型、盖面、干燥和选丸	已按要求操作□		
12.关闭水、电、气	水、电、气已关闭□		
备注			

水丸生产记录 2

品名：	规格：	批号：	计划产量：

指令：按《丸剂制备岗位操作法》操作；
工艺参数要求：制丸模直径 Φ　　mm

		压差：走廊→称量室/Pa		压差：走廊→混合室/Pa		温度/℃		相对湿度/%	
操作记录	称量	物料名称	物料代码	批号	报告书编号	水分/%	配料/kg

操作记录	起模	搅拌时间		制丸	制丸开机时间		干燥选丸	干燥温度	
		制丸模用水量			制丸结束时间			干燥时间	
		软材重量			制丸用水量			投料量	
		模子重量			制丸用粉量			合格丸重	
		粉尾量/kg			废弃量/kg				

$$物料平衡 = \frac{干丸总重量 + 尾粉量 + 废弃量}{药粉投入量 + 投入辅料量} \times 100\% =$$

$$收得率 = \frac{干丸总重量}{药粉投入量 + 投入辅料量} \times 100\% =$$

操作人：	年 月 日	复核人：	年 月 日
质量检查记录	制软材：混合均匀（　）	湿丸圆整度（　）　重量合格（　）	
工艺执行情况：　工艺员：	年 月 日	质量评价：　QA：	年 月 日

检查项目符合要求的在该项（　）内打√，否则打×。本记录内所有操作记录由操作人填写，所有检查记录由 QA 填写。

水丸放行（QA 检查员填写）　　　年　　　月　　　日

溶散时限/min		合格○　不合格○	水分	合格○　不合格○	是○　否○
含量	为标示量的　　%	合格○ 不合格○		QA 检查员	

表 10-8　制丸工序清场记录

清场前	批号：	生产结束日期：　年　月　日　班	
检查项目	清场要求	清场情况	QA 检查
物料	结料,剩余物料退料	按规定做□	合格□
中间产品	清点,送规定地点放置,挂状态标记	按规定做□	合格□
工具器具	冲洗,湿抹干净,放规定地点	按规定做□	合格□
清洁工具	清洗干净,放规定处干燥	按规定做□	合格□
容器管道	冲洗,湿抹干净,放规定地点	按规定做□	合格□
生产设备	湿抹或冲洗,标志符合状态要求	按规定做□	合格□
工作场地	湿抹或湿拖干净,标志符合状态要求	按规定做□	合格□
废弃物	清离现场,放规定地点	按规定做□	合格□
工艺文件	与继批产品无关的清离现场	按规定做□	合格□

注：符合规定在"□"中打"√",不符合规定则清场至符合规定后填写

清场时间	年　月　日　班
清场人员	
QA 签名	年　月　日　班

检查合格发放清场合格证,清场合格证粘贴处

备注：	

（三）操作要点和质量控制要点

1. 泛丸操作要点和质量控制要点

（1）试机前应仔细检查机器性能、空载是否正常、驱动三角皮带有无别劲现象，检查送风管路，情况正常方可使用。

（2）泛丸过程中检查重量差异。在增大成型的过程中，要注意适当保持丸粒的硬度和圆整度，滚动时间应适当，以丸粒坚实致密而不影响溶散为宜。戴乳胶手套快速翻、揉，使丸粒充分撞击，至丸粒圆整、光亮。

（3）喷枪嘴应保持通畅，喷水均匀。

（4）按泛丸机的容积规定加入药量。

（5）泛制过程中进行选丸，在起模和成型过程中产生的颗粒、粉块、废粒等，应随时用水调成糊状泛在丸粒上。保证丸粒所含生药量的准确。保证成型丸剂符合工艺要求。

（6）每次加水、加粉量应适宜。加水量以丸粒表面润湿而不粘连为度，加粉量以能被润湿的丸粒完全吸附为宜。

（7）处方中若含有芳香性、特殊气味以及刺激性较大的药物时，应选择分别粉碎，并泛于丸粒内层，可避免挥发性成分损失，掩盖不良气味，减少对肠胃的刺激。

2. 选粒操作要点和质量控制要点

（1）当选粒机的滚筒旋转时，切忌将手、衣物贴近筒体。

（2）滚筒旋转时，切忌疏通筛孔。

（3）应及时分离合格丸粒与不合格丸粒。

（4）清理、清洁、消毒时，应关机断电。

（四）故障及原因分析

1. 泛丸机故障及原因分析

（1）泛丸机旋转不起来　驱动三角皮带老化，应及时更换；转动轴润滑不够；转动轴上是否有异物等。

（2）泛丸时丸粒下沉　应调整泛丸机的角度，角度过小，丸粒易下沉。

2. 选粒机故障及原因分析

（1）筛选后的丸粒混杂较多不合格丸粒　选粒机的筛网有漏洞、裂缝等，应及时更换、修补。

（2）筛筒转动不灵活　转动轴有异物或润滑不够；筛筒壁有异物等，应及时清理、润滑。

三、可变范围

塑制法制水丸操作如下。

（1）制软材　在均匀物料中，边搅拌边徐徐加入规定量浓度为 85%～95% 的乙醇，搅拌 10～15min 使药粉达到干湿均匀，手握成团，轻按即散即可。将制好的软材放入制丸机（见图 10-6）。

（2）中药制丸机制丸　按启动键，主电机指示灯亮，机器开始运行，调节变频调速器，频率显示为零；启动搓丸按钮，指示灯亮；启动伺服机按钮，待指示灯亮，按顺时针方向缓慢转动速度调节旋钮，伺服机开始转动；启动制条机按钮，把调频开关扳向开；按顺时针方向转动调频旋钮至所需速度，将制好的软材放入加料口，制出药条；打开乙醇开关，把制丸刀润湿；先将一根药条，通过测速发电机和减速控制器，进行速度确认调整；再将其余药条

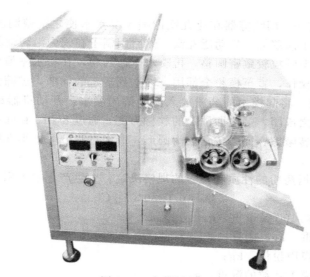

图 10-6　中药制丸机

从减速控制器下面穿过，再放到送条轮上，通过顺条器进入有槽滚筒进行制丸；每 30min 检测一次丸剂的重量并做记录。发现丸剂重量不合格现象，及时调节。将制好的丸剂及时进行干燥。干燥后撞亮。

四、基础知识

水丸一般采用泛制法生产。泛制法是将丸模置于转动的容器中，再将中药粉与黏合剂交替润湿、撒布，不断翻滚逐渐增大制成丸粒。多用包衣机完成。

1. 对药粉细度的要求

不同水丸工序所用的药粉细度不同。起模、盖面、包衣用粉应过 6～7 号筛，泛丸用药粉应过 5～6 号筛。难于粉碎、黏性强的药材可经提取、浓缩作为黏合剂使用。

2. 起模

起模多以水作润湿剂，将药粉制成直径 0.5～1.0mm 的模子，是泛丸制备的关键工序。模子的形状直接影响丸剂的圆整度。

（1）常用起模方法

1）塑制法起模　塑制法起模是将中药粉与适宜的黏合剂混匀成软硬适中、具有可塑性的软材（又称药坨或丸块），再将软材用制丸机依次制丸条、分粒、搓圆，最终制成丸模。此法所制丸模形状圆整、大小均匀，并接近成品体积，经泛制成成品丸粒后无需筛选。目前用泛制法制备的丸剂多用此法起模。但是，成品直径太小的丸粒不宜用该法起模。

2）泛制法起模　泛制法起模是在转动的容器中，将中药粉与黏合剂交替润湿、撒布，不断翻滚逐渐增大制成直径 0.5～1mm 较均匀的小球形丸模。此法所制丸模形状不甚规则，大小不够均匀，经泛制成成品丸粒后需要筛选，以剔除不规则及过大过小的丸粒。此法适合于不宜采用塑制法起模的丸剂起模。目前常用的起模方法有 3 种。

① 药粉加水起模　将少量中药粉置于转动的泛丸锅中，用喷雾器喷水于随机转动的药粉上，借机器转动和人工搓揉使药粉分散，全部均匀地吸水润湿后，继续转动片刻，部分药粉成为细颗粒，再撒布少许干粉，搅拌均匀，使药粉黏附于细颗粒表面，再喷水润湿。如此反复操作，使之逐渐增大而成直径 0.5～1mm 较均匀的圆球形小颗粒，至模粉用完，取出

过筛分等即得丸模。

② 喷水加粉起模法　用喷雾器在泛丸锅内喷于少量水使之锅壁润湿均匀，然后撒布少量药粉，使均匀黏附于锅壁上，启动泛丸锅，然后用刷子在锅内沿转动相反方向刷下细小颗粒，泛丸锅继续转动至颗粒较致密圆整，再喷水，撒药粉，在喷水撒粉后应搅拌、搓揉，使黏粒分开。如此反复操作，直至模粉全部用完，达到规定的标准，过筛分等即得丸模。

③ 湿粉制粒起模　将起模用的药粉放入泛丸锅内喷水，开动机器滚动或搓揉，使药粉均匀润湿，以手"握之成团，触之即散"的软材为度，通过 8～10 目筛制成颗粒。再将此颗粒放入泛丸锅内，旋转摩擦，撞去棱角成为圆形，取出过筛分等即得丸模。

(2) 起模用粉量

起模用粉量应根据药粉的性质和丸粒的规格决定。大生产起模可用下列经验公式计算：

$$X = 0.6250 \times D/C$$

式中　C——成品水丸 100 粒干重，g；

$\quad\quad D$——药粉总重，kg；

$\quad\quad X$——一般起模用粉量，kg；

$\ 0.6250$——标准丸模 100 粒的湿重，g。

3. 盖面

将已经加大、合格、筛选的丸粒，继续在泛丸锅内进行表面处理的操作，使达到成品大小标准、表面光洁、致密、色泽统一的要求。常用的盖面方法有：

(1) 干粉盖面　先将丸粒充分润湿撞紧，然后将盖面用的药粉全部或分几次加入到丸中，快速转动使药粉全部黏附在丸粒上，再旋转至丸粒表面光亮，润湿即可取出，此法盖面的丸粒表面色泽均匀、美观。

(2) 清水盖面　在泛制好的丸粒上加适量水，让丸粒充分湿润光洁，迅速取出，立即干燥，否则色泽不匀。此法盖面的表面色泽仅次于干粉盖面。

(3) 清浆盖面　此法与清水盖面一样，只是把清水换成清浆。清浆可用废丸粒加水混悬而成。操作时应特别注意分布要均匀，盖面后要立即干燥，否则易出现花斑。

4. 选丸

常用的方法有滚筒筛、检丸器选丸等。

5. 包衣

丸剂在制成丸粒后需要在外面包裹一层物质，使之与外界隔绝，这一操作称为包衣。

(1) 包衣的目的　①改善外观、利于识别。②减少药物的刺激性，有矫味作用。③提高药物稳定性：隔离药物与外界接触，防氧化吸潮。④药物衣有先行治疗作用。⑤控制药物的释放：通过选择不同的包衣材料。

(2) 包衣的种类

① 药物衣　用丸剂处方组成中某一味药物的极细粉作包衣材料包衣。既可使丸剂美观，又可对丸剂起到保护作用，包衣材料还可首先发挥药效。常见的有朱砂衣（如天王补心丸、朱砂安神丸）——先行安神作用；青黛衣（如千金止带丸、当归芦荟丸）——先行清热作用；滑石粉包衣（如香砂养胃丸）——清热利湿等。

② 保护衣　用处方以外，无明显药理作用且性质稳定的物质作为包衣材料的包衣，主要目的是起保护作用。常见的保护衣有糖衣（如木瓜丸、安神补心丸），薄膜衣（如香附丸、补肾固齿丸）等。薄膜衣是目前应用最广的。

③ 肠溶衣　用肠溶性包衣材料包衣。主要目的是使包衣丸剂在胃液中不溶散而在肠液中溶散。常用的肠溶性包衣材料有虫胶衣、邻苯二甲酸醋酸纤维素（CAP）等。

（3）丸剂的包衣方法参见项目九，模块五片剂的包衣。

五、生产依据

《药品生产质量管理规范》2010年版、《中华人民共和国药典》2010年版、《批生产指令》、《产品工艺规程》、《设备标准操作规程》、《SOP标准操作规程》等。

模块四　水丸的包装

同项目九模块五、六。

项目十一　蜜丸的制备

蜜丸生产工艺流程如下。

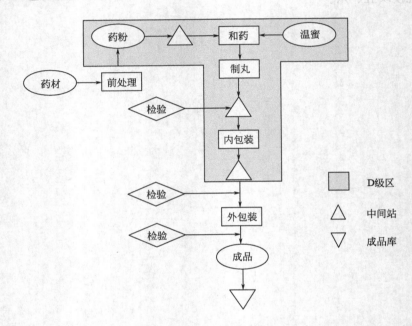

模块一　药材的处理

同项目十模块一。

模块二　配　　料

一、准备工作

同项目十模块二相关内容。

二、生产过程

同项目十模块二相关内容。

三、基础知识

（一）蜜丸的含义

蜜丸系指饮片细粉以蜂蜜为黏合剂制成的丸剂。其中每丸重量在 0.5g（含 0.5g）以上的称大蜜丸，每丸重量在 0.5g 以下的称小蜜丸。

（二）蜜丸的特点

1. 溶散缓慢，延缓药物的吸收，故可用于慢性病，同时能减弱毒性成分或刺激性成分的不良反应。

2. 具滋补、润肺止咳、润肠通便、解毒的作用，故可用于需要滋补的疾病。

3. 味道较甜，便于服用。

（三）蜜丸的质量要求

（1）外观性状　丸剂外观应圆整均匀，色泽一致，细腻滋润，软硬适中。

（2）水分　按照《中国药典》2010 年版一部附录ⅨH 的水分测定法测定，除另有规定外，不得过 15.0%。

（3）重量差异　按照《中国药典》2010 年版一部附录ⅠA 的规定进行测定，并符合规定。

（4）装量差异　单剂量按照《中国药典》2010 年版一部附录ⅠA 的规定进行测定，并符合规定。多剂量按照《中国药典》2010 年版一部附录ⅫC 的规定进行测定，并符合规定。

（5）溶散时限　按照《中国药典》2010 年版一部附录ⅠA 的规定进行检查，并符合规定。大蜜丸不进行溶散时限检查。

（6）微生物限度　按照《中国药典》2010 年版一部附录ⅩⅢC 的检查法进行检查，应符合规定。

四、生产依据

《药品生产质量管理规范》2010 年版、《中华人民共和国药典》2010 年版、《批生产指令》、《产品工艺规程》、《设备标准操作规程》、《SOP 标准操作规程》等。

模块三　温　蜜

一、准备工作

同模块二。

二、生产过程

（一）接受生产任务

自指令下发部门接受批生产指令，并仔细阅读批生产指令。按主配方领取药料。

（二）温蜜操作过程

1. 核对《清场合格证》并确认在有效期内，检查设备及容器具是否清洁卫生，取下"已清场"标志，换上"正在生产"标志，当温、湿度符合工艺要求时方可投料生产，否则按清场标准进行清场，并经 QA 人员检查合格后，填写清场合格证，方可进入下一步操作。

2. 可倾式夹层锅（见图 11-1）清洁完好，有"完好"标牌；有"检验合格证"，且在规定有效期内；使用的器具齐全、清洁。

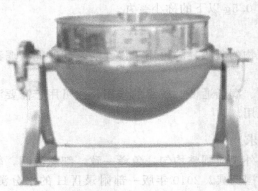

图 11-1　可倾式夹层锅

3. 挂本次运行状态标志，进入操作。

（1）根据工艺要求，按照《煮制标准操作规程》执行，加入合格的炼制好的蜂蜜（一般含水量在 17%～19%），加入可倾式夹层锅中（不超过锅内容积的 2/3 为宜）。

（2）在夹层中通热蒸气，并控制进气量，可适当搅拌，使料液不溢出为宜。

（3）温蜜一般控制在温度 110℃结束，将温好的蜂蜜移入运转桶。注意密闭包装，按《物料出入洁净区标准操作规程》要求进入洁净区。

4. 清场

将生产所剩物料收集，标明状态，交中间站，并填写好记录；按《可倾式夹层锅设备清洁操作规程》、《场地清洁操作规程》对设备、场地、用具、容器进行清洁消毒，经 QA 人员检查合格，发清场合格证。

（1）换品种清场　撤下"生产运行"标志，挂上"待清场"标志。

用湿布擦洗机身四周。用毛刷蘸 75% 乙醇刷洗，再用纯化水擦洗机身的四周，用布擦干。

填写清场记录，挂上"已清洁"标志。

（2）换批清场　用 75% 乙醇清洗后，用纯化水擦洗机器的四周，用布擦干。

5. 生产结束

每批结束后进行物料衡算，填写《交接班记录》，并在指定位置挂上"待清洁"标志。清场后，QA 检查员对操作间、设备、容器等进行检查，检查合格后发放"清场合格证"代替"待清洁"标志。整个生产过程中及时认真填写《批生产记录》（见表 11-1），同时应依据不同情况选择标示"设备状态卡"。

表 11-1　温蜜工序批生产记录

品名：　　　　　规格：　　　　　批号：　　　　　批量：

温蜜工序开工检查（QA 检查员填写）　　　　　　　　　　年　　月　　日

上批清场合格证	上批文件标志	上批物料	环境清洁	设备正常	计量器具合格	工具容器清洁	本批物料正确	是否批准开工	QA 检查员签字
有○	有○	有○	是○	是○	是○	是○	是○	是○	
无○	无○	无○	否○	否○	否○	否○	否○	否○	

温蜜生产记录

品名	规格	批号	温度	相对湿度	日期	班次

生产前检查：文件□　设备□　现场□　物料□　检查人：

配料	计划产量			领料人			
	原辅料名称	批号	领料数量/kg		实投数量/kg		补退数量/kg
	称量人	复核人	补退人		开处方人		复核人

清场合格证副本粘贴处
炼蜜规格：　　嫩蜜□　　　中蜜□　　　老蜜□

备注	

炼蜜放行记录（QA检查员填写）			年　　　月　　　日	
外观	合格○　　不合格○		是否放行　是○ 否○	
含水量		温度	QA检查员	

（三）操作要点和质量控制要点

1. 进气管的压力应调节为≤0.2MPa。

2. 使用蒸汽夹层锅时，必须在出气管端接疏水器。

三、基础知识

蜂蜜为蜜蜂科昆虫中华蜜蜂或意大利蜂所酿的蜜。其主要成分为葡萄糖、果糖和水，另有少量蔗糖、维生素类、酶类、无机盐类、有机酸、挥发油和乙酰胆碱等营养成分。

（一）蜂蜜的选择与要求

蜂蜜是中药蜜丸的主要赋形剂，具有润肺止咳、补中、润肠通便、矫味、解毒等作用。蜂蜜含有大量的还原糖，可防止有效成分氧化。药用蜂蜜的蜜源，一般以槐花蜜、荔枝蜜、白荆条蜜等为佳，乌头花、曼陀罗花等有毒，切忌丸药。

应选择《中国药典》2010年版一部蜂蜜项下有关规定检验合格的蜂蜜（附检验报告单）。

（二）蜂蜜的炼制

蜂蜜的炼制是指将蜂蜜过滤后热处理至一定程度的操作过程。

1. 炼制的目的

除去固体杂质、部分水分（增加黏性），杀灭微生物和破坏酶类的活性，促进蔗糖转化为葡萄糖和果糖（增加稳定性），以提高蜂蜜的质量，为生产高质量蜜丸奠定基础。

2. 炼蜜程度

炼蜜程度分为嫩蜜、中蜜和老蜜三种规格。

（1）嫩蜜　系将蜂蜜加热至105～115℃，使含水量为17%～20%，相对密度为1.35左右，颜色稍变深，用手捻搓略有黏性。适用于含较多淀粉、糖类、黏液质、脂肪等黏性较强的药物制丸。

（2）中蜜　系将嫩蜜继续加热，温度达116～118℃，含水量为14%～16%，相对密度为1.37左右，颜色呈浅红色，表面出现浅黄色有光泽翻腾的均匀细气泡（俗称鱼眼泡），用手捻有黏性，两手指离开时无长白丝出现。适用于黏性适中的药粉制丸。

（3）老蜜　系将中蜜继续加热至119～122℃，含水量为10%以下，相对密度为1.40左右，颜色呈红棕色，表面出现较大的红棕色气泡（俗称牛眼泡），用手捻之黏性强，两手指离开时出现白色长丝，滴入水中呈珠状，吹之不散（俗称滴水成珠）。适用于含矿物或纤维较多的黏性差的药粉制丸。

根据药粉黏性，蜂蜜炼制程度可有不同，药粉黏性强炼蜜的黏性可低一些，药粉黏性弱炼蜜的黏性要高一些。

四、生产依据

《药品生产质量管理规范》2010年版、《中华人民共和国药典》2010年版、《批生产指令》、《产品工艺规程》、《设备标准操作规程》、《SOP标准操作规程》等。

模块四　和　药

一、准备工作

同项目十模块二。

二、生产过程

（一）接受生产任务

自指令下发部门接受批生产指令，并仔细阅读批生产指令。按主配方领取药料。

（二）槽型混合机操作过程

表11-2　和药工序批生产记录

品名：　　　　　规格：　　　　　批号：　　　　　批量：

和药工序开工检查（QA检查员填写）　　　　　　年　　月　　日

上批清场合格证	上批文件标志	上批物料	环境清洁	设备正常	计量器具合格	工具容器清洁	本批物料正确	是否批准开工	QA检查员签字
有○	有○	有○	是○	是○	是○	是○	是○	是○	
无○	无○	无○	否○	否○	否○	否○	否○	否○	

和药生产记录

品名	规格	批号	温度	相对湿度	日期	班次

生产前检查：文件□　设备□　现场□　物料□　检查人：

	设备名称		领料人		
和药	领料数量/kg	搅拌开始时间	搅拌结束时间	调蜜加水量	软材重量
	称量人	复核人	补退人	开处方人	复核人

清场合格证副本粘贴处

炼蜜规格：　　嫩蜜□　　中蜜□　　老蜜□

备注	

1. 挂本次运行状态标志，进入操作

（1）开机前，操作者应对设备各部位进行认真的检查，确认完好安全方能开机。

（2）按工艺要求放入药粉和炼蜜（一般温度为 80～100℃）；按动启动开关，搅拌；待成为均匀的药坨后（根据工艺验证结果确定），按关闭电钮，停机。

（3）填写生产记录（见表 11-2）。

2. 清场

收集生产所剩物料，标明状态，交中间站，并填写好记录。按《槽型混合设备清洁操作规程》、《场地清洁操作规程》对设备、场地、用具、容器进行清洁消毒，经 QA 人员检查合格，发清场合格证。

换品种清场和换批清场同模块二。

3. 生产结束

同模块二。

（三）操作要点和质量控制要点

1. 在和药时注意控制蜜温，一般药粉越黏，蜜温越高。

2. 应根据药材的性质、环境的温湿度，控制用蜜量。

（四）故障及原因分析

（1）搅拌浆不转动 搅拌轴有异物、未清理干净、搅拌轴润滑不够、开关接电故障等，应及时清理、润滑、维修。

（2）出料翻斗失灵、不转动 翻动轴润滑不够、有异物，应及时清理、润滑。

（3）机器工作时有异常声音 搅拌机相关转动轴系统有断裂、抱死的可能，应立即停机检查维修。

三、基础知识

和药是将已混合均匀的饮片细粉与适量炼制好的蜂蜜，充分混匀，制成软硬度适宜、可塑性好的丸块的操作过程。

和药是制蜜丸的关键工序，是决定制丸质量的主要因素。一般以色泽一致，软硬适宜，不黏手，不黏附器壁，便于制成丸条和搓圆，以及在贮存中不易变形者为宜。和药后不能马上制丸，应放置适当时间，使蜂蜜充分渗入药粉内，使药坨滋润，便于制丸。

影响和药质量的因素如下。

1. 炼蜜程度

应根据处方中饮片性质、粉末粗细与含水量的高低、当时的气温及湿度等，来选择炼蜜的程度。蜜过嫩则粉末黏性不好，丸药搓不光滑；过老，丸块发硬，难于搓丸。

2. 和药蜜温

应根据处方中药物性质而定。一般处方用热蜜合药。如处方中含有较多糖、树脂、胶质、油脂类药材，以 60～80℃温蜜和药为宜。否则，使丸块黏软不易成形，待冷后则又变硬，使制丸困难。含有冰片、麝香等芳香挥发性药材，也应采用温蜜，以防挥发性成分散失。若处方中有大量叶、茎、全草或矿物类药物，药粉黏性很小，则须用老蜜趁热加入。

3. 用蜜量

一般药粉与蜜的比例为 1∶1～1∶1.5。一般黏性大的饮片用蜜量（嫩蜜）宜少，黏性小的药材用蜜量（老蜜）宜多；夏季用蜜量较少，冬季用蜜量较多；手工和药，用蜜量较多，机械和药，用蜜量较少。

（1）一般黏性的药粉（含淀粉、糖、少量纤维等成分），宜用中蜜，用蜜量与药粉量之比为 1：1。

（2）黏性差的药粉（含纤维或矿物类药物较多），宜用老蜜，用蜜量与药粉量之比为 1：（1.5～2），因老蜜含水量少，黏性大。

（3）黏性强的药粉（含糖、淀粉、黏液质、油脂等成分），宜用嫩蜜，用蜜量与药粉量之比为 1：（0.5～0.6）。

四、生产依据

《药品生产质量管理规范》2010 年版、《中华人民共和国药典》2010 年版、《批生产指令》、《产品工艺规程》、《设备标准操作规程》、《SOP 标准操作规程》等。

模块五　制　　丸

一、准备工作

同项目十模块一。

二、生产过程

（一）接受生产任务

自指令下发部门接受批生产指令，并仔细阅读批生产指令。按主配方领取药料。

（二）三轧辊大蜜丸机操作过程

1. 核对《清场合格证》并确认在有效期内，检查设备及容器具是否清洁卫生，取下"已清场"标志，换上"正在生产"标志，当温湿度符合工艺要求时方可投料生产，否则按规定进行处理，并经 QA 人员检查合格后，方可进入下一步操作。

2. 三轧辊大蜜丸机（见图 11-2）清洁完好，有"完好"标志；有"检验合格证"，且在规定有效期内；使用的器具齐全、清洁。对与药粉直接接触部位的设备及容器具用 75％乙醇擦拭消毒。

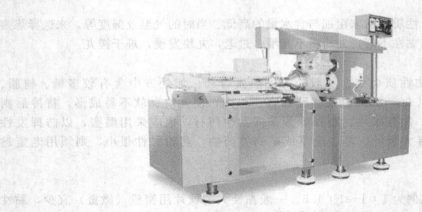

图 11-2　三轧辊大蜜丸机

3. 挂本次运行状态标志，进入操作

将合格的药坨倒入三轧辊大蜜丸机中，依据《三轧辊大蜜丸机标准操作规程》制丸，运行中要均匀向料斗中加料，以保证出条匀速，以免影响出条速度，造成产量低。生产合格的蜜丸，转入晾丸室摊晾。注意摊晾 12h 以上，含水量不得超过 15.0％。

4. 清场

（1）同品种连续生产

① 用刀铲将搅浆上、续坨槽内的残存药清理干净。

② 用布将花辊、导轨上的药垢擦干净。

③ 传送带上的丸药走干净后，关闭传送带。

④ 用洁净布擦拭设备至无痕迹。

⑤ 操作工清洁完毕后，填写清洁记录，经 QA 人员签字后，发放清洁合格证。

⑥ 用布罩将机器盖好。

（2）更换品种

① 停机后将出条嘴子、搅笼、搅浆、续坨槽及料斗拆下，连同整机，用扁铲铲除上面残存的药物，用 70℃ 左右的纯化水清洗干净，用纯化水冲刷后，用布蘸 75％ 乙醇擦拭消毒，自然风干后重新安装好。

② 轧辊成套更换时需将连接部分一起拆下，出条嘴应同时更换。

③ 用洁净的布（不易脱落纤维）擦拭设备至无痕迹。

④ 操作工清洁完毕后，填写清洁记录，经车间过程控制员签字后，发放清洁合格证。

⑤ 用布罩将机器盖好。

5. 生产结束

操作见模块二，生产过程应及时填写生产记录（见表 11-3）。

表 11-3 制丸工序批生产记录

品名：　　　　规格：　　　　批号：　　　　批量：

1. 制丸工序开工检查：（QA 检查员填写）　　　　年　　　月　　　日

上批清场合格证	上批文件标志	上批物料	环境清洁	设备正常	计量器具合格	工具容器清洁	本批物料正确	是否批准开工	QA 检查员签字
有○ 无○	有○ 无○	有○ 无○	是○ 否○	是○ 否○	是○ 否○	是○ 否○	是○ 否○	是○ 否○	

2. 制丸生产记录 1

品名		规格		批号		日期	

操作步骤	记录	操作人	复核人
1. 检查房间上次生产清场记录	已检查，符合要求□		
2. 检查房间中有无上次生产的遗留物；有无与本批产品无关的物品、文件	已检查，符合要求□		
3. 检查磅秤、天平是否有效，调节零点	已检查，符合要求□		
4. 检查用具与容器是否干燥、洁净	已检查，符合要求□		
5. 按生产指令领取物料	已检查，符合要求□		
6. 检查整机各部件是否完整、干净，各部件安装是否正确	已检查，符合要求□		
7. 乙醇桶内是否有乙醇	已检查，符合要求□		
8. 检查各开关是否处于正常状态，如调频开关扳向"关"、速度调节旋钮和调频旋钮处于最低位	已检查，符合要求□		
9. 通电后，低速检查机器运行是否正常	已按要求操作□		

品名		规格		批号		日期		
操作步骤					记录		操作人	复核人
10.制丸。将制好的丸块加入料斗，启动搓丸、伺服机、制丸条按钮，调频开关扳向开					已按要求操作□			
11.关闭水、电、气					水、电、气已关闭□			
备注								

3.制丸生产记录2

品名		规格		批号		计划产量	

指令:按《丸剂制备岗位操作法》操作;

工艺参数要求:　　　制丸模直径: Φ　　mm

操作记录		压差(走廊→称量室)/Pa		压差(走廊→混合室)/Pa		温度/℃		相对湿度/%	
	制丸	物料名称	物料代码	批号	报告书编号		水分/%	配料/kg	
		制丸开始时间	制丸结束时间	乙醇用量	湿丸总重量				
		粉尾量/kg			废弃量/kg				
		物料平衡 $= \dfrac{干丸总重量+尾粉量+废弃量}{药粉投入量+投入辅料量} \times 100\% =$							
		收得率 $= \dfrac{干丸总重量}{药粉投入量+投入辅料量} \times 100\% =$							

操作人		年　月　日		复核人			年　月　日	
质量检查记录		制软材:混合均匀( )			湿丸圆整度( )	重量合格( )		
工艺执行情况		工艺员		年　月　日	质量评价		QA	年　月　日

检查项目符合要求的在该项 ( ) 内打√，否则打×。本记录内所有操作记录由操作人填写，所有检查记录由 QA 人员填写。

4.制丸工序清场记录

清场前	批号		生产结束日期	年　月　日　班	
检查项目	清场要求			清场情况	QA 人员检查
物料	结料，剩余物料退料			按规定做□	合格□
中间产品	清点，送规定地点放置，挂状态标记			按规定做□	合格□
工具器具	冲洗，湿抹干净，放规定地点			按规定做□	合格□
清洁工具	清洗干净，放规定处干燥			按规定做□	合格□
容器管道	冲洗，湿抹干净，放规定地点			按规定做□	合格□
生产设备	湿抹或冲洗，标志符合状态要求			按规定做□	合格□
工作场地	湿抹或湿拖干净，标志符合状态要求			按规定做□	合格□
废弃物	清离现场，放规定地点			按规定做□	合格□
工艺文件	与继批产品无关的清离现场			按规定做□	合格□

注：符合规定在 "□" 中打 "√"，不符合规定则清场至符合规定后填写

清场时间		年　月　日　班	
清场人员			
QA 人员签名			年　月　日　班
	检查合格发放清场合格证，清场合格证粘贴处		
备注			

（三）操作要点和质量控制要点

1. 有选择的称量丸重，以药条两头为主。

2. 微调出条嘴和螺钉，保证丸形和丸重符合要求。

3. 调整推条变频器和托条辊变频器，使出条速度和滚丸速度相匹配。

4. 通过调节阀门量大小，调整乙醇用量，以不粘刀为准。

5. 刷油量以不粘滚丸刀辊、托丸刀辊和托条小辊为准，手工刷油，应注意安全。

6. 可根据药条的黏度使用加热器升温加热，达到生产要求。

（四）故障及原因分析

1. 刀辊不匹配，有异常声音　刀辊安装不匹配，出丸不光滑、不圆，应停机检查，重新安装。

2. 重差微调故障　出现丸重差异难控制，应检查、调试、维修微调装置。

三、基础知识

将和好的药坨制成规定规格丸剂的操作过程称为制丸。

大生产用制丸机，此类机器供制丸条、分粒、搓圆，最终制成丸粒之用。常用的有ZTM20-5 三辊蜜丸机、HZY-14 型蜜丸机、PW-1 型蜜丸机、ZW-20 型中药自动制丸机、ZW-20 型中药自动制丸机等。制成丸剂成型好，操作简单。蜜丸质量稳定，清洁方便。

四、生产依据

《药品生产质量管理规范》2010 年版、《中华人民共和国药典》2010 年版、《批生产指令》、《产品工艺规程》、《设备标准操作规程》、《SOP 标准操作规程》等。

模块六　包　　装

见项目九模块五、六。

项目十二　滴丸剂的制备

滴丸生产工艺流程图如下。

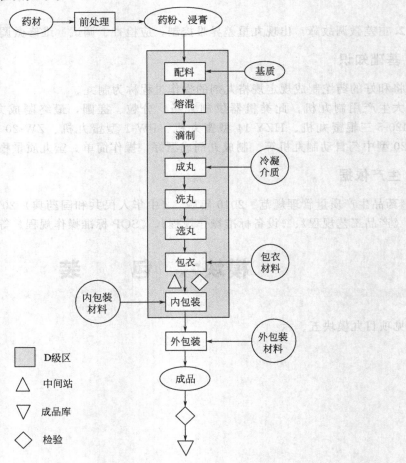

模块一　药材前处理及药粉、浸膏制备

一、准备工作

1. 职业形象
穿着正确，移动准确，行动准确，工作正确。

2.职场环境

（1）一般生产区。

（2）环境灯光　防爆。

（3）电源　防爆。

二、生产过程

（一）接受生产任务

生产车间主任按照要求下达批生产指令（见表12-1）。车间生产人员必须严格按照批生产指令领取物料。

表 12-1　中药滴丸剂批生产指令

受令部门		品名	
批号		批量	
处方	中药饮片（中药材）名称	投入量	

（二）中药原料的前处理

对中药原料进行鉴定、含量测定后，进行挑选和处理，必要时用水冲洗干净，按提取要求切成段、片或粗粉，备用。按照规定进行清场。具体操作见项目一。

（三）中药材提取

1.水提取

按分料、投料、加热煮提、放液、出渣、清场的顺序完成，提取浓缩成稠膏。具体操作见项目二。

2.醇提取

按溶剂配制、分料、投料、提取、放液、出渣、清场的顺序完成，提取液回收乙醇，浓缩成稠膏。具体操作见项目三。

3.按照规定进行清场

三、生产依据

《药品生产质量管理规范》2010 年版、《中华人民共和国药典》2010 年版、《批生产指令》、《产品工艺规程》、《设备标准操作规程》、《SOP 标准操作规程》等。

模块二　配　　料

一、准备工作

1.职业形象

穿着正确，移动准确，行动准确，工作正确。

2.职场环境

（1）环境　D 级控制区内进行生产。D 级控制区要求门窗表面应光洁，不要求抛光表面，应易于清洁。窗户要求密封并具有保温性能，不能开启。对外应急门要求密封并具有保温性能。

（2）环境温湿度　温度 18～26℃，相对湿度 45％～65％。

（3）环境灯光　不能低于 300 lx，灯罩应密封完好

（4）电源　应在操作间外，确保安全生产。

二、生产过程

（一）接受生产任务

自指令下发部门接受批生产指令（见表 12-1），并仔细阅读批生产指令。按主配方（见表 12-2）领取药料。

表 12-2　主配方

品名：　　　　　规格：　　　　　批号：　　　　　批量：

原辅料名称	批号或编号	理论用量/kg	本批用量/kg	生产厂家	检验报告单号
执 行 文 件	生产文件——称量岗位操作规程 SOP 设备文件——设备操作 SOP、设备维护检修 SOP 卫生文件——卫生管理规程、清洁清洗 SOP 质量文件——QA 管理规程、取样 SOP、产品质量内控标准				
备注					

称量人：　　　　　复核人：　　　　　主配方下达日期：　　年　月　日

（二）配料

同项目十模块二相关内容。

（三）熔混

1. 生产前准备

（1）复核清场情况　检查生产场地是否无上一批生产遗留的物料、生产用具、状态标志等。检查滴丸操作间的门窗、天花板、墙壁、地面、地漏、灯罩、开关外箱、出风口是否已清洁、无浮尘、无油污。检查是否无上一批生产记录及与本批生产无关文件等。检查是否有上一次生产的"清场合格证"，且是否在有效期内，证上所填写的内容是否齐全，有无 QA 人员签字。

（2）接收生产指令　工艺员发"滴丸生产记录"、物料标志、"运行中"标志。仔细阅读"批生产指令"的要求和内容。填写"运行中"标志的各项内容。

2. 生产操作

（1）将药料和基质加入熔胶罐（见图 12-1）。

（2）打开"电源"开关，接通电源；在控制面板上设定温度和时间，设定搅拌转速。

（3）按下"开始"开关，待温度到达设定温度时，按下"搅拌"开关。

（4）到达时间后，关闭搅拌，切断电源。

3. 清场

将生产所剩物料收集，标明状态，交中间站，并填写好记录；按《熔胶罐设备清洁操作规程》对设备、场地、用具、容器进行清洁消毒，经 QA 人员检查合格，发清场合格证。

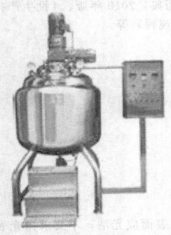
图 12-1　溶胶罐

（1）换品种清场　撤下"生产运行"标志，挂上"待清场"标志。

用饮用水擦洗干净屋顶和墙壁，用空压枪把机器表面和内部的粉子吹净，把地上的粉子扫走后擦地。

从上至下清洁机器。首先切断电源，再拆下辅助装置。在专用的冲具清洗盆中用75％乙醇依次清洗干净，用布擦干。

用湿布擦洗机身顶部。用毛刷蘸75％乙醇刷洗，再用纯化水擦洗机身的四周，用布擦干。

填写清场记录，挂上"已清洁"标志。

将拆下的辅助装置推至清洗间进行清洗，用洗涤剂液刷洗3遍，用饮用水冲至无泡沫，再用纯化水冲洗1遍置清洁架上晾干。

（2）换批清场　用75％乙醇清洗至无药粉残留，用纯化水擦洗机器的四周，用布擦干。

4. 熔混操作要点和质量控制要点

熔混时装完物料再加热，严禁干烧。

三、基础知识

滴丸剂系指饮片经适宜的方法提取、纯化后与适宜的基质加热熔融混匀，滴入不相混溶的冷凝介质中制成的球形或类球形制剂。

（一）特点

1. 提高药物的溶出速率和溶出度。提高某些难溶性药物的生物利用度，降低不良反应。

2. 可以产生速效或长效作用。崩解迅速而达到速效，如速效救心丸。

3. 可用于局部用药。克服西药滴剂的易流失、易被稀释，以及中医用散剂的妨碍引流、不易清洗、易被浓液冲出等缺点。

4. 将易氧化、挥发的药物溶于基质制成滴丸后，可增加其稳定性。

5. 可代替肠溶衣、栓剂。

6. 某些液体药物也可以制成固体滴丸，方便服用、运输和贮存。

7. 滴丸的设备简单，操作方便。

8. 滴丸的工序少，生产周期短，自动化程度高。

但同时，可供滴丸使用的基质和冷凝介质品种较少，使滴丸品种受到限制。另外，滴丸的重量一般都小于100mg，目前制成大丸还有一定困难，因而导致剂量较大的品种服用粒数较多。

（二）滴丸的基质与冷凝介质

滴丸中除主药以外的其他辅料称为基质。用来冷却滴出的液滴，使之冷凝成固体药丸的液体，称为冷凝介质，又称冷却剂。它们的性质及种类对滴丸的质量与疗效影响极大。所以滴丸对基质与冷凝介质有一定选择和要求。

1. 滴丸基质的要求

（1）熔点较低或加一定量热水（60～100℃）能熔化成液体，而遇骤冷后又能凝成固体（在室温下仍保持固体状态），并在加入一定量的药物后仍能保持上述性质。

（2）不与主药发生作用或影响稳定性，不破坏主药的疗效。

（3）对人体无害。

2. 滴丸基质种类

（1）水溶性基质　聚乙二醇6000（PEG6000）、聚乙二醇4000（PEG4000）、硬脂酸钠、泊洛沙姆、甘油明胶、聚氧乙烯单硬脂酸酯（S-40）等。

聚乙二醇（PEG）：无生理活性，易溶于水，对药物有助溶作用，同时还能吸附部分液体，是目前较为理想的一类水溶性基质。当 PEG4000 和 PEG6000 的比例为 1:1 时，耐热性最差；对于含大量挥发油的中药提取物，当用 PEG4000 作基质时，若滴丸硬度不够、流动性差、耐热性差时，可用 PEG6000 来替换部分 PEG4000；当采用 PEG6000 作基质时，若料液的黏度高、滴制温度高、滴丸的光泽度差、易拖针状尾时，可用 PEG4000 来替换部分 PEG6000。

聚氧乙烯单硬脂酸酯：由聚乙二醇类基质酯化而成，是一种具表面活性的水溶性基质。具有亲酯结构和表面活性的性质。但其引湿性较 PEG6000 强，故成品应注意密封保存。

泊洛沙姆：聚醚，是乙烯氧化物和丙烯氧化物的镶嵌聚合物，平均相对分子质量为8350，是一种优良的非离子型表面活性剂，具水溶性，毒性小，温度控制比 PEG 基质简单。

（2）非水溶性的基质　硬脂酸、单硬脂酸甘油酯、虫蜡、氢化植物油等。

3. 滴丸冷却剂的要求

（1）既不与主药相混溶，也不与基质、药物发生作用，不破坏疗效。

（2）要有适当的密度，即与液滴密度相近，以利于液滴逐渐下沉或缓缓上升，充分凝固，丸形才圆整。

（3）有适当的黏度，使液滴与冷却剂间的黏附力小于液滴的内聚力而能收缩凝固成丸。

4. 滴丸冷却剂种类

（1）水溶性基质的滴丸　可用液体石蜡、植物油、甲基硅油等作冷却剂。

① 甲基硅油：表面张力低，与药液的密度差小，可减少黏滞力，利于滴丸成形；黏度大，改善滴丸的圆整度。

② 液体石蜡和甲基硅油的混合冷凝剂：液体石蜡在上层，二甲硅油在下层，制备得到滴丸效果较好。

③ 玉米油：缺点为黏度小，与二甲硅油合用。

（2）非水溶性基质的滴丸　常用水或乙醇等作冷却剂。

四、生产依据

《药品生产质量管理规范》2010 年版、《中华人民共和国药典》2010 年版、《批生产指令》、《产品工艺规程》、《设备标准操作规程》、《SOP 标准操作规程》等。

模块三　制　　丸

一、准备工作

同模块二。

二、生产过程

（一）接受生产任务

自指令下发部门接受批生产指令（见表 12-1），并仔细阅读批生产指令。按主配方（见

表 12-2）领取药料。

（二）滴丸

1. 生产前准备

（1）复核清场情况　见模块二。

（2）QA 人员检查合格后，填写开工检查记录（见表 12-3），同意开工。

表 12-3　制丸工序开工检查记录（QA 检查员填写）

品名：　　　　规格：　　　　批号：　　　　批量：　　　　　年　　月　　日

上批清场合格证	上批文件标志	上批物料	环境清洁	设备正常	计量器具合格	工具容器清洁	本批物料正确	是否批准开工	QA 检查员签字
有○ 无○	有○ 无○	有○ 无○	是○ 否○	是○ 否○	是○ 否○	是○ 否○	是○ 否○	是○ 否○	

（3）接收生产指令　见模块二。

（4）设备、生产用具准备　准备所需接丸盘、合适规格的筛丸筛等。检查滴丸机（见图 12-2）、离心机、接丸盘等生产用具是否已清洁、完好。按《滴丸机操作规程》检查设备是否运作正常。检查滴头开关、制冷、搅拌、油泵、滴罐加热、滴盘加热是否关闭，气压、真空、调速旋钮是否调到最小位置。检查油箱内的液体石蜡是否足够。接入压缩空气管道。

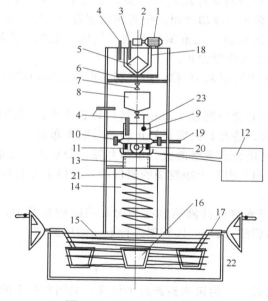

图 12-2　XD-20 滴丸机简图

1—电动机；2—蜗轮减速器；3—WT0288 压力式温度计；4—Sr 型晶体管恒温控制仪；5—搅拌器；6—加热元件；7—滤袋；8—玻璃贮液缸；9—浮球阀；10—滴头活塞手柄；11—滴头；12—光电测速仪；13—侧门；14—冷凝柱；15—冷凝槽；16—接丸筛盒；17—出丸摇臂；18—化料锅；19—抽气口；20—灯泡；21—冷盐水出口；22—冷盐水进口；23—滴缸

2. 生产操作

（1）打开"电源"开关，接通电源；滴罐及冷却柱处照明灯点亮。

（2）在控制面板上设定以下温度："制冷温度"设定为 1～5℃；"油浴温度"和"滴盘

温度"均为40℃。

（3）按下"制冷"开关，启动制冷系统。

（4）按下"油泵"开关，启动磁力泵，并调节冷却液液位调节旋钮，使冷却剂液位平衡。

（5）按下"滴罐加热"开关，启动加热器为滴罐内的导热油进行加热。

（6）按下"滴盘加热"开关，启动加热盘为滴盘进行加热保温。

（7）待油浴温度和滴盘温度均显示达到40℃时，关闭"滴罐加热"和"滴盘加热"开关，停留10min，使导热油和滴盘温度适当传导后，再将两者温度显示仪调整到所需温度（如一次性调整到所需温度，加热系统的惯性会使温度上升，令原料的稳定性下降）。油浴温度根据原料性质而定，但应高于70℃；滴盘温度应比油浴温度高5℃，以防止药液下滴时凝固。

（8）当药液温度达到设定温度时，将滴头用开水加热浸泡5min，戴手套拧入滴罐下的滴头螺纹上。

（9）打开滴罐的加料口，投入已调剂好的原料。

（10）打开压缩空气阀门，调整压力为0.7MPa，如原料黏度小可不使用压缩空气。

（11）启动"搅拌"开关，调节调速旋钮，使搅拌器在要求的转速下进行工作。

（12）待制冷温度、药液温度和滴盘温度显示达设定值后，缓慢扭动滴缸上的滴头开关，打开滴头开关，使药液以一定的速度下滴。

（13）试滴30s，取样检查滴丸外观是否圆整，去除表面的冷却油后，称丸重，根据实际情况及时对冷却温度、滴头与冷却液面的距离和滴速做出调整，必要时调节面板上的"气压"或"真空"旋钮（药液黏稠、丸重偏轻时调"气压"旋钮，药液较稀、丸重偏重时调"真空"旋钮），直至符合工艺规程为止。

（14）正式滴丸后，每小时取丸10粒，用罩绸毛巾抹去表面冷却油，逐粒称丸重，根据丸重调整滴速。

（15）收集的滴丸在接丸盘中滤油15min，然后装进干净的脱油用布袋，放入离心机内脱油，启动离心机2~3次，待离心机完全停止转动后取出布袋。

（16）滴丸脱油后，利用合适规格的大、小筛丸筛，分离出不合格的大丸、小丸和碎丸，中间粒径的滴丸为正品，倒入内有干净胶袋的胶桶中，胶桶上挂有物料标志，标明品名、批号、日期、数量、填写人。

（17）连续生产时，当滴罐内药液滴制完毕时，关闭滴头开关，将"气压"和"真空"旋钮调整到最小位置，然后按（2）~（10）项进行下一循环操作。

3. 生产结束

（1）关闭滴头开关。

（2）将"气压"和"真空"旋钮调整到最小位置，关闭面板上的"制冷"、"油泵"、"滴罐加热"、"滴盘加热"、"搅拌"开关。

（3）将盛装正品滴丸的胶桶放于暂存间。

（4）收集产生的废丸，如工艺允许，可循环再用于生产；否则用胶袋盛装，称重并记录数量，放于指定地点，做废弃物处理。

（5）填写生产记录（见表12-4）。

（6）QA对产品检查合格后，填写滴丸放行记录（见表12-5），即可将制成的滴丸转下一生产工序。

（7）清洁与清场。

表 12-4　制丸工序批生产记录

品名		规格		批号		批量		瓶	日期	
开始操作		年 月 日 时			结束操作		年 月 日 时			
执行文件:《滴丸岗位操作法》										
生产前检查:文件□　设备□　物料□ 检查人:					"清场合格证"副本及"准产证"粘贴处					
物料	物料名称		物料编码		批号		检验单号		领入数量	

滴制	日期、班次				
	室温/℃				
	相对湿度/%				
	冷却油温/℃				
	滴罐加热温度/℃				
	滴盘加热温度/℃				
	控制丸重	按规定做□		按规定做□	按规定做□
	脱油、筛丸	按规定做□		按规定做□	按规定做□
	操作人				
	复核人				
	投料总量/kg		移交丸重/kg	平均丸重/kg	废丸重/kg

表 12-5　滴丸放行记录（QA 检查员填写）

品名:	规格:	批号:	批量:		年　　月　　日	
外观	合格○　不合格○		重量差异	合格○ 不合格○	是否放行	
溶散时限/min		合格○　不合格○				
含量	为标示量的　%	合格○不合格○	QA 检查员			

① 将生产所剩物料收集，标明状态，交中间站，并填写好记录。

② 将冷却液放出（每批生产结束），过滤冷却液，直至无此批产品的遗留。

③ 将 70～75℃的纯化水从上料口倒入贮药池，然后将制滴阀门旋至最大，待清洗水全部流出。

④ 重复③操作 3 次，至贮药池洗干净。

⑤ 往贮料池倒入 75％乙醇适量，密闭。

⑥ 对场地、用具、容器进行清洁消毒，填写清场记录（见表 12-6）。

⑦ 经 QA 人员检查合格后，发清场合格证。

（8）将本批生产的"清场合格证"、"中间产品递交许可证"、"生产运行证"贴在批生产记录规定位置上。

（9）复查本批的批生产记录，检查是否有错漏记。

（10）每批结束后进行物料衡算，填写《交接班记录》（见表 12-7），并在指定位置挂上"待清洁"状态标记。清场后，QA 检查员对操作间、设备、容器等进行检查，检查合格后发放"清场合格证"代替"待清洁"状态标记。整个生产过程中及时认真填写《批生产记录》见表 12-4，同时应依据不同情况选择标示"设备状态卡"。

表 12-6　滴制工序清场记录

清场前	批号		生产结束日期:年　月　日　班	
检查项目	清场要求		清场情况	QA 人员检查
物料	结料,剩余物料退料		按规定做□	合格□
中间产品	清点,送规定地点放置,挂状态标记		按规定做□	合格□
工具器具	冲洗、湿抹干净,放规定地点		按规定做□	合格□
清洁工具	清洗干净,放规定处干燥		按规定做□	合格□
容器管道	冲洗、湿抹干净,放规定地点		按规定做□	合格□
生产设备	湿抹或冲洗,标志符合状态要求		按规定做□	合格□
工作场地	湿抹或湿拖干净,标志符合状态要求		按规定做□	合格□
废弃物	清离现场,放规定地点		按规定做□	合格□
工艺文件	与续批产品无关的清离现场		按规定做□	合格□

注:符合规定在"□"中打"√",不符合规定则清场至符合规定后填写

清场时间			年　月　日　班
清场人员			
QA 人员签名			年　月　日　班

检查合格发放清场合格证,清场合格证粘贴处

备注:

表 12-7　交接班记录

接班人		接班时间	年　月　日　时			
本班工作状况						
备注						
交班人		交班时间	年　月　日　时			

(三) 洗丸

1. 生产前准备

同模块二滴丸的生产前准备。

2. 生产操作

(1) 开动离心机前检查机器是否有异常现象。

(2) 启动开车,电动机开动后,由于离心机离合器的作用,离心机转鼓即逐渐增加转速,以达到最大转速为止,启动时间一般为 60s 左右,如果操作时离心机开始猛烈跳动,必须立即停车,待停止运转后,将转鼓内物料重新铺匀再开车,如仍有激烈跳动时应停车检修。

(3) 停车,应先截断电源,再操纵制动手柄,停车使用刹车时应注意,不得关闭电门后一下子把车刹死,应该在开始时用较短的时歇动作,将手柄几收几放逐步拉紧,以达到制动的目的,一般在 30s 左右,否则可能发生事故。

(四) 操作要点和质量控制要点

1. 滴丸机操作要点和质量控制要点

(1) 滴罐玻璃罐处与照明灯处温度较高,投料时要小心操作,慎防烫伤。

(2) 药液温度低于 70℃时不可启动搅拌机进行搅拌,否则原料未完全熔融易损坏电机。

(3) 搅拌器不允许长期开启,且调节转速不应过高,一般在 $60\sim100 r/min$ 范围内。

(4) 经常留意冷却油液面高度是否适中,通过调节液位调节旋钮,使冷却油液位平衡。

（5）滴头为较精细部件，必须小心拆装，防止磕碰。

2. 离心机操作要点和质量控制要点

（1）每次操作溶剂重量不得超过规定限额，检修后转速不得超过规定值。

（2）经常保持滤液出口畅通，以免滤液上溢。

（3）停车时必须先将电动机断电，然后使用刹车装置，开车前必须将刹车装置松开。

（五）故障及原因分析

1. 滴丸粘连

发生原因：冷却油温度偏低，黏性大，滴丸下降慢。排除方法：升高冷却油温度。

2. 表面不光滑

冷却油温度偏高丸形定型不好。排除方法：降低冷却油温度。

3. 滴丸带尾巴

冷却油上部温度过低。排除方法：升高冷却油温度。

4. 滴丸呈扁形

（1）冷却油上部温度过低，药液与冷却油面碰撞成扁形，且未收缩成球形。排除方法：升高冷却油温度。

（2）药液与冷却油密度不相符，使液滴下降太快影响形状。排除方法：改变药液或冷却油密度，使两者相符。

5. 丸重偏重

（1）药液过稀，滴速过快。排除方法：适当降低滴罐和滴盘温度，使药液黏稠度增加。

（2）压力过大使滴速过快。排除方法：调节压力旋钮或真空旋钮，减小滴罐内压力。

三、基础知识

（一）滴丸的滴制方法

滴丸的滴制方法有两种：一是上滴法（从下向上滴）；二是下滴法（从上向下滴）（见图12-3）。

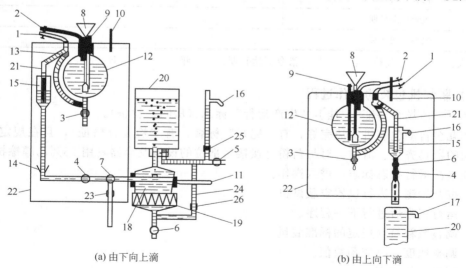

(a) 由下向上滴　　　　　　　　　　(b) 由上向下滴

图 12-3　滴制法装置示意图

1～7—玻璃旋塞；8—加料斗；9、10—温度计；11—导电温度计；12—贮液瓶；13、14—启口连接；
15—滴瓶；16、17—溢出口；18—保温瓶；19—环形电炉；20—冷却柱；
21—虹吸管；22—恒温箱；23～25—橡皮管连接；26—橡皮管夹

（二）滴丸剂的质量要求

（1）外观性状　滴丸剂外观应圆整均匀，色泽一致，无粘连现象，表面无冷凝液黏附。

（2）装量差异　单剂量按照《中国药典》2010年版一部附录ⅠA的规定进行测定，并符合规定。多剂量按照《中国药典》2010年版一部附录ⅩⅢC的规定进行测定，并符合规定。

（3）微生物限度　按照《中国药典》2010年版一部附录ⅩⅢC的规定进行检查，并符合规定。

模块四　内　包　装

一、准备工作

同模块二。

二、生产过程

（一）接受生产任务

自指令下发部门接受批生产指令（见表12-8），并仔细阅读批生产指令。

表12-8　批生产指令

品名	
规格	
批号	
投入批量	
包装开始日期	
包装结束日期	
包装车间名称	

指令人：　　　　复核人：　　　　指令下达日期：　　　年　月　日

（二）瓶装机包装的操作过程

1. 撤下"清场合格证"，挂上"生产运行"标志（房间、设备）。

2. 滴丸全自动包装机清洁完好，有"完好"标牌；有"检验合格证"，且在规定有效期内；使用的器具齐全、清洁。对与药粉直接接触部位的设备及容器具用75％乙醇擦拭消毒。

3. 挂本次运行状态标志，进入操作。

（1）按开始键，进行机器空载试机。

（2）运行正常后进行下一程序。

（3）调整数粒量（规定的标准装量）。

（4）调整速度，改变预数值。

（5）调整计数速度。

（6）改变料斗振动速度。数字太高会发生丸粒未分开。

（7）改变料斗间隔，数字太高会发生丸粒未分开。

（8）操作结束，按关闭键，关闭面板功能操作。

（9）关闭总开关，关气。

（10）清洁。

4. 生产结束

每批结束后进行物料衡算，填写《交接班记录》，并在指定位置挂上"待清洁"状态标记。清场后，QA检查员对操作间、设备、容器等进行检查，检查合格后发放"清场合格证"代替"待清洁"状态标记。整个生产过程中及时认真填写《批生产记录》（见表12-9），同时应依据不同情况选择标示"设备状态卡"。

表 12-9　包装工序批生产记录

品名：　　　　规格：　　　　批号：　　　　批量：

包装记录　装量差异：合格○　不合格○　　　　　　　　　年　　　月　　　日

领用滴丸重量/kg		领用人	应装瓶数	班次		
操作间		规格（g/瓶）	装量差异/%	包装工		
每格时间	15min	每瓶重量/mg	10瓶重量范围	左轨红色	右轨蓝色	复核人：
上限/g 中限/g 下限/g						

滴丸放行记录（QA检查员填写）				年　　月　　日	
外观	合格○　不合格○		重量差异	合格○ 不合格○	是否放行
溶散时限/min		合格○　不合格○	装量差异	合格○不合格○	是○ 否○
含量	为标示量的　　%		合格○ 不合格○	QA检查员	

（三）瓶装机操作要点和质量控制要点

料斗振动速度调整数值不能过大，否则丸粒无法分开。

（四）瓶装机故障及原因分析

少丸现象，可能为数丸设定有卡丸问题，使电脑识别出现错误，应重新设定数丸粒数。

三、生产依据

《药品生产质量管理规范》2010年版、《中华人民共和国药典》2010年版、《批生产指令》、《产品工艺规程》、《设备标准操作规程》、《SOP标准操作规程》等。

模块五　外　包　装

一、准备工作

1. 职业形象

穿着正确，移动准确，行动准确，工作正确。

2. 职场环境

（1）环境　一般生产区内进行生产。一般生产区要求门窗表面应光洁，不要求抛光表面，应易于清洁。窗户要求密封并具有保温性能，不能开启。对外应急门要求密封并具有保温性能。

（2）环境温湿度　温度 18～26℃，相对湿度 45％～65％。

（3）环境灯光　防爆。

（4）电源　防爆。

二、生产过程

见项目一模块五。

三、基础知识

应选用不易透气、透湿的包装材料，以药用复合膜、药用聚乙烯塑料瓶等作为内包装材料并应干燥贮藏。

四、生产依据

《药品生产质量管理规范》2010 年版、《中华人民共和国药典》2010 年版、《批生产指令》、《产品工艺规程》、《设备标准操作规程》、《SOP 标准操作规程》等。

项目十三 胶剂的制备

胶剂的生产工艺流程如下。

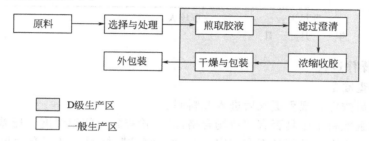

模块一 配 料

一、准备工作

1. 职业形象
穿着正确，移动准确，行动准确，工作正确。

2. 职场环境
（1）环境 未经处理的动物皮等原材料的称量可在一般生产区内进行。其他辅料的配料间应符合 D 级控制区洁净度要求。控制区的内表面（墙壁、地面、天棚）应当平整光滑、无裂缝、接口严密、无颗粒物脱落，避免积尘，便于有效清洁。配料间为产尘操作间，应当保持相对负压或采取层流配料隔间等专门的措施，防止粉尘扩散、避免交叉污染。为防止交叉污染，动物皮等的炮制处理，如浸泡、刮毛、切割等处理可在一般生产区设立独立的厂房内进行。

（2）环境温湿度 应当保证操作人员的舒适性。

（3）环境灯光 不能低于 300 lx，灯罩应密封完好。

二、配料过程

（一）接受生产任务
自指令下发部门接受批生产指令（见表 13-1），认真阅读，并根据批生产指令和领料单（见表 13-2）领取物料。

（二）领料
双人复核原料质量、称重数量、进厂编号与实物是否相符，是否有检验报告单，核对无误后，双人签字。领料员将原辅料送入车间，外清后转入原辅料暂存间。

表 13-1　批生产指令

品　名			批　号	
规　格			数　量	
物料编码	原辅料名称	批号	处方数量/kg	批投料量/kg

指令签发人：　　　　　　　指令审核人：　　　　　　　指令接收人：

指令下达日期：　　　年　　　月　　　日

表 13-2　领料单

品名：　　　　　　规格：　　　　　　批号：　　　　　　数量/万支：

物料编码	原辅料名称	批号	处方量/kg	批投料量/kg	生产厂家	检验单号

领料人：　　　　　　　发料人：　　　　　　　审核人：

领料日期：　　　年　　　月　　　日

（三）配料操作过程

1. 生产前检查准备

（1）操作人员按更衣规程更衣后进入配料间。

（2）检查称量配料工序是否有"清场合格证"；检查配料间温湿度、压差是否符合要求，有无上批遗留物；检查电子秤是否有"完好"、"已清洁"标示，是否有"校验合格证"，计量范围是否与称量量相符，精度及准确度是否满足要求。

（3）按主配方到原辅料暂存间领取物料，逐一复核物料的品名、规格、批号、数量及检验合格报告单等。

（4）到容器具间领取物料桶和取料器具，检查其清洁状态，确保在清洁有效期内，桶内外应无原有的任何标记。

（5）配料操作前，将房间状态标示更换为"生产中"，将电子秤状态标示更换为"生产运行"。

（6）填写生产前检查记录（见表 13-3）。

表 13-3　配料生产前检查记录

上次生产品种		规格		批号	
本批生产品种		规格		批号	
A. 配料工序所执行的操作程序					
项　　目			有	否	
配料岗位操作及清洁 SOP					
B. 配料前检查项目					
项　　目			是	否	
1. 有否上批产品清场合格证,并在有效期内					
2. 检查房间内温度、相对湿度是否达到要求					
3. 检查房间内压差是否达到要求					
4. 吸尘器是否正常,并已清洁、干燥					
5. 领用的物料是否有检验报告书					
6. 工具、器具是否齐备,并已清洁、干燥					
7. 衡器是否有校验合格证,并在有效期内					
8. 衡器是否调零					
日期		年　　月　　日	检查人		
备注					

2. 配料操作

（1）配料时要一人操作，一人复核。

（2）打开电子秤开关，仪表进行 99999～00000 自动回零后，便进入称量状态。若空称状态下，零点不为零时，即可按"零"键，仪表数字自动回零。

（3）将洁净物料桶置于秤台上，待显示稳定后，按"去皮"键去皮。

（4）向物料桶内加入待称量物料至规定重量后，取下物料桶，密封，贴好"桶签"，写明物料名称、批号、重量、日期，并有操作者和复核者签名。

（5）依法将所有物料称重完毕后，将电子秤清零，关闭电源开关。

（6）及时填好配料称量记录（见表 13-4），把盛有配好物料的物料桶转入下一道工序，做好物料交接记录。

表 13-4　配料称量记录

产品名称			批号			规格		
班次			日期					
设备名称								
设备编号								
称量记录								
序号	品名	原料编号	检验单号	来料量	配料量	剩余量	操作人	复核人
备注								

3. 清场

（1）更换"待清洁"状态标示。

（2）将剩余物料标注品名、数量、批号等，然后密封，退回原辅料暂存间。

（3）物料桶、不锈钢盘、取料器具等用洗涤剂洗去污迹，用饮用水冲洗至无泡沫，然后用纯化水冲洗 3～4 遍，晾干。

（4）电子秤先用干尼龙刷刷去表面粉尘，然后用半干的仪器布擦拭干净，挂上"完好"、"已清洁"标示。每周周末或换批清场时，要用 1% 的洗洁精液润湿抹布，再拧干将电子秤擦拭干净，再依次用半干的饮用水和纯化水抹布擦拭一遍，最后用 75% 乙醇擦拭消毒，晾干。

（5）对屋顶、墙壁、地面等进行清洁，QA 人员检查合格后发放清场合格证，将清场合格证（副本）挂到配料间门上。

（6）及时填写清场记录（见表 13-5）。

表 13-5　配料清场记录

清场前产品名称		规格		批号	
本次产品名称		规格		批号	
清场日期					
	清场内容及要求	检查情况		备　注	
		是	否		
1	是否将所有物料清场				
2	是否填写生产原始记录				
3	是否清洁设备、工具、容器				
4	是否清洁吸尘器				
5	是否清洁操作间				
6	是否关闭水、电				
7	其他				
结　论					
清场人			检查人		

(四) 配料操作要点及质量控制要点

1. 配料操作过程中严禁用裸手直接接触待称量配料的药材，严禁药材直接接触地面。

2. 称量配料的器具不能混用，一次只能用于一种活性成分。

3. 称量过程中，对洒落在称量仪器及地板上的药材要及时清理，以免影响下一物料的称量。

4. 称量器具严禁超负荷称量。

5. 不同品种或同一品种不同规格的物料不能同时在同一配料间内称量配料。

6. 操作过程中若有异常情况，应立即停止，并报告情况。

三、基础知识

(一) 概述

胶剂是指用动物皮、骨、甲、角等用水煎取胶质，浓缩成稠胶状，经干燥后制成的固体块状内服制剂。其主要成分是动物胶原蛋白及其水解产物，并加入一定量的糖、油脂及酒（黄酒）等辅料。常切成小方块或长方块服用，具有补血、止血、祛风以及妇科调经等功效。

常用的胶剂，按其原料来源不同，大致可分为以下四类。

(1) 皮胶类　系用动物的皮为原料经熬炼制成，具有补血止血、滋阴润燥之功效。常用的有驴皮及牛皮，前者习称阿胶，后者则称为黄明胶，以猪皮为原料者称新阿胶。

(2) 角胶类　主要指鹿角胶，其原料为雄鹿骨化的角，具有温补肝肾、益精养血的功效。鹿角胶应呈白色半透明状，但目前制备鹿角胶时往往掺入一定量的阿胶，因而呈黑褐色。熬胶所剩的角渣，也供药用，称为鹿角霜。

(3) 骨胶类　骨胶系以动物的骨骼熬炼而成，有虎骨胶、豹骨胶、狗骨胶等，用于祛风止痛、强筋健骨。

(4) 甲胶类　以乌龟或其近缘动物之背甲或腹板熬炼而成，如龟板胶、鳖甲胶等，常用于滋阴养血、止血、潜阳等。

(二) 原辅料的选择

1. 原料的选择

原料的优劣，直接影响产品的质量和产量。皮、甲类原料的选择，应取自健康强壮的动物，以皮厚、板质结实（如龟板）为佳。

皮类：驴皮以张大、毛色灰黑、质地肥厚、伤少无病的"冬板"（冬季宰杀剥取）为佳；张小、皮薄色杂的"春秋板"（春秋季宰杀剥取）次之；"伏板"（夏季宰杀剥取）最差。黄牛皮以毛色黄、皮张厚大、无病的北方黄牛为佳。猪皮以质地肥厚、新鲜者为宜。

角类：鹿角分砍角与脱角两种。"砍角"质重，表面呈灰黄色或灰褐色，质地坚硬有光泽，角中含有血质，角尖对光照视呈粉红色者为佳；春季鹿自脱之角称"脱角"，质轻、表面灰色，无光泽。以砍角为佳，脱角次之，野外自然脱落之角，经受风霜侵蚀，质白有裂纹者最次，称为"霜脱角"，不宜采用。

龟板、鳖甲：龟板为龟的腹甲，以板大质厚、颜色鲜明者为佳，称"血板"，而以产于洞庭湖一带者最为著名，俗称"汉板"，对光照之微呈透明、色粉红，又称"血片"。鳖甲也以个大、质厚、未经水煮者为佳。

虎骨：以东北虎为优，因其骨骼粗大，质地坚实；华南虎骨骼轻小，次之。一般以质润色黄之新品为佳，以虎之胫骨为最佳，陈久者产胶量低。

2.辅料的选择

胶剂根据治疗需要，常加入糖、油、酒等辅料。辅料既有矫味及辅助成型作用，亦有一定的医疗辅助作用，辅料的优劣，直接关系到胶剂的质量。

冰糖：以色白洁净无杂质者为佳。加入冰糖能矫味，且能增加胶剂的硬度和透明度。

酒：多用黄酒，以绍兴酒为佳，无黄酒时也可以白酒代替。胶剂加酒主要为矫臭、矫味。绍兴酒气味芳香，能改善胶剂的气味。

油类：制胶用油，常用花生油、豆油、麻油三种。以纯净新鲜者为佳，已酸败者不得使用。油类能降低胶之黏性，便于切胶，且在浓缩收胶时，锅内气泡也容易逸散。

阿胶：某些胶剂在熬炼时，常掺和小量阿胶，可增加黏度，使之易于凝固成型，并协助发挥疗效。

明矾：以白色纯净者为佳，主要用于沉淀胶液中的泥土等杂质，以保证胶块成型后的澄明度。

水：一般应选择纯净、硬度较低的淡水，或用离子交换树脂处理过的水来熬炼胶汁，避免过多的杂离子引起胶体聚沉，产生混浊状态。

四、生产依据

依据《药品生产质量管理规范》2010 年版、《中华人民共和国药典》2010 年版、《批生产指令》、《产品工艺规程》、《设备标准操作规程》、《SOP 标准操作规程》等。

模块二 制 胶

一、准备工作

1.职业形象
穿着正确，移动准确，行动准确，工作正确。

2.职场环境
（1）环境 煎取、过滤、浓缩、收胶等工序宜采用密闭系统进行操作，并在线进行清洁，以防止污染和交叉污染。若采用密闭系统生产的，其操作环境可在非洁净区；若采用敞口方式生产的，其操作环境应当符合 D 级控制区洁净度要求。凝胶、切胶、干燥等工序操作环境应符合 D 级控制区洁净度要求。控制区的内表面（墙壁、地面、天棚）应当平整光滑、无裂缝、接口严密、无颗粒物脱落，避免积尘，便于有效清洁。

（2）环境温湿度 应当保证操作人员的舒适性。

（3）环境灯光 不能低于 300 lx，灯罩应密封完好。

（4）电源 应在操作间外，确保安全生产。

二、生产过程

（一）接受生产任务
自指令下发部门接受批生产指令，认真阅读，按主配方领取药料。

（二）原药材的处理
1.撤下"清场合格证"，挂上"生产运行"标志（房间、设备）。

2. 皮类的处理包括泡皮、洗皮、刮毛、切块、洗皮块等。

（1）泡皮　泡皮池经检查洁净、无异物，管路、进水阀、排水阀正常后，将挑选好的皮子投入洁净的泡皮池中，用专用的工具压制后，打开进水阀放水浸泡，池水量应能淹没全部皮子，以高出皮子 10cm 为宜，确保浸泡均匀。池边悬挂标示牌标明品名、批号、料号、重量、池号、日期等。每天换水 1～2 次，浸泡 5～7 天，确保皮子泡透。为缩短浸泡周期，浸泡时可采用浸灰法、浸酸法、浸盐法、浸酶法等。泡皮达到工艺要求，并经质监员检查合格后，打开排水阀放水捞皮，将合格的皮子放至专用料筐中，送至洗皮机间进行清洗。最后用水将泡皮池冲洗干净，更换"完好已清洁"标示，备用。及时填写泡皮生产记录（见表 13-6）。

表 13-6　泡皮生产记录

产品名称		批号			规格		
班次		日期					
物料名称		数量					
执行工艺规程							
生产前检查记录							
项目			是	否	检查人		质检员
是否有上批清场合格证							
泡皮池是否清洁干净							
管路、阀门是否完好、清洁							
料框是否清洁							
泡皮过程记录							
池号							
投皮数量							
开始时间							
结束时间							
换水次数							
换水时间记录							
操作人							
质检员							
清场记录							
项目			是	否	操作人		质检员
泡皮池是否清洁干净							
管路、阀门是否清洁							
毛渣、泥沙是否清理							
操作间是否清洁							

（2）洗皮　检查洗皮机洁净、无异物，管路、阀门正常后，打开洗皮机运转开关，检查洗皮机运转是否正常。将泡好的皮子从投料口均匀投入洗皮机内，开启进水阀门，向洗皮机内加入足量的水，开启洗皮机洗皮，洗皮时要保证水量充足，清洗过程中要及时清理洗皮时脱落的皮毛、泥沙等，保持地面清洁。经质监员检查洗皮合格后，关闭洗皮机及进水阀，开启出料口，用固定螺丝将桶盖固定，然后打开洗皮机运转开关，待皮全部自动倾出后，关闭

洗皮机开关。将洗净的皮子逐张挑选，剔除不合格者，清点数量，移交刮毛工序。将毛渣等异物送至指定地点处理，洗皮机用水冲洗干净，更换"完好已清洁"标示，备用。及时填写洗皮生产记录（见表13-7）。

表 13-7　洗皮生产记录

产品名称		批号			规格	
班次		日期				
物料名称		数量				
执行工艺规程						
生产前检查记录						
项目			是	否	检查人	质检员
是否有上批清场合格证						
洗皮机是否完好、清洁						
管路、阀门是否完好、清洁						
料框是否清洁						
洗皮生产记录						
料号		操作人		质检员		备注
清场记录						
项目			是	否	操作人	质检员
洗皮机是否清洁干净						
管路、阀门是否清洁						
毛渣、泥沙是否清理						
操作间是否清洁						

（3）刮毛　将皮子铺放在刮皮床上，毛面朝上，手握刀两端顺茬刮下去，重复操作，直至符合要求。然后将皮子翻过来，去掉皮里层上的油、肉等杂物。经质检员检查合格后，移交切皮工序。将毛渣、油、肉等异物送至指定地点处理，刮皮床用水冲洗干净，更换"完好已清洁"标示，备用。及时填写刮毛生产记录（见表13-8）。

表 13-8　刮毛生产记录

产品名称		批号			规格	
班次		日期				
物料名称		数量				
执行工艺规程						
生产前检查记录						
项目			是	否	检查人	质检员
是否有上批清场合格证						
刮皮床是否清洁						
刮刀是否完好、清洁						
料框是否清洁						
刮毛生产记录						
料号	刮毛后皮重	毛、肉、油重	操作人	质检员		备注
清场记录						
项目			是	否	操作人	质检员
刮皮床是否清洁						
刮刀是否清洁						
毛、肉、油等非药用异物是否清理						
操作间是否清洁						

（4）切皮　将刮毛后的皮子逐张挂在特制的架子上，然后用刀割成 30cm×30cm 的皮块，统一收集称重，经质检员检查合格后，移交至洗块皮工序。将切刀等工具清洗干净，填写切皮生产记录（见表 13-9）。

表 13-9　切皮生产记录

产品名称		批号		规格		
班次		日期				
物料名称		数量				
执行工艺规程						
生产前检查记录						
项目			是	否	检查人	质检员
是否有上批清场合格证						
刮刀是否完好、清洁						
料框是否清洁						
切皮生产记录						
皮块长/cm			皮块宽/cm			
皮块数量			边角数量			
操作人			质检员			
清场记录						
项目			是	否	操作人	质检员
切刀是否清洁						
操作间是否清洁						

（5）洗皮块　将切制的皮块用洗皮机反复洗涤，经质检员检查合格后出皮、控水、称重，送至煎取工序。

3. 骨类、角类、甲类等可通过用水漂洗或浸洗等方法，除去油、肉等非药用部分，切成小块或锯成小段，再漂净的方法进行处理。

4. 原药材处理操作要点和质量控制点

（1）泡皮时要注意加水量、换水次数、浸泡时间等。水量须浸过皮子，不得"露顶"，加水量不足，会使皮子泡不均匀，影响刮毛工序的操作；每天换水 1～2 次，长时间不换水会使皮子腐烂变质；浸泡时间过短，驴皮泡不透，浸泡时间过长会使皮质腐败。

（2）洗皮机内齿轮应定期加油润滑，以保证正常工作。当洗皮机转动时，人要站在安全范围内操作。

（3）皮块不能切得太小，以免造成不必要的物料损失和增加单元操作的负担。

（4）刮毛时身体保持平衡，以免损伤皮或刮掉皮。

（三）炼胶

1. 球形煎煮灌（蒸球，见图 13-1）操作过程

（1）撤下"清场合格证"，挂上"生产运行"标志（房间、设备）。

（2）根据生产指令单领取经处理的药材。

（3）检查煎煮灌是否清洁、无异物，检查压力表、安全阀、温度计，确保灵敏，压力表、安全阀应在校验期内。检查水汽管道、阀门，保证管路畅通无泄漏，阀门开关灵敏。

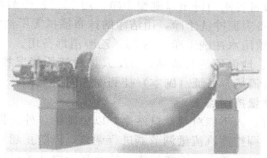

图 13-1　蒸球

（4）打开反冲过滤罐的盖子，清理异物，然后打开底部进水阀进行反冲清洗至水清，关闭进水阀，上紧盖子。

（5）开启贮液桶进水阀，放至一定水量，再开启底部排水阀，上进下出，直至水清，关闭进水阀。

（6）关闭过滤罐的放汽阀门，打开输汁管道中的阀门。

（7）将皮块等投入到煎煮罐内，盖好球盖，上紧螺丝，打开进水阀，观察水表，加水至规定量（每球投料量的 1.2～1.6 倍）后，关闭进水阀，及时记录加水量；启动蒸球，调好转速，打开并调节进汽阀通入洁净蒸汽，压力表指示控制在 0.12～0.15MPa，待球内温度升至 115℃时，关闭进汽阀，待蒸球放汽口转至向上方向时，停球排汽；排放完毕，再次启动蒸球，进汽加热，动态提取 1h 后，进行静态提取，每 30min 转动蒸球搅拌 2～5min；提取完毕，打开约 1/2 出液阀门，使胶汁从球内靠压力作用经管道、双联过滤器、脱气塔、过滤罐，入贮液桶，出汁 10min 后，将阀门全部打开，并逐渐开汽加压，压力不得超过 0.25MPa，出净后关闭出液阀。依法再进行第二、三次煎煮提取、出汁。

（8）提取完毕后，打开排气阀降压为"0"，出渣后，用水将蒸球、管道冲净，再用饮用水冲洗两次。过滤器先清理渣物，再进行反冲清洗。及时填写炼胶记录（见表 13-10）。

表 13-10　炼胶生产记录

产品名称		批号		规格	
执行工艺					
领取药材名称		批号		数量/kg	
提取胶液	重量/kg：		密度：		
锅次：	开始时间：	结束时间：	装料量：	加水量：	提取胶液量：
时间		蒸汽压力/MPa		温度/℃	
锅次：	开始时间：	结束时间：	装料量：	加水量：	提取胶液量：
时间		蒸汽压力/MPa		温度/℃	
锅次：	开始时间：	结束时间：	装料量：	加水量：	提取胶液量：
时间		蒸汽压力/MPa		温度/℃	

（9）用钢丝刷和抹布将各阀门进出口刷洗干净，用75％乙醇消毒。

（10）用饮用水将设备表面冲洗干净，用洁净的抹布擦拭无不洁痕迹。

（11）将出胶软管用饮用水冲洗干净，用75％乙醇消毒备用。

（12）对屋顶、墙壁、地面等进行清洁，QA人员对清场情况检查合格后，更换"完好已清洁"设备标示，并将清场合格证（副本）挂到操作间门上。

2. 炼胶操作要点及质量控制点

（1）蒸球上有压力时，人不能对着球口站立，以免发生意外。提取过程中，如果蒸汽压力超过即定压力，应马上调整蒸汽流量调节器进行调整，以防止超压或严重的事故发生。

（2）提取温度　一般温度越高，扩散越快，越有利于胶汁的提取。但是温度过高，会使骨、皮中部分氨基酸产生脱羧脱氨反应，生成挥发性碱性物质，使胶汁产生毒性和异臭味；温度过高，还易使胶液的黏度受到影响，使胶块碎裂等。应根据工艺要求，严格控制提取温度。

（3）提取时间　一般地，提取时间与提取量成正比，即时间越长，提取越完全，出胶率越高，同时亦会降低水不溶物的含量，故在提取胶汁时，适当延长提取时间会提高出胶率，降低水不溶物。但当提取达到一定时间后，时间即不再起作用。此外，长时间的提取，往往会使大量的杂质被提出，且时间太长，费时、费汽，亦会使生产效率降低，增加生产成本等。应根据工艺要求确定提取时间。

（4）加水量　一般地，加水量越多，越有利于提取，但加水量过多，会增加浓缩工序的工作量。应根据工艺要求，加足量的水。

（5）提取时，必须排掉蒸球内的空气。假如容器内有空气存在，则压力计上所指示的压力是容器内蒸汽和空气的总和，虽然压力表指示出较高压力，但实际上达不到应有的温度，造成提取效果差。

（6）必须采用饱和蒸汽。

（四）过滤

1. 离心式分离机操作过程

（1）撤下"清场合格证"，挂上"生产运行"标志（房间、设备）。

（2）根据生产指令领取待分离的胶汁。

（3）按分离要求在离心式分离机（见图13-2）上装配分离筒，松开制动杆（刹车），检查分离筒转动是否灵活，严防卡死。关闭分离筒盖，拧紧机盖手轮。

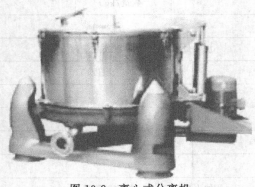

图13-2　离心式分离机

（4）检查底座螺栓是否紧固，齿轮箱内润滑油是否在油位刻线高度，高位水箱内是否有水。检查电机转向是否正确，转动电机传动部分是否灵活。

（5）各部位检查正常后，打开电源，启动电机，开启约2min，将控制阀转至"密封"位置，检查密封水从控制阀溢流指示管流出后，将控制阀转至"补偿"位置，从进料口加入密封水，进行分离约1min后检查排渣口无水流出时，即可进料分离。

（6）分离机运行正常后，在离心机的进料口放120目筛网，渐渐打开进料阀，使胶汁流入离心机内分离，将分离好的胶汁用齿轮泵打入贮液桶内备用。分离过程中若渣物太多应及时排渣。排渣时，先关闭进料阀，开启热水冲洗分离筒约 2min，关闭冲洗阀，将控制阀转至"开启"位置，开始排渣，若物料含渣量很大时，可将冲渣过程反复几次。渣物排出后，重新进行密封，进料、分离。分离过程中如有异常应立即停机检查。

（7）分离结束后，关闭进料阀，打开热水冲洗阀，冲洗剩余物料，将控制阀转至"开启"位置进行排渣，冲洗分离筒，反复几次后，转至"空位"位置。及时填写过滤生产记录（见表 13-11）。

表 13-11　过滤生产记录

产品名称			批号			规格		
执行工艺								
生产日期								
待分离胶液量			分离得清液总量					
投料量	清液量	相对密度	药渣量	转速	进料速度	操作者		质检员

（8）用钢丝刷和抹布将各阀门进出口刷洗干净，用 75％乙醇消毒。

（9）用饮用水将设备表面冲洗干净，用洁净的抹布擦拭无不洁痕迹。

（10）将出胶软管用饮用水冲洗干净，用 75％乙醇消毒备用。

（11）对屋顶、墙壁、地面等进行清洁，QA 人员对清场情况检查合格后，更换"完好已清洁"设备标示，并将清场合格证（副本）挂到操作间门上。

2. 过滤操作要点及质量控制点

（1）离心操作时的温度越高，胶液的透明度提高越多。

（2）控制好单位时间内离心机处理胶液的量，胶液量越多，则透明度越差。

（3）为提高透明度，可使胶液经过一次离心分离后再进行第二次离心分离。

（4）随着油脂杂物在叠片上的沉淀，分离效果将逐渐降低。因此，操作到一定时间后，就应停止离心分离，进行离心机的清洗。

（五）浓缩收胶

1. 真空减压浓缩罐操作过程（见图 13-3）

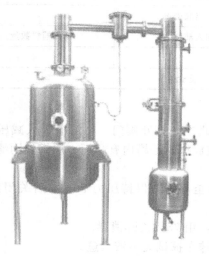

图 13-3　真空减压浓缩罐

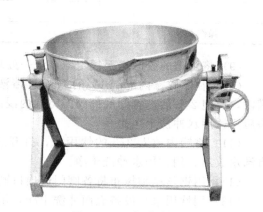

图 13-4　可倾式夹层锅

（1）撤下"清场合格证"挂上"生产运行"标志（房间、设备）。

（2）根据生产指令领取待浓缩的胶汁。

（3）检查压力表、安全阀、汽水阀门，确保完好，有校验合格证，并在有效期内。

（4）用真空把胶汁抽到罐内，关闭进液阀门，进行初浓。

（5）打开贮液罐上的冷却水阀门、底阀。

（6）开蒸汽阀门加热，开真空阀门，调节到罐内真空度不低于 0.04MPa，罐内温度不高于 80℃，当胶汁浓缩到一定量时，要及时将同一罐胶汁合并（关汽用真空抽稀液到罐内）继续浓缩。

（7）初浓完成后关进汽阀门，打开蒸汽直排阀，降内压、降温，关真空阀，打开罐上排空阀，排空，打开放液阀，将胶液由输液管缓缓加入可倾式夹层锅（见图 13-4）进行续浓，并将胶汁表面上浮出的浮沫、杂质提出。续浓时，要将前批次溶化的胶头液转入一并浓缩。

（8）提沫结束后，开始加冰糖（提前用热水化开，沉淀 2h 后过 120 目筛）、黄酒等辅料。继续浓缩达到规定出胶水分时出胶，将胶液转入到洁净的专用不锈钢胶箱内，贴好物料标示，送至凝胶房凝胶。及时填写浓缩收胶生产记录（见表 13-12）。

表 13-12　浓缩收胶生产记录

产品名称		批号		规格	
执行工艺					
生产日期					

真空减压浓缩罐初浓记录

待浓缩胶液量				待浓缩胶液密度			
浓缩后胶液量				浓缩后胶液密度			
投料量	蒸汽压	真空度	密度控制	回收溶剂量	起止时间度	浓缩液重量	备注
操作人				质检员			

可倾式夹层锅续浓记录

待浓缩胶液量				待浓缩胶液密度	
上批胶头量				上批胶头加入时间	
出胶量				出胶密度	
时间	提沫量	密度控制	加入辅料名称		加入辅料数量
操作人				质检员	

（9）将提出的胶沫送至规定地点统一处理。

（10）在贮胶罐内配制 1% 的 NaOH 溶液，开启真空，打开阀门，将溶液吸入减压浓缩罐内，浸泡 24h 后，打开底部阀门将罐内浸泡的溶液放掉，若罐内有积垢，用钢丝刷清理干净后用饮用水冲洗干净。

（11）将罐内放入 2/3 的饮用水，打开蒸汽加热至沸腾，保持压力 30min 后关闭蒸汽，将沸水放出，用饮用水冲洗干净。

（12）用钢丝刷和抹布将各阀门进出口刷洗干净，用 75% 乙醇消毒。

（13）用饮用水将设备表面冲洗干净，用洁净的抹布擦拭无不洁痕迹。

（14）将出胶软管用饮用水冲洗干净，用 75% 乙醇消毒备用。

（15）将可倾式夹层锅、出胶锅、隔膜泵等按照相应清洁规程进行清洁。

（16）将所用容器具清洁干净，用75％乙醇消毒备用。

（17）对屋顶、墙壁、地面等进行清洁，QA人员对清场情况检查合格后，更换"完好已清洁"设备标示，并将清场合格证（副本）挂到操作间门上。

2. 浓缩收胶要点及质量控制点

（1）浓缩过程应保持稳定的真空度。当真空度下降时胶液沸点升高，需要更多的热量才能使胶液沸腾。当真空度骤然上升则胶液沸点突然下降，会造成高速沸腾形成大量泡沫被真空抽走。

（2）严格控制加热蒸汽的流量及压力、胶液的浓度及流量等各项工艺参数在规定的范围之内，以免浓缩过程的波动。

（3）在操作过程中，操作人员不得随便离开，要注意观察罐内压、夹套压力、罐内温度变化范围。

（六）凝胶、切胶、干燥

1. 凝胶、切胶、干燥操作过程

（1）将装有胶液的凝胶箱送至冷冻房内，放置在规定位置，并使胶箱中胶液面保持水平，在规定的温度下冷凝至适宜硬度。

（2）将冷凝合格的胶坨切制成规定厚度的大胶条，再刨成规则的胶条。根据水分含量确定自动切胶机的下刀量，将合格胶条放到切胶机传送带上，启动开关，切制长、宽、厚符合规定的胶块，并随机抽取胶块放到电子秤上称量，如重量达不到要求，应立即停止进行调节。

（3）将切好的胶块进行逐块检查挑出表面带异物的胶块，将合格胶块摆放在胶床上，块与块、行与行之间间隔均匀，不得有粘连。

（4）切胶完毕，根据胶坨总量及成品数量计算成品率和切胶收得率，填写生产记录，将胶床送至凉胶间进行晾干。

（5）将切制剩下的胶头称重并记录，在与熬胶人员进行交接双方签名后，熬胶人员方可领走回锅浓缩。

（6）将切胶机、屋顶、墙壁、地面等进行清洁，QA人员对清场情况检查合格后，更换"完好已清洁"设备标示，并将清场合格证（副本）挂到操作间门上。

2. 凝胶、切胶、干燥要点及质量控制点

（1）凝胶时，当凝胶箱在冷冻室放稳后，应及时将凝胶箱再进行一次调平，并将黏附在凝胶箱周围的胶液刮下，因为出胶时胶液的温度过高，突然遇到温度骤降，胶液内的水分来不及蒸发，而上层胶液就被凝固封顶，使胶坨内产生较大的孔洞，影响切胶率。同时应控制冷凝的温度和冷凝的时间。

（2）切胶时要控制好切胶的下刀量，保证胶块块重差异。

（3）要经常更换切胶机上的小刀片，否则，会因为刀片不锋利，而使切出的胶块上留有刀印或刀痕，影响胶块的质量和切胶率。

（4）大胶条切得过大，则会使切出的胶块块重差异不好控制；过小，则会导致切出的胶块块重差异不合格。

（5）在切块操作时，应及时将超出块重差异范围的不合格胶块挑出。

（七）包装

胶块干燥数日，质检合格后，在紫外线灭菌车间进行包装，具体操作过程见项目九模块六片剂的手工外包装。

三、可变范围

为减小成本，降低能耗，可采用三效减压浓缩罐（见图13-5）来浓缩胶液。其操作过程如下。

1. 检查设备压力表、真空表、温度表、阀门等是否完好。

2. 关闭蒸发器的出液阀门，一、二、三效的排水阀。

3. 关闭贮液桶至一效进料阀之前料管上的所有与该管旁通的管道上的阀门，同时开启该料管上的所有阀门。

4. 启动真空泵，使冷却水温度控制在45～60℃。

5. 打开一效真空阀门，观察真空压力表，待真空压力升至0.06MPa时，透过视镜观察液面的上升情况。

6. 一效蒸发室内液面上升到第一视镜的1/2时，关闭一效进料阀，打开一效加热器的蒸汽阀门进行预热，压力在0.08MPa左右，待一效药液预热达80℃，打开二效进料阀，同时适量打开一效进料阀。

7. 待二效蒸发室内液面上升到第二视镜的1/2时，关闭二效进料阀，同时完全打开一效进料阀，进料达到要求后，关闭一效进料阀，待二效药液温度70℃，打开三效进料阀，同时适量打开二效进料阀。

8. 待三效蒸发室内液面上升到第二视镜的1/2时，关闭三效进料阀，暂时停止进料。

9. 经过预热，一、二、三效蒸发室内温度分别达到80～85℃、70～75℃、60～65℃时，打开冷却水阀门开始蒸发。

10. 正常蒸发开始后，蒸汽压力≤0.09MPa，调节蒸发器上的真空阀门，使各效真空温度达到控制状态。

11. 蒸发室内液面下降至第二视镜以下时，及时打开该效进料阀，开始进料，室内的液面不得超过第二视镜的1/2，依次进入一效、二效、三效，进行蒸发。

12. 开启蒸发器冷凝水出水阀，用泵将冷凝水打到贮水罐，作为分离机的密封水和冲洗水。

13. 蒸发胶液至适宜相对密度，停止蒸发，将胶液由输液管缓缓加入蒸发锅。

14. 蒸发过程中，压力超过0.09MPa，应立即调整进汽阀，将压力控制在规定范围内。

15. 关闭真空总阀门、三效上的进料总阀门及蒸发汽阀门。

16. 打开各蒸发室上的排气阀。

17. 打开出液阀门，关闭三效至贮液桶之间所有旁通阀，启动离心泵将三效内的胶液输至夹层锅内进行浓缩提杂。

18. 贮液桶内胶汁全部蒸发完毕后，清场，做好记录。

四、基础知识

胶剂的质量要求如下。

1. 胶剂所用原料应用水漂洗或浸漂或浸渍，除去非药用部分，切成小块或小段，再漂洗。

2. 加水煎煮数次至煎煮液清淡为度，合并煎煮液，静置，滤过，浓缩，浓缩后的胶液在常温下应能凝固。

3. 胶凝前，可按各品种制法项下规定加入适量辅料（如黄酒、冰糖、食用植物油等）。

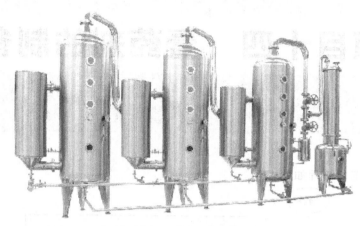

图 13-5 三效减压浓缩罐

4. 胶凝后，按规定质量切成块状，阴干。

5. 胶剂应为色泽均匀、无异常臭味的半透明固体。

6. 一般应检查总灰分、重金属、砷盐等。除另有规定外，胶剂应进行以下相应检查。

（1）水分　取供试品 1g，置扁形称量瓶中，精密称定，加水 2ml，置水浴上加热使溶解后再干燥，使厚度不超过 2mm，照水分测定法（《中国药典》2010 年版一部附录Ⅸ H 第一法）测定，不得过 15.0％。

（2）微生物限度　按照微生物限度检查法（《中国药典》2010 年版一部附录ⅩⅢ C）检查，应符合规定。

7. 胶剂应密闭贮存，防止受潮。

五、生产依据

依据《药品生产质量管理规范》2010 年版、《中华人民共和国药典》2010 年版、《批生产指令》、《产品工艺规程》、《设备标准操作规程》、《SOP 标准操作规程》等。

项目十四　膏药剂的制备

膏药剂生产工艺流程如下。

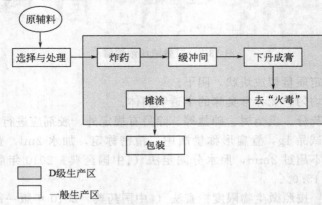

D级生产区

一般生产区

模块一　配　　料

一、准备工作

1. 职业形象

穿着正确，移动准确，行动准确，工作正确。

2. 职场环境

（1）环境　配料间应符合D级控制区洁净度要求。控制区的内表面（墙壁、地面、天棚）应当平整光滑、无裂缝、接口严密、无颗粒物脱落，避免积尘，便于有效清洁。配料间为产尘操作间，应当保持相对负压或采取层流配料隔间等专门的措施，防止粉尘扩散，避免交叉污染。

（2）环境温湿度　应当保证操作人员的舒适性。

（3）环境灯光　不能低于300 lx，灯罩应密封完好。

二、配料过程

同项目十三模块一配料过程。

三、基础知识

1. 含义

膏药（古称薄贴）系指饮片、食用植物油与红丹（铅丹）或宫粉（铅粉）经高温炼制成膏料，摊涂于裱褙材料上制成的供皮肤贴敷的外用制剂。前者称为黑膏药，后者称为白膏药。

使用时，将含药一面贴至病患处，可起保护、封闭及拔毒生肌、收口、消肿止痛等局部作用。另外，药物穿透皮肤及黏膜后，经过血管或淋巴管进入体循环，也可产生全身性作用。

2. 膏药的分类

膏药按基质不同可分为黑膏药（以油与红丹为基质）、白膏药（以油与宫粉为基质）、橡胶膏药（以橡胶为主要基质）、松香膏药（以松香等为基质）等。最常用的是黑膏药。

3. 药料的选择与处理

（1）植物油 以质地纯净的麻油为好。其优点是熬炼时泡沫少，利于操作。且制成的膏药色泽光亮，性黏，质量好。亦可以采用棉籽油、菜籽油、花生油等，不宜用豆油。

（2）红丹 又称章丹、铅丹等，质重，粉末状，主要成分为四氧化三铅，纯度要求在95％以上。红丹在用前应干燥，使成松散细粉后，再加入油中，否则易聚成颗粒，下丹时沉于锅底，不易与油充分反应。

（3）药料的处理 药料可分为一般药料（粗料）与细料两类。粗料为一般性的中药根、茎、叶等，细料为贵重药与芳香药。粗料按处方取好，并进行适当的粉碎。细料如麝香等研成细粉，过120目筛，摊涂时撒在膏药表面；可溶性或挥发性的细料如冰片、樟脑、没药、乳香等可先研为细粉，在摊涂前投入熔化的膏药中混匀。

四、生产依据

依据《药品生产质量管理规范》2010年版、《中华人民共和国药典》2010年版、《批生产指令》、《产品工艺规程》、《设备标准操作规程》、《SOP标准操作规程》等。

模块二 膏药料的制备

一、准备工作

1. 职业形象

穿着正确，移动准确，行动准确，工作正确。

2. 职场环境

（1）环境 膏药制备操作环境应当符合D级控制区洁净度要求。控制区的内表面（墙壁、地面、天棚）应当平整光滑、无裂缝、接口严密、无颗粒物脱落，避免积尘，便于有效清洁。

（2）环境温湿度 应当保证操作人员的舒适性。

（3）环境灯光 不能低于300 lx，灯罩应密封完好。

（4）电源 应在操作间外，确保安全生产。

二、生产过程

（一）接受生产任务

自指令下发部门接受批生产指令，认真阅读，按主配方领取药料。

(二) 膏药制备

1. 准备

撤下"清场合格证"，挂上"生产运行"标志（房间、设备）。

2. 炸药

取植物油按配料量置锅（最好用铜锅）中，微热（40～80℃）后将药料投入，加热并不断搅拌，温度控制在 200～220℃，炸至药料表面呈深褐色，内部焦黄为度。炸好后用漏勺捞去药渣，去渣后的油为药油。把药渣与药油分离净尽后，将药油继续煎熬约 10min。

3. 炼油

为保证膏药质量柔细，将熬成的药油沉淀后再进行过滤。将滤过的药油复入锅内，先小火，后大火加热至 320℃左右，不停地搅动。直至用搅棒蘸药油滴入冷水中，成珠不散时，为炼油已成。

4. 下丹成膏

药油炼成后，立即将锅离火，进行下丹操作。下丹时将处方量红丹置在 100 目细筛内，一人持筛缓缓弹动，使丹均匀撒在油中，一人用木棍向同一方向迅速搅拌，直至成为黏稠的膏体。

5. 去"火毒"

膏药熬成后，倾入备好的清水盆中，倾倒时将水朝一个方向搅转，使膏药倾入后，聚集成整团。将浸有膏药的水盆贴好标示，移至专门的操作间内，浸泡 3～7 天，并每日换新水以除去火毒。

6. 清场

更换"待清洁"状态标示，用热水和洗洁精将锅、漏勺、搅拌棒等刷洗干净，锅壁上黏附的难以清洗的药渍可用钢丝刷刷洗，最后用饮用水冲洗干净。将屋顶、墙壁、地面等进行清洁，QA 人员检查合格后发放清场合格证，将清场合格证（副本）挂到操作间门上。及时填写膏药制备生产记录（表 14-1）。

表 14-1 膏药制备生产记录

产品名称		批号		规格	
班次		日期			
执行工艺规程					
生产前检查记录					
项目		是	否	检查人	质检员
是否有上批清场合格证					
容器具、锅、搅拌棒等是否清洁干净					
设备是否完好、清洁					
通风设施是否完好					
炸药生产记录					
开始时间		结束时间			
用油量/L		药渣量			
药材名称	药材数量/kg	下锅时间	下锅温度	操作人	质检员

炼油生产记录			
时间	温度	检查情况	
操作人		质检员	

下丹生产记录			
开始时间		结束时间	
下丹时温度		用丹量	
下丹操作人		搅拌操作人	质检员

去"火毒"生产记录				
开始日期及时间		结束日期及时间		
换水日期及时间	用水量	操作人	质检员	备注

清场记录				
项目	是	否	操作人	质检员
容器具、锅、搅拌棒等是否清洁干净				
药渣是否清理				
操作间是否清洁				

（三）膏药制备操作要点及质量控制要点

1. 炸药时，药料倒入前需进行适当粉碎，太粗则不易炸出药内有效成分，太细则易沉积锅底，不易滤净。

2. 质地坚硬的甲、角、根茎等药料应先炸，质地疏松的花、草、叶、皮等药料应待先炸药物已枯黄时再下锅（后炸）。

3. 芳香类易挥发的药物或脂类，不能直接入沸油中熬炸。否则，前者将受高温而大量挥发，后者易着火。一般先研成细料，膏药基质熬成后掺入。

4. 锅内油量不能超过锅容量的 1/3，否则易溢出。

5. 炼油是膏药制备的关键操作，油熬炼过老，膏药质硬，黏着力小，贴于皮肤易脱落；若过嫩，膏药质软，贴于皮肤易移动。炼油时的温度可通过看油烟（冒白烟）、看油花（从锅壁向中央聚结）、看滴水成珠及温度计来控制。

6. 为防止着火，炼油时，火不宜过猛，要及时将油烟除去，搅拌时可用木棒搅拌，不可用铁器搅拌（铁器与锅底相碰，很易起火），若有着火，切不可惊慌，用锅盖将火压灭。

7. 下丹时撒布要匀，一人下丹，一人不停地顺一个方向搅拌，以防沉聚。下丹的速度太快易溢锅，且膏药质地不匀；太慢则药油温度下降，影响效果。

8. 熬膏药操作间要注意通风，以防烟毒。操作时，操作者要戴石棉手套和口罩，防止膏药放出烟毒刺激人体，造成伤害。

三、基础知识

白膏药的制备工艺和方法与黑膏药基本相同，所不同的是白膏药所用辅料为宫粉，下丹时要将油温冷至 100℃左右，缓缓加入宫粉。

四、生产依据

依据《药品生产质量管理规范》2010 年版、《中华人民共和国药典》2010 年版、《批生产指令》、《产品工艺规程》、《设备标准操作规程》、《SOP 标准操作规程》等。

模块三　涂布、包装

一、准备工作

1. 职业形象
穿着正确，移动准确，行动准确，工作正确。

2. 职场环境
(1) 环境　膏药涂布、包装操作环境应当符合 D 级控制区洁净度要求。控制区的内表面（墙壁、地面、天棚）应当平整光滑、无裂缝、接口严密、无颗粒物脱落，避免积尘，便于有效清洁。

(2) 环境温湿度　应当保证操作人员的舒适性。

(3) 环境灯光　不能低于 300 lx，灯罩应密封完好。

(4) 电源　应在操作间外，确保安全生产。

二、生产过程

(一) 接受生产任务
自指令下发部门接受批生产指令，认真阅读，按主配方领取膏药。

(二) 涂布包装操作过程

1. 撤下"清场合格证"挂上"生产运行"标志（房间、设备）。

2. 检查药桶是否清洁，电加热装置、压缩机、出药控制电机、阀门、温控系统、时间控制系统等是否完好。

3. 接通电源，将膏药放至药桶内，设置好温度，开始加热和搅拌，达到所需温度后盖上锅盖密封，然后加压，并根据膏药的性质、黏稠度调节好气压、温度。

4. 将药布放至重量称上，正对出料口，打开重量开关，先用手动做 10 帖左右，当膏体流动稳定后再挂上离合器，打开自动开关，在重量称上放药布，手离开药布，此时出药嘴打开出药，当流出的药重量达到所设定的药重后，出药嘴关闭。拿下涂上膏药的药布去成型机成型即可。

5. 清场，更换"待清洁"状态标示，用热水和洗洁精将药桶、模具、阀门等刷洗干净，最后用饮用水冲洗干净。将屋顶、墙壁、地面等进行清洁，QA 人员检查合格后发放清场合格证，将清场合格证（副本）挂到操作间门上。及时填写膏药制备生产记录（表14-2）。

表 14-2 膏药制备生产记录

产品名称		批号		规格	
班次		日期			
执行工艺规程					

生产前检查记录

项目	是	否	检查人	质检员
是否有上批清场合格证				
设备是否完好、清洁				
领用药布、待包装膏药是否符合要求				

摊涂包装记录

领取药布数量		剩余药布数量	
领取膏药数量		剩余膏药数量	
药桶温度		下料嘴温度	

重量控制记录	时间	重量	操作人	质检员

物料平衡计算:

清场记录

项目	是	否	操作人	质检员
药桶、阀门等是否清洁干净				
剩余物料和药布是否清理				
操作间是否清洁				

(三) 膏药摊涂包装操作要点及质量控制要点

1. 摊涂过程中要根据膏料的性质、黏稠度及时调节锅温、嘴温、气压压力,保证每帖重量符合规定。

2. 由于各种膏料的密度和所做膏药的重量、形状、大小、厚度的不同,使用前应把成型模具调至最佳位置。首先把模具安装好并让模具落到最低点,松开紧固螺母,顺时针方向旋转调节帽(膏变厚),逆时针方向旋转调节帽(膏变薄),当达到所需厚度时紧上紧固螺母即可。

3. 涂布结束或涂布过程中要打开锅盖时,首先应将锅内气体排出。

三、基础知识

膏药剂的质量要求如下。

1. 饮片应适当碎断,按各品种项下规定的方法加食用植物油炸枯。质地轻不耐油炸的饮片,宜待其他饮片炸至枯黄后再加入;含挥发性成分的饮片、矿物药以及贵重药应研成细粉,于摊涂前加入,温度应不超过 70℃。

2. 制备用红丹、宫丹均应干燥,无吸潮结块。

3. 炸过药的油炼至"滴水成珠",加入红丹或宫粉,搅拌使充分混合,喷淋清水,膏药成坨,至清水中浸渍。

4. 膏药的膏体应油润细腻、光亮、老嫩适度、摊涂均匀、无飞边缺口，加温后能粘贴于皮肤上且不移动。黑膏药乌黑、无红斑；白膏药应无白点。

5. 除另有规定外，膏药应密闭，置阴凉处贮存。

6. 除另有规定外，膏药应进行以下相应检查。

按照附录对膏药质量检查的有关规定，膏药需要进行以下几方面的质量检查。

（1）软化点　按照膏药软化点测定法（《中国药典》2010年版一部附录ⅫD）测定，应符合各品种项下的有关规定。

（2）重量差异　取供试品5张，分别称定每张总重量，煎取单位面积（cm²）的裱背，称定重量，换算出裱背重量，总重量减去裱背重量，即为膏药重量，与标示重量相比较，应符合表14-3中的规定。

表14-3　膏药重量差异限度

标示重量	重量差异限度
3g及3g以下	±10%
3g以上至12g	±7%
12g以上至30g	±6%
30g以上	±5%

四、生产依据

依据《药品生产质量管理规范》2010年版、《中华人民共和国药典》2010年版、《批生产指令》、《产品工艺规程》、《设备标准操作规程》、《SOP标准操作规程》等。

项目十五 软膏剂的制备

软膏剂生产工艺流程如下。

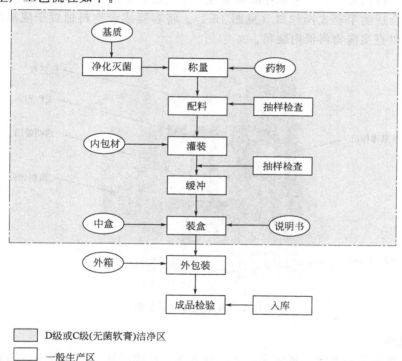

D级或C级(无菌软膏)洁净区

一般生产区

模块一 配 料

一、准备工作

1.职业形象
穿着正确，移动准确，行动准确，工作正确。

2.职场环境
（1）环境 普通软膏剂配料间应符合 D 级控制区洁净度要求，用于深部组织创伤的无菌软膏剂配料间应符合 C 级控制区洁净度要求。控制区的内表面（墙壁、地面、天棚）应当平整光滑、无裂缝、接口严密、无颗粒物脱落，避免积尘，便于有效清洁。配料间为产尘操作间，应当保持相对负压或采取层流配料隔间等专门的措施，防止粉尘扩散，避免交叉污染。

（2）环境温湿度　应当保证操作人员的舒适性。

（3）环境灯光　不能低于 300 lx，灯罩应密封完好。

二、配料过程

同项目十三模块一配料过程。

三、可变范围

1. 高危险性成分的配料

对于高危险性的成分，应考虑在隔离装置（手套箱）中进行物料称量。该装置装有高效过滤器和位置合适的手套式操作口（见图 15-1）。将容器或者物料桶置于隔离装置的下方，称量完成后可以直接向物料桶内装料。

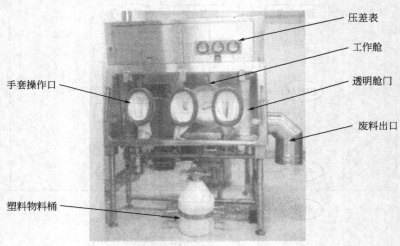

图 15-1　隔离装置（手套箱）

2. 自动配料

自动化的机械配料系统，通常是基于一些方法，使物料从储料容器中被卸载并以受控的方式进入接受容器，在接受容器中物料被称量。这种系统需要把物料从各自的原容器中转移到储料器中，通常使用重力卸载或者气动输送。这种受控的物料输送可能包括螺旋杆输送、旋转阀门或脉动开关阀门的使用，物料被收集在一个可以称量的容器中。当所需重量的物料被分配到接受容器时，下料系统会停止，然后下一种物料被分配。

四、基础知识

软膏剂系指药材提取物、饮片细粉与适宜基质均匀混合制成的半固体外用制剂。用乳剂型基质制成的软膏剂又称乳膏剂。

软膏剂主要起保护创面、润滑皮肤和局部治疗作用，某些软膏剂中的药物通过透皮吸收，也可产生全身治疗作用。

按药物在基质中分散状态不同，可分为溶液型软膏剂和混悬型软膏剂。溶液型软膏剂为药物溶解（或共熔）于基质或基质组分中制成的软膏剂；混悬型软膏剂为药物细粉均匀分散于基质中制成的软膏剂。

软膏剂处方主要由药物和基质组成。基质作为赋形剂和药物的载体，对药物的理化性质、释放、穿透、吸收等有重要影响。理想的基质应符合下列要求：①具有适宜的稠度、黏着性和涂展性，无刺激性。②能与药物的水溶液或油溶液互相混合。③能作为药物的良好载体，有利于药物的释放和吸收。④性质稳定，不与药物发生配伍禁忌。⑤不妨碍皮肤的正常功能与伤口的愈合。⑥易洗除，不污染衣物。

目前常用的基质可分为油脂性基质、乳剂型基质和水溶性基质三类。

（一）油脂性基质

油脂性基质包括油脂类、类脂类及烃类等。共同的特点是：①润滑、无刺激性，不易霉变。②涂于皮肤能形成封闭性油膜，减少水分蒸发，促进皮肤水合作用，对皮肤的保护及软化作用强。③能与大多数药物配伍。④油腻性及疏水性大，不易洗除，不易与分泌液混合，释药性差，不宜用于急性且有多量渗出液的皮肤疾病。油脂性基质在称量前应先加热熔融，趁热滤过，除去杂质，再加热到150℃约1h灭菌并除去水分。

1. 油脂类

系从动物或植物得到的高级脂肪酸甘油酯及其混合物。易氧化酸败，可加抗氧剂和防腐剂改善。此类基质常用的有豚脂、植物油、氢化植物油等。

（1）动物油　常用豚脂，熔点36～42℃，贮存过程中容易酸败，可加入1%～2%苯甲酸或0.1%没食子酸丙酯防止酸败。

（2）植物油　常用麻油、花生油、菜籽油等。植物油在常温下多为液体，常与熔点较高的蜡类基质熔合而得到适宜稠度的基质，中药油膏常用麻油与蜂蜡的熔合物为基质。

（3）氢化植物油　为植物油与氢起加成反应而成的饱和或部分饱和的脂肪酸甘油酯。完全氢化的植物油呈蜡状固体，不易酸败，熔点较高。不完全氢化的植物油呈半固体状，较植物油稳定，但仍能被氧化而酸败。

2. 类脂类

系高级脂肪酸与高级醇化合而成的酯类，性质较油脂稳定，具有一定的吸水性能，常与油脂类基质合用。

（1）羊毛脂　又称无水羊毛脂。为淡棕黄色黏稠状半固体，熔点36～42℃，有良好的吸水性，可吸水150%、甘油140%及70%乙醇40%。羊毛脂与皮脂的组成接近，故有利于药物的透皮吸收。羊毛脂因过于黏稠而不宜单用，常与凡士林合用，以改善凡士林的吸水性和渗透性。

（2）蜂蜡　有黄、白之分，后者由前者漂白而得，熔点62～67℃，不易酸败，常用于调节软膏的稠度。

（3）鲸蜡　熔点42～50℃，不易酸败，能与脂肪、蜡、凡士林等熔合，有较好的润滑性，主要用于调节基质的稠度。

3. 烃类

（1）凡士林　有黄、白两种，后者为前者漂白而得。熔点38～60℃，化学性质稳定，能与多数药物配伍，具有适宜的稠度和涂展性，无刺激性，但油腻性大，吸水能力差，故不适用于有多量渗出液的患处。可与适量的羊毛脂合用，可增加其吸水性。

（2）固体石蜡　无臭、无味、半透明、无色或白色固体，熔点50～65℃，化学性质稳定，用于调节软膏剂的稠度。

（3）液状石蜡　透明、无色、黏性油状液体，能与多数的脂肪油或挥发油混合。主要用于调节软膏的稠度，或用其研磨药粉使成糊状，有利于药物与基质混匀。

（4）硅酮类　本品对皮肤无刺激性，润滑而易于涂布，不污染衣物，具防水功能，对氧和热稳定，常与油脂型基质合用制成防护性软膏。本品对眼有刺激，不宜作为眼膏剂基质。

（二）乳剂型基质

乳剂型基质是由水相、油相借乳化剂的作用在一定温度下乳化而成的半固体基质，可分为水包油型（O/W）和油包水型（W/O）两类。

1. O/W型乳剂基质

呈雪花膏状，常用一价皂（如硬脂酸钾、硬脂酸三乙醇胺等）、十二烷基硫酸钠、吐温类等为乳化剂。其特点是：①含水量大，能与水混合，无油腻感，易用水洗除，亦称可洗性或亲水性基质。②药物的释放和穿透较其他基质快。③由于外相含水量多，在贮存中可能霉坏，也易因水分蒸发失散而使软膏变硬，常须加防腐剂和保湿剂。④可与分泌物一同重新进入皮肤而使炎症恶化，故不宜用于分泌物较多的皮肤病。

2. W/O型乳剂基质

W/O型乳剂基质俗称冷霜，此类基质常用羊毛脂、胆固醇、司盘类、多价皂做乳化剂。其特点是：①能吸收少量水，但不能与水混合。②较油脂性基质易于涂布，油腻性较小。③水分从皮肤表面蒸发时有缓和的冷却作用。④润滑作用和稳定性比O/W型乳剂基质好。

（三）水溶性基质

由天然或合成的高分子水溶性物质加水溶解或混合而成的稠厚凝胶或糊状物。其特点是：①释药较快，能吸收组织渗出液，无刺激性，可用于湿润、糜烂创面。②易涂布、易清除，无油腻，不污染衣物。③润滑作用较差，易霉变和失水变硬，故需加防腐剂与保湿剂。常用的水溶性基质有以下几种。

（1）聚乙二醇（简称PEG）　为多元醇的聚合物，通常在名称后附以数字，表明其平均聚合度。其平均相对分子质量在200～700的为液体，随着相对分子质量的增大而由液体逐渐变为蜡状固体；相对分子质量在300～6000的较为常用。常用的有聚乙二醇1500与聚乙二醇300的等量融合物及聚乙二醇4000与聚乙二醇400的等量融合物，后者适于夏季。此类基质均能溶于水，化学性质稳定，耐高温、不易霉败，在适当浓度下对皮肤黏膜无刺激性，但润滑性差，久用可引起皮肤干燥。本品与苯甲酸、鞣酸、苯酚等混合可使基质过度软化，同时可降低酚类防腐剂的防腐能力，配伍时应注意。

（2）甘油明胶　是用明胶1%～3%、甘油10%～30%及水加热混合制成，本品温热后易涂布，涂后能形成一层保护膜。由于本身有弹性，在使用时较舒适。

（3）淀粉甘油　一般是用淀粉10%、甘油70%及水20%加热而制成。

（4）纤维素衍生物　常用有甲基纤维素及羧甲基纤维素钠两种。前者溶于冷水，后者冷、热水中均溶，浓度较高时呈凝胶状。羧甲基纤维素钠是阴离子型化合物，遇强酸时与汞、铁、锌等重金属离子可生成不溶物。甲基纤维素能与尼泊金类形成复合物，故选用苯甲醇或三氯叔丁醇作防腐剂。

五、生产依据

依据《药品生产质量管理规范》2010年版、《中华人民共和国药典》2010年版、《批生产指令》、《产品工艺规程》、《设备标准操作规程》、《SOP标准操作规程》等。

模块二 软膏制备

一、准备工作

1. 职业形象

穿着正确，移动准确，行动准确，工作正确。

2. 职场环境

（1）环境 普通软膏剂配制间应符合 D 级控制区洁净度要求，用于深部组织创伤的无菌软膏剂配制间应符合 C 级控制区洁净度要求。控制区的内表面（墙壁、地面、天棚）应当平整光滑、无裂缝、接口严密、无颗粒物脱落，避免积尘，便于有效清洁。

（2）环境温湿度 应当保证操作人员的舒适性。

（3）环境灯光 不能低于 300lx，灯罩应密封完好。

（4）电源 应在操作间外，确保安全生产。

二、生产过程

（一）接受生产任务

自指令下发部门接受批生产指令，认真阅读，按主配方领取药料。

（二）ZJR 型真空均质乳化机（图 15-2）操作过程

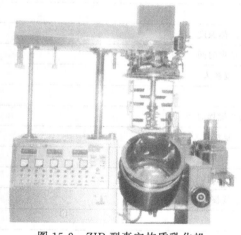

图 15-2 ZJR 型真空均质乳化机

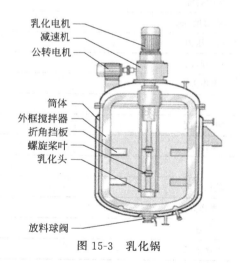

乳化电机
减速机
公转电机

筒体
外框搅拌器
折角挡板
螺旋桨叶
乳化头

放料球阀

图 15-3 乳化锅

1. 生产前检查及准备

（1）撤下"清场合格证"，挂上"生产运行"标志（房间、设备）。

（2）检查配制容器、用具是否清洁干燥，必要时用 75％乙醇对乳化罐、油相罐、配制容器、用具进行消毒。

（3）检查水、电供应正常，开启纯化水阀放水 10min。

（4）操作前检查加热、搅拌、真空是否正常；检查真空均质乳化机进料口上的过滤器的过滤网是否完好；关闭油相罐、乳化罐底部阀门，打开真空泵冷却水阀门。

2. 配制操作

（1）按批配料量把水相、油相物料分别投入水相锅和油相锅，开始加热，待加热快完成时，开动搅拌器，使物料混合均匀。

（2）开动真空泵，待乳化锅（图 15-3）内真空度达到－0.05MPa 时，开启水相阀门，待水相吸进一半时，关闭水相阀门。

（3）开启油相阀门，待油相吸进后关闭油相阀门。

（4）开启水相阀门直至水相吸完，关闭水相阀门，停止真空系统。

（5）开动乳化头 10min 后停止，开启刮板搅拌器及真空系统，当锅内真空度达－0.05MPa 时，关闭真空系统。开启夹套阀门，在夹套内通冷却水冷却。

（6）待乳剂制备完毕后，停止刮板搅拌，开启阀门使锅内压力恢复正常，开启压缩空气排出物料。

（7）将乳化锅夹套内的冷却水放掉。

（8）处方中的药物可根据其性质，在配制水相、油相时或乳化操作中加入。

（9）生产结束后进行物料衡算，及时填写配制生产记录（见表 15-1）。

表 15-1　配制生产记录

产品名称		批号		规格	
班次		日期			
执行工艺规程					
设备名称及型号					
基质熔化					
基质名称					
基质用量/kg					
蒸汽压力		加热温度			
开始时间		结束时间			
操作人		复核人			
搅拌混合					
加热温度		物料搅拌时间			
操作人		复核人			
乳化均质					
乳化温度		乳化时间			
操作人		复核人			
备注					
工序班长		QA			

（10）将配制好的软膏静置 24h 后，称重，送检合格后，送至灌封工序。

3. 清场

（1）更换"待清洁"状态标示。

（2）油相锅的清洁

① 取下油相锅盖，送清洗间用纯化水刷洗干净。

② 往油相锅内加入约 1/3 锅容积的热水，浸泡、搅拌、冲洗 5min，排除污水，再加入适量的热水和洗洁精，用毛刷从上到下清洗锅壁及搅拌桨、温度探头等处（尤其注意锅底放

料口的清洗），直至无可见残留物。

③ 将不锈钢连接管拆下，把两端带长绳子的小毛刷塞入管中，用水冲到另一端，两人分别在管的两端拉住绳子，加入热水和洗洁精，来回拉动绳子刷洗管内壁，然后倒出污水后再加入纯化水重复操作 2 次直至排水澄清、无异物。

④ 分别用纯化水淋洗油相锅、不锈钢连接管 2 次。

⑤ 用 75%乙醇仔细擦拭油相锅内部和锅盖，消毒后将油相锅盖好。

⑥ 用毛巾将油相锅外部从上到下仔细擦洗，尤其注意阀门及相连电线套管、水管等处死角，毛巾应单向擦拭，并每擦约 1m² 清洗一次。

（3）乳化锅的清洁

① 将乳化锅顶部油相过滤器、真空过滤器打开取下，放工具车上送洗涤间，用热水清洗至无可见残留物。

② 将锅内加入足量热水（水面高出乳化头 10cm），放下锅顶，开动搅拌、乳化 5min，排出污水，重复操作 1 次。锅内加入适量热水和洗洁精，用毛刷刷洗锅盖、锅壁、搅拌器、乳化头 2～3 遍，排出污水，再用纯化水冲洗约 10min 直至无可见异物。

③ 用纯化水淋洗油相过滤器、真空过滤器及乳化锅 2 次。

④ 用 75%乙醇擦拭锅内表面、锅盖和搅拌进行消毒。

⑤ 用毛巾将乳化锅外部、底板及电控柜从上到下仔细擦洗干净，注意擦净锅底部的阀门及相连电线套管、水管等处死角。毛巾应单向擦拭，并每擦约 1m² 清洗一次。

⑥ 安装好乳化锅顶部的油相过滤器、真空过滤器。

⑦ 在连续生产时每周至少一次在生产间隔时用 5%甲酚皂或 0.2%苯扎溴铵擦拭设备底部和电控柜。

（4）清洁后关好开关、各处进水的阀门。

（5）对屋顶、墙壁、地面等进行清洁，QA 人员检查合格后发放清场合格证，将清场合格证（副本）挂到配料间门上。

（6）及时填写清场记录（见表 15-2）。

表 15-2　配制清场记录

清场前产品名称		规格		批号	
本次产品名称		规格		批号	
清场日期					

	清场内容及要求	检查情况		备注
		符合	不符合	
1	设备及部件内外清洁,无异物,筛网清洁			
2	无废弃物,无前批遗留物			
3	门窗玻璃、墙面、天花板清洁,无尘			
4	地面清洁,无积水			
5	容器具清洁无异物,摆放整齐			
6	灯具、开关、管道清洁,无灰尘			
7	回风口、进风口清洁,无尘			
8	收集袋清洁			
9	卫生洁具清洁,按定置放置			
10	其他			
结　论				
清场人		检查人		

（三）配制操作要点及质量控制要点

1. 抽真空前一定要检查锅是否与锅盖平贴，锅口、料口盖等是否盖严，密封可靠。操作时先关闭锅盖上各阀接口，然后打开锅盖上的真空阀门，再开启真空泵抽真空，达到要求后关闭真空泵，同时关真空阀门。

2. 均质切削头由于转速极高，不得在空锅状态下运转，以免局部发热后影响密封程度。

3. 每次搅拌启动前应先点动试转，确认无误时再让均质器运转。

4. 真空泵在均质锅密封状况下方可启动运转。如有特殊需要敞通大气启动泵，运转不能超过 3min。

5. 经常检查液体过滤器滤网是否完好并经常清洗，以免杂质进入乳化锅内，确保乳化头正常运行。

6. 往水相锅和油相锅投料时应小心，不要将物料投在搅拌轴或桨叶上。

7. 某些药物在高温下会分解，配制时需要根据主药理化性质控制油、水相加热温度，以防止由于温度过高引起药物分解。

8. 在投料时需要考虑主药性质，根据主药在基质中的溶解性能将主药与油相或水相混合，或先将主药溶于与少量基质混匀，再加至大量的基质中。

9. 不溶性的固体物料，应先磨成细粉，过 100～120 目筛，再与基质混合，以避免成品中药物粒度过大。

（四）ZJR 型真空均质乳化机故障及原因分析

（1）乳化锅内物料沸腾　真空度过高，降低真空度。

（2）乳化头卡死　物料过稠，应立即关闭电源，检修乳化头，根据故障原因重新处理物料。

（3）真空度不能达到要求　机械密封老化或阀门未关严，检查机器的机械密封及各阀门，重新关严或更换失效部件。

三、基础知识

1. 软膏剂的制备方法

（1）研合法　软膏基质由半固体和液体组分组成或主药不宜加热，且在常温下通过研磨即能均匀混合时，可用此法。小量配制可采用乳钵，大量生产时用电动研钵。配制时先取药物与部分基质或适宜液体研磨成细糊状，再递加其余基质研匀。

（2）熔合法　软膏基质的熔点不同，在常温下不能均匀混合时可采用此法。大量生产时可用电动搅拌机或三滚筒软膏机。配制时先将熔点较高的基质熔化后，再加入其他低熔点的组分，最后加入液体组分。

（3）乳化法　将油溶性组分混合加热（水浴或夹层锅）熔融；另将水溶性组分溶于水，加热至与油相温度相近时（80℃左右）逐渐加入油相中，边加边搅，待乳化完全后，搅拌至冷凝。大量生产时常用真空均质乳化机进行。乳化法中油、水两相的混合方法为：①分散相加到连续相中，适用于较小体积分散相的乳剂；②两相同时掺合，适用于大批量或连续的操作；③连续相加到分散相中，适用于实际生产中的多数乳剂。

2. 软膏剂中药物的处理及加入基质中的方法

（1）不溶性固体药物　应先制成细粉、极细粉或微粉，然后先与少量基质研匀，再逐渐递加其余基质并研匀，或将药物细粉加到不断搅拌下的熔融基质中，继续搅拌至冷凝。

（2）脂溶性药物用植物油提取　应加热提取，去渣后再与其他基质混匀，或用油与基质共同加热提取，去渣后冷凝即得。

（3）可溶性药物　水溶性药物与水溶性基质混合时，可直接将药物水溶液加入基质中；与油脂性基质混合时，一般应先用少量水溶解药物，以羊毛脂吸收，再与其余基质混匀，与乳剂基质混合时，在不影响乳化的情况下，可在制备时将药物溶于相应的水相或油相中；油溶性药物可直接溶解在熔化的油脂性基质中。

（4）中药浸出物　中药煎剂、流浸膏等药物，可先浓缩至膏状，再与基质混合。固体浸膏可加少量溶剂，如水、乙醇等使之软化或研成糊状，再与基质混匀。

（5）共熔成分　如樟脑、薄荷脑、麝香草酚等并存时，可先研磨使共熔后，再与冷却至40℃左右的基质混匀。

（6）挥发性药物或热敏性药物　应使基质降温至40℃左右，再与药物混合均匀。

3. 软膏剂的质量要求

（1）软膏剂应均匀、细腻，具有适当的黏稠度性，易涂布于皮肤或黏膜上并无刺激性。

（2）软膏剂应无酸败、变色、变硬、融化、油水分离等变质现象。

（3）除另有规定外，软膏剂应避光，密闭贮存。

（4）按照《中国药典》2010 年版对软膏剂的质量检查的有关规定，除特殊规定外，应进行以下方面的质量检查。

① 粒度：除另有规定外，含细分的软膏剂照下述方法检查，应符合规定。

取供试品适量，置于载玻片上，涂成薄层，覆以盖玻片，共涂 3 片，照粒度测定法（《中国药典》2010 年版第一部附录ⅫB 第一法）检查，均不得检出大于 $180\mu m$ 的粒子。

② 装量：照最低装量检查法（《中国药典》2010 年版一部附录ⅫC）检查，应符合规定。

③ 无菌：用于烧伤或严重创伤的软膏剂，照无菌检查法（《中国药典》2010 年版一部附录ⅩⅢB）检查，应符合规定。

④ 微生物限度：除另有规定外，照微生物限度检查法（《中国药典》2010 年版一部附录ⅩⅢC）检查，应符合规定。

四、生产依据

依据《药品生产质量管理规范》2010 年版、《中华人民共和国药典》2010 年版、《批生产指令》、《产品工艺规程》、《设备标准操作规程》、《SOP 标准操作规程》等。

模块三　灌　装

一、准备工作

1. 职业形象

穿着正确，移动准确，行动准确，工作正确。

2. 职场环境

（1）环境　普通软膏剂灌装间应符合 D 级控制区洁净度要求，用于深部组织创伤的无菌软膏剂灌装间应符合 C 级控制区洁净度要求。控制区的内表面（墙壁、地面、天棚）应当平整光滑、无裂缝、接口严密、无颗粒物脱落，避免积尘，便于有效清洁。

（2）环境温湿度　应当保证操作人员的舒适性。

（3）环境灯光　不能低于 300 lx，灯罩应密封完好。

（4）电源　应在操作间外，确保安全生产。

二、生产过程

（一）接受生产任务

自指令下发部门接受批生产指令，认真阅读，按任务要求领取内包装材料、所需工具器械，领取配制好的半成品，对其品名、规格、批号、数量、进行核查，确保无误。

（二）GFF 型自动灌装封尾机（图 15-4）操作过程

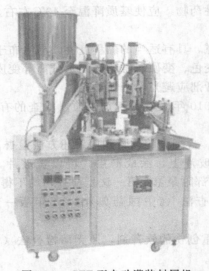

图 15-4　GFF 型自动灌装封尾机

1. 生产前检查及准备

（1）撤下"清场合格证"，挂上"生产运行"标志（房间、设备）。

（2）检查气源是否正常，气源供气量为 0.6～0.8MPa。将气管插入三联件的气源进口，打开气源调整三联件上方的减压阀旋钮（将减压阀旋钮向上提起）使工作压力调定在 0.5～0.6MPa，再检查各部位有无漏气现象。

（3）在各传动部位导杆上涂抹适量润滑油（40 号机械油），关闭气源，打开气源三联件右侧的油雾器上的注油螺钉，在油雾器中注入洁净透明油。

（4）料缸气缸下部的螺杆抹入足量的润滑油脂，保证螺杆运转自如。

2. 灌装操作

（1）接通电源、气源开关，打开操作面板上的电源按钮。

（2）在温控界面设定温度为 180℃左右。点击加热控制，加热器开始工作。

（3）将控制面板上"自动手动"切换到"手动"位置，按下各点动按钮，检查各工位是否正常工作。

（4）待加热至设定的温度时，将控制面板上"自动手动"切换到"自动"位置，按下"启动"按钮，机器开始进入自动工作状态，观察各工位工作是否协调一致。

（5）将物料倒入料筒中，用料勺接在出料口上，待空气排尽后，插管试灌，称重并调节装量。

（6）将管插入管座，按下启动按钮，观察加热位置、切尾情况，生产中根据封尾情况对转盘高度、切尾刀、加热温度进行微调。

（7）灌封过程中，每隔10min检查一次密封口、装量、铝塑管的外观（包括印刷色彩）等。

（8）生产完毕后关闭电源、气源。

（9）及时填写灌装操作记录（见表15-3）。

表15-3　软膏剂灌装操作记录

产品名称		规格		批号	
日期		班次			
待封装品领用量		包材领用量			
灌装上线		灌装下线			
开始分装时间		分装结束时间			
生产过程中中控检查情况					
时间	每袋平均装量/g	外观是否符合要求标准	装量差异是否符合要求标准		密封是否符合要求标准
		是□ 否□	是□ 否□		是□ 否□
		是□ 否□	是□ 否□		是□ 否□
		是□ 否□	是□ 否□		是□ 否□
理论装量		实际装量			
理论灌装数		实际灌装数			
收率		合格范围			
物料平衡		合格范围			
备注	收率＝实际产量/理论产量×100% 物料平衡＝(实际产出量＋余料量＋收集不合格品量＋取样量)/理论产量×100%				
操作人		复核人			

3. 清场

（1）更换"待清洁"状态标示。

（2）按从上到下的顺序拆下贮料罐上的循环水管和温度计、搅拌器、贮料罐、计量泵、循环泵等。

（3）贮料罐、搅拌器的清洁

① 把拆下的贮料罐和搅拌器送至洗涤间。贮料罐放在不锈钢桶中预洗，将贮料罐加入罐容积1/3的热水浸泡、刷洗5min，排除污水，按以上方法重复预洗1～2次直至无肉眼可见残留物。

② 加入适量的热水和洗洁精，先用毛刷从上到下将罐壁刷洗，然后用饮用水冲洗两遍，拆下的搅拌器置于洗涤池内，用热水加洗洁精刷洗，然后用纯化水冲洗两遍。

③ 贮料罐和搅拌器分别用纯化水淋洗2min。

④ 用75%乙醇擦拭贮料罐壁和搅拌器进行消毒，晾干后，送至容器具间存放。

（4）计量泵、循环泵、连接管的清洁

① 把拆下的计量泵、循环泵、软管送清洗间（应拆下计量泵及活塞各部位的垫圈，垫圈用纯化水冲洗）；计量泵、循环泵、连接管拆开后放入装有热水的桶内浸泡5min（注意应浸没）；再用毛刷擦洗计量泵、循环泵，活塞上的凹槽、小孔用毛刷擦洗直至无可见残留物。

② 向桶内加入适量的热水和洗洁精，用毛刷轻轻擦洗计量泵、循环泵直至无可见残留物后再用饮用水冲洗2次。

③ 用纯化水淋洗计量泵、循环泵等2min，然后排放纯化水。

④ 用75％乙醇擦拭计量泵、循环泵进行消毒，晾干后放于工具柜内，清洗干净的垫圈擦干后用小的密封袋密封后定置存放。

（5）将灌封机表面及控制柜用毛巾从上到下仔细擦洗，并注意转盘及各个"夹子"以及底板上的清洁，有机玻璃用纯化水、毛巾擦净。

（6）清洁后，关好电源开关及空压进气阀门。

（7）对屋顶、墙壁、地面等进行清洁，QA人员检查合格后发放清场合格证，将清场合格证（副本）挂到配料间门上。

（8）及时填写清场记录。

（三）配制操作要点及质量控制要点

1. 开动灌封机前应先手动试机，确保运转无误再开机。

2. 每隔一定时间应检测装量、外观及密封性，及时调节。

3. 料阀的锥形阀体是精密部件，一旦拆下重新装上，必须重新检查其密封度。

4. 料缸底部的计量电机导杆应经常涂抹润滑油，以保持灵活；料缸气缸下部的螺杆应抹入足量的润滑脂，起润滑和密封作用。

（四）GFF型自动灌装封尾机故障及原因分析

软膏剂灌装过程中常见的故障有装量差异过大、封合不牢和尾部封合不美观等，产生的可能原因及解决方法（见表15-4）。

表 15-4　自动灌装封尾机故障产生的原因及解决方法

故障现象	可 能 原 因	解 决 方 法
装量差异大	1.物料搅拌不均匀 2.物料内有气泡 3.料筒中物料高度变化大	1.将物料搅拌均匀后再加入料斗 2.用抽真空等方法排出气泡 3.保持料斗中物料高度一致,并能不少于容积的1/4
封合不牢	1.封合时间过短 2.加热温度过低 3.气压过低 4.加热带与封合带高度不一致	1.适当延长加热时间 2.适当调高加热温度 3.气压调到规定值 4.调整加热带与封合带高度
尾部封合不美观	1.加热部位夹合过紧 2.封合温度过高 3.加热封合切尾工位高度不一致	1.调整加热头夹合间隙 2.适当降低加热温度,延长加热时间 3.调整工位高度

三、基础知识

软膏剂一般采用塑料瓶（盒）包装和软膏管包装。常用的软膏管有锡管、铝管或塑料管等，其优点是使用方便，密闭性好，不易污染。塑料管质地轻，性质稳定，弹性大而不易破裂，但对气体及水分有一定通透性，且不耐热，易老化。软膏剂所用容器不应与药物或基质发生理化作用，若锡管与软膏成分起作用，可在锡管内涂一层蜂蜡与凡士林（6∶4）的熔合物隔离。铝管内可涂环氧酚醛型树脂保护层以避免药物与铝管发生作用。

包装好的软膏剂一般在常温下避光、密闭条件贮存，温度不宜过高或过低，以免基质分层或药物降解而影响均匀性和疗效。

四、生产依据

依据《药品生产质量管理规范》2010年版、《中华人民共和国药典》2010年版、《批生产指令》、《产品工艺规程》、《设备标准操作规程》、《SOP标准操作规程》等。

项目十六　橡胶膏剂的制备

橡胶膏剂的生产工艺流程如下。

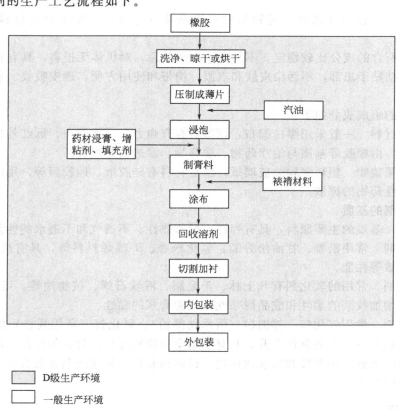

D级生产环境

一般生产环境

模块一　配　料

一、准备工作

1. 职业形象
穿着正确，行为规范，操作认真，核对细致。

2. 职场环境
（1）环境　配料间应符合 D 级控制区洁净度要求。控制区的内表面（墙壁、地面、天棚）应当平整光滑、无裂缝、接口严密、无颗粒物脱落，避免积尘，便于有效清洁。配料间为产尘操作间，应当保持相对负压或采取层流配料隔间等专门的措施，防止粉尘扩散，避免交叉污染。

（2）环境温湿度　应当保证操作人员的舒适性。

（3）环境灯光　不能低于 300 勒克斯，灯罩应密封完好。

二、配料过程

同项目十三模块一配料过程。

三、基础知识

1. 概述

橡胶膏剂系指提取物或化学药物与橡胶等基质混匀后，涂布于背衬材料上制成的贴膏剂。

橡胶膏剂所含的成分比较稳定，不易产生配伍禁忌，对机体无损害，具有黏着力强，不经加热可直接粘贴于患部，不污染皮肤和衣服，携带和使用方便，透皮吸收、通过血液渗透无痛苦等优点。

橡胶膏剂的组成成分如下。

（1）裱褙材料　一般采用漂白细布，新型材料有弹力布、无纺布、远红外材料等。

（2）膏料　由橡胶等基质与治疗药物、缓释物、渗透物等组成。

（3）膏面覆盖物　塑料薄膜或玻璃纸，新型材料有硅胶纸、硅胶膜等，用以避免相互黏着及防止挥发性药物的挥散。

2. 橡胶膏剂的基质

（1）橡胶　基质的主要原料，具有弹性、低传热性、不透气和不透水的性能。

（2）增黏剂　常用松香、甘油松香酯、氢化松香、β-蒎烯材料等，具有抗氧化、耐光、耐老化和抗过敏等性能。

（3）软化剂　常用的软化剂有凡士林、羊毛脂、液状石蜡、植物油等。可使生胶软化，增加可塑性，增加胶浆的柔性和成品耐寒性，改善膏浆的黏性。

（4）填充剂　常用氧化锌、锌钡白（俗称立德粉）。氧化锌（药用规格）能与松香酸生成松香酸的锌盐而使膏料的黏性上升，具有系结牵拉涂料与裱褙材料的性能，同时亦能减弱松香酸对皮肤的刺激，还有缓和的收敛作用。锌钡白常用于热压法制橡胶膏剂，其特点是遮盖力强，胶料硬度大。

四、生产依据

依据《药品生产质量管理规范》2010 年版、《中华人民共和国药典》2010 年版、《批生产指令》、《产品工艺规程》、《设备标准操作规程》、《SOP 标准操作规程》等。

模块二　橡胶膏料的制备

一、准备工作

1. 职业形象

穿着正确，移动正确，行动正确，工作正确。

2. 职场环境

（1）环境　橡胶膏剂制备操作环境应当符合 D 级控制区洁净度要求。控制区的内表面（墙壁、地面、天棚）应当平整光滑、无裂缝、接口严密、无颗粒物脱落，避免积尘，便于有效清洁。

（2）环境温湿度　应当保证操作人员的舒适性。

（3）环境灯光　不能低于 300 lx，灯罩应密封完好。

（4）电源　应在操作间外，确保安全生产。

二、生产过程

（一）接受生产任务

自指令下发部门接受批生产指令，认真阅读，按主配方领取药料。

（二）橡胶膏料的制备

1. 撤下"清场合格证"，挂上"生产运行"标志（房间、设备）。

2. 药料的提取　按处方规定的药料和溶剂，根据工艺要求，选用适当的方法提取，将提取液浓缩成适宜稠度的流浸膏或稠膏。

3. 将橡胶洗净晾干或烘干。经塑炼成丝网状或薄片，摊在铁丝网上除静电，夏季摊凉，冬季趁热泡入已液化的油料中（汽油、挥发性药物、油脂等），吸尽药液。中途翻动 2 次，放置 24h，使胶片完全溶胀成凝胶状。

4. 将泡好的橡胶用开炼机压炼成薄片放入密炼机，按处方加入立德粉、松香、中药浸膏和油脂类等进行炼胶。炼胶分混炼、粗炼、精炼三个阶段，每阶段间隔 24h，使其恢复橡胶网状链结构，防止橡胶老化。混炼以橡胶、辅料、药物掺和均匀为度，胶料中允许残留少量可见橡胶颗粒。粗炼以胶料中肉眼看不见橡胶颗粒为度，精炼以胶料有较好黏性、兼有弹性为度。

5. 清场，更换"待清洁"状态标示，用热水和洗洁精将开炼机、炼胶机等刷洗干净，锅壁上黏附的难以清洗的药渍可用钢丝刷刷洗，最后用饮用水冲洗干净。将屋顶、墙壁、地面等进行清洁，QA 人员检查合格后发放清场合格证，将清场合格证（副本）挂到操作间门上。及时填写橡胶膏料制备生产记录（表 16-1）。

表 16-1　橡胶膏料制备生产记录

产品名称		批号		规格	
班次		日期			
执行工艺规程					

生产前检查记录					
项目		是	否	检查人	质检员
是否有上批清场合格证					
炼胶机、开炼机、容器具等是否清洁干净					
设备是否完好、清洁					
通风设施是否完好					

浸泡生产记录					
开始时间		结束时间			
翻动时间					

油料名称			油料用量/L		
操作人				质检员	

炼胶生产记录

物料名称			用量		
时间		温度		检查情况	
操作人			质检员		

清场记录

项目	是	否	操作人	质检员
炼胶机、开炼机、容器具等是否清洁干净				
药渣是否清理				
操作间是否清洁				

（三）橡胶膏制备操作要点及质量控制要点

1. 冬季橡胶发硬时可用烘箱烘软，天然橡胶的烘胶温度为 50～60℃，加温时间在春、夏、秋季一般为 24～48h，冬季一般为 36～72h。

2. 严禁在炼胶时向膏料中洒水除静电和防黏，以免影响产品的黏性，出现失黏现象。

3. 为防止膏面出现小颗粒，橡胶要完全溶解，炼胶时一定要搅拌均匀，保证辅料完全分散。

4. 操作开炼机和蜜炼机时，要做好防护工作。用开炼机压炼橡胶时，出现胶片未划下，不准硬拉硬扯。严禁一手在辊筒上投料，一手在辊筒下接料。辊筒运转中发现胶料中或辊筒中有杂物或挡板、轴瓦处等有积胶时，必须停车处理。

三、基础知识

橡胶膏的制备方法有溶剂法和热压法两种。

1. 溶剂法

将橡胶洗净，在 50～60℃加热干燥或晾干，切成适宜大小的条块，在炼胶机中塑炼成网状胶片，消除静电 18～24h 后，浸入适量的溶剂汽油中，浸泡至完全溶胀成凝胶状，移入打膏桶内搅拌 3～4h 后，依次加入凡士林、羊毛脂、松香、氧化锌等制成基质，再加入药物，继续搅拌约 4h，待已成均匀膏浆时，过滤，滤出的膏浆即为膏料。

2. 热压法

取橡胶洗净，在 50～60℃干燥或晾干，切成块状，在炼胶机中塑炼成网状薄片，加入油脂性药物等，待溶胀后再加入其他药物和立德粉或氧化锌、松香等，炼压均匀。

四、生产依据

依据《药品生产质量管理规范》2010 年版、《中华人民共和国药典》2010 年版、《批生产指令》、《产品工艺规程》、《设备标准操作规程》、《SOP 标准操作规程》等。

模块三　涂布、切割、包装

一、准备工作

1. 职业形象

穿着正确，移动正确，行动正确，工作正确。

2. 职场环境

（1）环境　橡胶膏剂涂布、切割操作环境应当符合 D 级控制区洁净度要求。控制区的内表面（墙壁、地面、天棚）应当平整光滑、无裂缝、接口严密、无颗粒物脱落，避免积尘，便于有效清洁。

（2）环境温湿度　应当保证操作人员的舒适性。

（3）环境灯光　不能低于 300 勒克斯，灯罩应密封完好。

（4）电源　应在操作间外，确保安全生产。

二、生产过程

（一）接受生产任务

自指令下发部门接受批生产指令，认真阅读，按主配方领取调制好的膏料。

（二）涂布、切割、内包装操作过程

1. 撤下"清场合格证"，挂上"生产运行"标志（房间、设备）。

2. 将膏料放入烘箱加热，使之软化，保持温度为 60～65℃。

3. 挂好裱褙材料和膏面覆盖材料，开启电源，将前车刮刀和底板进行加热，刮刀温度为：夏季 80～85℃，冬季 85～90℃。底板温度为：夏季 70～75℃，冬季 80～85℃。

4. 待刮刀和底板温度达到预定值后，调节好涂布速度、出膏量，开启冷却，从进料口加入膏料进行涂布。涂布过程中要注意控制涂布速度和药量。

5. 涂布结束后用切断机将涂布好的橡胶膏剂按照工艺要求切割成块。

6. 切块合格的膏剂用塑料袋或纸袋包装。

7. 清场。更换"待清洁"状态标示，用热水和洗洁精将加料口、模具、阀门等刷洗干净，最后用饮用水冲洗干净。将屋顶、墙壁、地面等进行清洁，QA 人员检查合格后发放清场合格证，将清场合格证（副本）挂到操作间门上。及时填写生产记录（表 16-2）。

表 16-2　橡胶膏剂涂布、切割生产记录

产品名称		批号		规格	
班次		日期			
执行工艺规程					
生产前检查记录					
项目		是	否	检查人	质检员
是否有上批清场合格证					
设备是否完好、清洁					
领用药布是否符合要求					

涂布切割记录				
领取药布数量		剩余药布数量		
领取膏料数量		剩余膏料数量		
膏料温度		下料温度		
切割长度		切割宽度		
重量控制记录	时间	重量	操作人	质检员
物料平衡计算				

清场记录				
项目	是	否	操作人	质检员
药桶、阀门等是否清洁干净				
剩余物料和药布是否清理				
操作间是否清洁				

（三）橡胶膏剂涂布操作要点及质量控制要点

1.膏料涂布前需加热，使之软化，提高涂布均匀度。烘箱温度为：夏季 90～100℃，冬季 100～110℃。加热时间为 30～60min。

2.膏料应在烘箱温度达到规定温度时放入，严禁随箱升温。膏料进箱自始至终保持冷料自底层放入。出料应先进先出，箱门随开随关，以免温度下降。

3.膏料涂布过程中要注意控制好刮刀和底板温度，涂布速度和下料量，防止膏面不光洁，薄厚不均匀，以保证产品的合格率和成品率。

4.夏季应开放冷气以保证膏面充分冷却，防止收卷粘背、渗胶。收卷时张力应调到适当张力，以不虚松易切卷，不紧易剥离为度。

三、基础知识

按照《中国药典》2010 年版一部附录对橡胶膏剂质量检查的有关规定，橡胶膏剂需要进行以下方面的质量检查：

（1）含膏量　按照《中国药典》2010 年版一部附录Ⅱ的规定进行检查，并符合规定。

（2）耐热性　橡胶膏剂按照下述方法试验，应符合规定。

除另有规定外，取供试品 2 片，除去盖衬，在 60℃加热 2h，放冷后，膏背面应无渗油现象；膏面应有光泽，用手指触试应仍有黏性。

（3）黏附性　按照贴膏剂黏附力测定法（《中国药典》2010 年版一部附录ⅫE 第二法）测定，应符合各品种项下的有关规定。

（4）重量差异　除另有规定外，取供试品 20 片，精密称定总重量，求出平均重量，再分别称定每片的重量，每片重量与平均重量相比较，重量差异限度在平均重量的±5％以内，超出重量差异限度的不得多于 2 片，并不得有 1 片超出限度 1 倍。

（5）微生物限度　除另有规定外，按照微生物限度检查法（《中国药典》2010 年版一部附录ⅩⅢC）检查，每 10cm² 不得检出金黄色葡萄球菌和铜绿假单胞菌。

四、生产依据

依据《药品生产质量管理规范》2010 年版、《中华人民共和国药典》2010 年版、《批生产指令》、《产品工艺规程》、《设备标准操作规程》、《SOP 标准操作规程》等。

项目十七　中药针剂的制备

小容量注射剂也称水针剂，指装量小于 50ml 的注射剂，通常采用湿热灭菌法制备。该类注射剂除一般理化性质外，无菌、热原、澄明度、pH 值等项目的检查均应符合规定。其生产过程包括中药原药材的净选、提取、浓缩、沉淀、冷藏、过滤、收药；容器的处理；注射液的配制与滤过、灌封、灭菌与检漏、印字与包装等步骤。

中药针剂生产工艺流程如下。

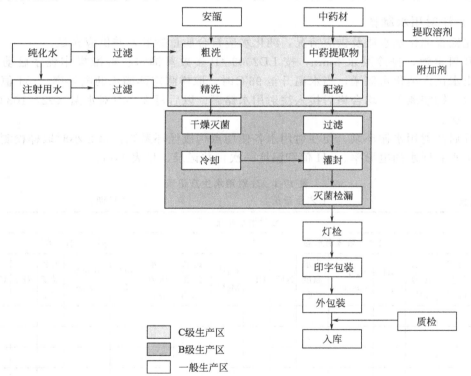

模块一　注射用水的制备

一、准备工作

1. 职业形象
穿着正确，移动准确，行动准确，工作正确。

2. 职场环境

（1）环境

① 门窗、玻璃、墙面、顶棚应清洁，无灰尘，地面应平整，无积水、杂物。建筑结构设备设施洁净完好，设备、管线排列整齐并包扎光洁，无跑、冒、滴、漏现象，有定期清洁、维修的记录。

② 生产用工具、容器、设备按规定定点放置，按操作规程清洁。

③ 所使用的试剂、用料等定点码放，有防尘措施，有明显的状态标记。

④ 楼道、走廊、电梯间不能存放物品，保持通畅、清洁。

（2）环境温湿度　应当保证操作人员的舒适性。

（3）环境灯光　不能低于 300 lx，灯罩应密封完好。

二、生产过程

（一）接受生产任务

满足生产、清洁、配液等注射用水的使用需求。

（二）注射用水制备

1. 先检查纯化水水质及供应情况，纯化水应符合质量标准，并供应充足。

2. 开启蒸汽，排冷凝水 5min，按 LD2000-4B 多效蒸馏水机标准操作程序启动蒸馏水机，初出水接入纯化水储罐，当水温升至 96℃时，取样测定蒸馏水的电导率、pH 值、氯化物、氨盐、钙镁离子，均合格后接入注射用水储罐。以后每 2 小时对水温（92～103℃）、水质检测一次。

3. 开启注射用水循环泵，使注射用水各使用点构成循环系统，每 2 小时取样检测注射用水储罐出水和回水的电导率、pH 值和温度一次，并记录，见表 17-1。

表 17-1　注射用水生产记录

班组长：　　　　　　工艺质量员：　　　　　　生产日期：

注射用水检查记录

项 目 / 时间	1# 多效蒸馏水器							2# 多效蒸馏水器						
	进水流量/(L/h)	进水压力/MPa	pH值	电导率/(μs/cm)	出水温度/℃	NH₃	Cl⁻	Ca²⁺ Mg²⁺	进水流量/(L/h)	进水压力/MPa	pH值	电导率/(μs/cm)	出水温度/℃	NH₃ Cl⁻ Ca²⁺Mg²⁺

项 目 / 时间	B线循环储罐出水			B线循环储罐回水			S线循环储罐出水			S线循环储罐回水			开机时间		关机时间	
	电导率/(μs/cm)	pH值	出水温度/℃	电导率/(μs/cm)	pH值	回水温度/℃	电导率/(μs/cm)	pH值	出水温度/℃	电导率/(μs/cm)	pH值	回水温度/℃	1#	2#	1#	2#

滤芯产地：　　操作人：
批号：　　　　班组长：
孔径：　　　　工艺质量员：

清场记录

项 目	班组长检查	工艺质量员检查	备注
○ 设备处于停运状态,取下状态标志牌			
○ 擦净设备管线的外壁,所有用具摆放整齐			
○ 擦净操作台、凳子、墙面、门窗、地面无积水			
○ 擦净仪器外壁,有序摆放,排水沟清洁、畅通			

说明:清场清洁合格,检查结果"√"表示。不合格的,重新清场清洁,直至合格。"△"代表批清场;"○"代表日清场

清场人		清场日期	

4. 生产结束或注射用水储罐液位达到最高时,关掉蒸馏水机,关机时先把蒸馏水接到纯化水储罐,再关蒸汽、关纯化水,当温度到达 50℃关掉冷却水、关闭电源。

5. 注射用水采用 65℃以上循环保温或 80℃以上保温贮存,12h 内使用。

6. 填写注射用水生产记录,见表 17-1。

(三)清场

1. 每天生产线生产结束后,先关掉注射用水循环泵,关掉注射用水出水阀、回水阀,打开纯蒸汽进汽阀。

2. 打开纯蒸汽发生器进汽阀灭菌后,打开纯化水阀门,按纯蒸汽发生器标准操作程序(SOP-EM-1137)启动纯蒸汽发生器,对注射用水循环管道以及生产线药液管道配制罐等进行消毒 1h。消毒时,对进水流量、进水压力、生蒸汽压力、纯蒸汽压力进行检查并记录,测定纯蒸汽冷凝水的电导率、pH 值、氯化物和氨盐。

3. 注射用水制备好、纯蒸汽消毒好后,关掉纯化水制备系统。

(四)注射用水检测

(1)可见异物　取洁净的 250ml 输液瓶用注射用水荡洗 3 次后取注射用水,目测样品,应无色澄明。

(2)电导率　取洁净的 250ml 输液瓶用注射用水荡洗 3 次后取注射用水,用电导仪测出注射用水的电导率(≤2μs/cm)。

(3)酸碱度　取洁净的 250ml 输液瓶用注射用水荡洗 3 次后取注射用水,用酸度计测出注射用水 pH 值在 5.0～7.0 之间。

(4)氯化物　取洁净的比色管用注射用水荡洗 3 次取注射用水样 50ml,加硝酸—硝酸银溶液 2ml,摇匀后应不发生浑浊。

(5)氨盐　取洁净的比色管用注射用水荡洗 3 次取注射用水样 50ml,加碱性碘化汞钾试液 2ml,摇匀后放置 10min 与对照液比较不显更深色为合格。

(6)对照液配制　取洁净比色管用无氨注射用水荡洗 3 次加无氨注射用水 49ml,加入 1ml 氯化铵溶液,再加碱性碘化汞钾试液 2ml,摇匀显黄色。

(7)钙、镁离子　取洁净比色管用注射用水荡洗 3 次取注射用水样 49ml,加入 pH＝10 的氨—氯化铵缓冲液 2～4ml,加少许铬黑 T 指示剂,摇匀溶液显纯蓝色。

(五)LD2000-4B 多效蒸馏水机操作规程

1. 正常运行操作

(1)开机前,检查蒸汽、纯化水、冷却水供给情况,检查各阀门位置及电气控制按钮是

否完好。

（2）打开蒸汽管路上的冷凝水排放阀门，排尽冷凝水后关闭此阀门。

（3）开启电源开关，按下强制排水按钮。

（4）适量开启冷凝水排放阀，不凝性气体排放阀和未放浓缩水排放阀。

（5）开启蒸汽阀门，并调节蒸汽压力，逐渐升至 0.3MPa，启动水泵，开启料水手动调节阀，缓缓调节进水量 1/2（定量数），当蒸馏水出水温度达到 96℃ 时，开大手动调节阀，加大料水供给量。同时，开启冷却水水泵，根据出水温度调节冷却水供水量。

（6）检查蒸馏水出水电导，合格，则放开排水按钮，送至蒸馏水中间水箱。

2. 关机操作

（1）按下消音及强制排水按钮。

（2）关小料水进水阀，2min 后关闭此阀，同时，关闭水泵。关闭冷却水水泵，冷却水阀门。

（3）关闭蒸汽阀门，同时，关闭蒸汽管路总阀门。

（4）打开排放阀，排尽积水后，关闭排放阀。

（5）关闭浓水排放阀、不凝性气体排放阀和蒸汽凝水排放阀。

（6）拧转电源钥匙，切断电源。

（六）生产工艺管理及质量控制要点

1. 压力泵不得无水空转。

2. 抽样检查时盛放样品的容器必须保证无菌，在抽样时打开使用；抽样时阀门开启一定时间（5min）后再取样；抽样后样品要无菌保存，不得被污染，以免影响结果的真实性；抽样后，抽样阀内余水要排空。

3. 生产中 pH 值、氯化物、铵盐应每 2 小时检查 1 次，其他项目应每周检查 1 次。

4. 注射用水必须 80℃ 以上保温贮存或 65℃ 以上循环贮存。

5. 定期对系统进行在线消毒、灭菌，储罐、管路的消毒可以使用蒸汽或过热水，清洁蒸汽消毒保证终端温度不低于 121℃，时间在 20min 以上。停产 3 天以上（包括 3 天），注射用水储罐、管路用清洁蒸汽消毒 1 次。

6. 注射用水储罐及管路每周至少需检测以下出水点质量：蒸馏水机出口、储罐、总送水口、总回水口。

三、基础知识

1. 《中国药典》2010 年版二部附录中对制药用水的规定如下。

（1）饮用水　为天然水经净化处理所得的水，其质量必须符合现行中华人民共和国国家标准《生活饮用水卫生标准》。

（2）纯化水　为饮用水经蒸馏法、离子交换法、反渗透法或其他适宜方法制备的制药用水。不含任何添加剂，其质量应符合《中国药典》2010 年版二部纯化水项下的规定。

（3）注射用水　为纯化水经蒸馏所得的水。应符合细菌内毒素试验要求。注射用水必须在防止细菌内毒素产生的设计条件下生产、贮藏及分装。其质量应符合《中国药典》2010 年版二部注射用水项下的规定。

为保证注射用水的质量，应减少水中的细菌内毒素，监控蒸馏水制备注射用水的各生产环节，并防止微生物的污染。应定期清洗与消毒注射用水系统。注射用水的储存方式和静态储存期限应经过验证确保水质符合质量要求，例如可以在80℃以上保温或70℃以上保温循环或4℃以下的状态存放。

（4）灭菌注射用水　为注射用水按照注射剂生产工艺制备所得。不含任何添加剂。其质量应符合《中国药典》2010年版二部灭菌注射用水项下的规定。

其中，制药用水的应用范围见表17-2。

表17-2　制药用水应用范围

类　别	应　用　范　围
饮用水	饮用水可作为药材净制时的漂洗、制药用具的粗洗用水。除另有规定外，也可作为饮片的提取溶剂
纯化水	纯化水可作为配制普通药物制剂用的溶剂或试验用水；可作为中药注射剂、滴眼剂等灭菌制剂所用饮片的提取溶剂；口服、外用制剂配制用溶剂或稀释剂；非灭菌制剂用器具的精洗用水。也用作非灭菌制剂所用饮片的提取溶剂。纯化水不得用于注射剂的配制与稀释
注射用水	注射用水可作为配制注射剂、滴眼剂等的溶剂或稀释剂及容器的精洗
灭菌注射用水	灭菌注射用水主要用于注射用灭菌粉末的溶剂或注射剂的稀释剂

2.《中国药典》2010年版中注射用水标准见表17-3。

表17-3　注射用水标准

项　目	标　准
性状	无色澄明液体，无臭、无味
pH值	5.0～7.0
总有机碳	不得超过0.5mg/ml
细菌内毒素	<0.25EU/ml
微生物限度	菌落数每100ml不超过10个

四、生产依据

《药品生产质量管理规范》年2010年版、《中华人民共和国药典》2010年版、《批生产指令》、《产品工艺规程》、《设备标准操作规程》、《SOP标准操作规程》等。

模块二　中药注射剂原液的制备

一、准备工作

1.职业形象
穿着正确，移动准确，行动准确，工作正确。

2.职场环境
（1）环境　前处理、提取和浓缩通常是在一般生产区内进行，仅要求密闭厂房即可。当工艺进行到收膏时，应与制剂的要求环境相适应。

（2）环境温湿度　应当保证操作人员的舒适性。正常温度为18～26℃，湿度45％～

65%，有特殊工艺要求的，可以对温湿度进行特殊要求。

（3）环境灯光　不能低于300lx，灯罩应密封完好。

（4）电源　应在操作间外，确保安全生产。

二、生产过程

（一）接受生产任务

操作人员接受批生产指令（见表17-4）。按照批生产指令和领料单（见表17-5）领取物料。

表17-4　批生产指令

年　　　月　　　日

受令部门		批量		瓶
品名		批号		
处方	中药饮片（中药材）名称		理论投料量	

指令人：　　　　　　　　　复核人：　　　　　　　　　接收人：

表17-5　领料单

品名：　　　　　规格：　　　　　批号：　　　　　数量/万支：

物料名称					
批用量					
领料量					
批　号					
检验单号					
备　注					

车间主任：　　　　　工艺质量员：　　　　　物料员：　　　　　仓库管理员：

（二）中药注射剂原液的制备过程

1. 中药材净选

对中药原料进行鉴定，并对照检验单符合规定后，进行挑选和处理，剔除腐烂和非药用部位，除去杂草、泥沙、尘土等杂质，用纯化水冲洗干净，按操作规程要求（切成段、片或粗粉）备用。

（1）净选生产前准备

① 操作人员按更衣规程要求更衣后进入配料间。

② 确认无上次生产遗留物。

③ 检查净选台的清洁状态标识。

④ 检查称量器具是否有检定合格证，并已校正。

⑤ 按生产指令到原辅料暂存间领取物料，逐一复核物料的品名、规格、批号、数量及检验合格报告单等。

⑥ 填写净选生产前检查记录（见表17-6）。

表 17-6   净选生产前记录

品名		批号	
规格：	日期：		
净选前检查项目		是	否
1.有否上批产品清场合格证,并在有效期内			
2.检查房间内温度、相对湿度是否达到要求			
3.检查房间内压差是否达到要求			
4.工具、器具、是否齐备,并已清洁、干燥			
5.无上次生产遗留物			
6.净选台是否具备清洁状态标识			
7.量器是否有检定合格证,并已校正			
8.领用的物料是否有检验报告书			
日期	年　月　日	检查人	
备注			

（2）净选岗位生产操作

① 将药材去除外包装和打包带,分次摆放在工作台上。

② 摊开药材,挑出杂质及非药用部位,除去石块、泥沙及非药用部分,霉变、枯朽、虫蛀、杂物等,放于废料桶中,称重。

③ 将挑选完毕的净药材称重。

④ 拣选后的药材,按工艺要求需水洗处理的,移送水洗工序。对选药工序移送的药材,核对名称、批号、规格、数量、无误后准备清洗。

2. 中药材水洗

（1）水洗生产前准备　见净选生产前准备。

（2）水洗岗位生产操作

① 对选药工序移送的药材,核对批号、规格、数量、无误后准备清洗。

② 一次洗药量根据烘干设备的能力,有计划清洗药材,保证清洗后能及时烘干。

③ 洗药用水不低于饮用水标准,洗涤药材后的水不得用于洗涤其他药材,不同药材不允许在一起洗涤。

④ 全草类药材、果实类药材多使用淋洗法。将药材整齐地直立堆放好（或置大筛里）,用多量的自来水自上而下浇淋至流出的水干净为止,干燥,即可切制或入药。

⑤ 淘洗主要用于根茎类药材。将药材投入洗药机,用自来水洗净泥土,使药材干净,取出烘干即可。

⑥ 在洗药过程中,不断搅拌,药材至洗干净为止,每次换水时应彻底清除池内的废弃物。

⑦ 把清洗合格的药材装入蜂孔托盘中,装入托盘内的高度不低于 10cm,移送到下道烘干程序。

⑧ 填写净选岗位生产记录,见表 17-7。

表 17-7　净选生产记录

原料名称		规　格		数　量		检验号	
生产批号		规　格		数　量		质　量	
生产日期	日　时　分	完成日期	日	交货人		收货人	
操作依据		净选岗位操作规程			执行标准	本厂标准	
工艺程序		操作标准		操作记录		操作人	QA
生产操作情况	1. 核实原料标签合格证			＿＿＿张＿＿＿件			
	2. 净选方法:筛选、挑拣			符合规定			
	3. 杂质、非药用部分			＿＿＿kg＿＿＿%			
	4. 容器:塑筐、匾			符合规定			
	5. 重量			＿＿kg×＿＿件=＿＿kg			
产品得率		计算:产品量＿＿＿kg/投料量＿＿＿kg×100%=＿＿＿%					
复核人			说明				

3. 净选、水洗岗位清场操作

(1) 清除现场所有产品,合格产品送入药材提取中转间。

(2) 清除现场所有杂物,废弃状态标识等废弃物清出车间。

(3) 洗药机,装药槽用纯化水冲洗干净、湿抹布擦干水。

(4) 周转容器、生产用具用纯化水清洗干净。

(5) 地面用拖把拖干净,门窗用抹布抹擦干净。

(6) 及时填写清场记录(见表 17-8)。

表 17-8　净选、水洗岗位清场记录

品名:　　　　批号:　　　　清场时间:　　年　月　日　　编号:

项目	要　　求	工艺员检查情况	QA 检查情况
1	选药台、洗药池应清洁		
2	工作台柜整洁无杂物		
3	相关设备如磅秤、排风扇、灯、运输车等应清洁		
4	物料应按规定盛放;容器具应清洁、垃圾应按规定及时清理		
5	归位物品应摆放整齐		
6	门窗、地面、四周墙壁、天花板应清洁、无异物、无前次残留物品		
7	结论		

清场者:　　　　　　　　QA 检查员:

4. 中药材提取

(1) 提取岗位生产前准备

① 投料前检查所用提取设备、容器具符合清洁要求,有清场合格标志。需用的设备设施完好,有状态标志。水、电、汽及阀门是否灵活正常,是否处于关闭状态。

② 计量器具测试范围符合生产要求,并有"计量检定合格证"。

③ 按批生产指令单由领料员领取净药材,核对药材品名、规格、批号、数量、产地。将药材用小车运到称量备料室,并要有专人检查复核,称量后做好状态标志,将已称量好的药材于粉碎室进行粗粉,称量。分别装于塑料袋内,外套编织袋,做好状态标志。

（2）提取岗位生产操作

① 操作人员根据批生产指令核对要提取的药材，并根据标签内容对实物核对无误后，按生产指令要求将要将求净药材放在对应的要操作提取罐前。

② 备料工序完成后，应在 QA 人员监督下严格按批指令由一人称量一人复核后，提取操作人员将料通过吊车吊到操作台上开始投料。将提取罐上部投料口打开，按处方量将净药材投入提取罐中，中药饮片在 QA 人员监督下投料，并做好记录，打开提取罐进水阀门，向提取罐内加入工艺要求的倍量纯化水，达到注水量后，关闭进水阀门和投料口，旋紧罐盖，根据生产工艺要求浸润。

③ 浸润时间到后，打开蒸汽阀门，开始加热，药液沸腾后关闭排空阀，打开冷凝器及冷凝水，开始计时。

④ 在煎煮过程中随时观察蒸汽压力表、温度表和提取罐压力表数值，并记录开始煮沸时间、温度。蒸汽压力控制在 0.1～0.2MPa，温度控制在 100℃左右，提取罐内压力控制在 0.2MPa 以内。控制蒸汽阀门，保持沸腾至工艺规定的煎煮时间，并不断从视窗中观察煎煮情况。

⑤ 待达到煎煮生产工艺要求时间后，关闭蒸汽阀门，开启蒸发室真空阀门，观察真空表的数值，待真空值达到 0.06MPa 时，打开提取罐的出液阀门，将提取液吸到蒸发室，关闭出液阀门。蒸发室上挂状态标志，注明提取液名称、批号、数量、日期、操作者等。

⑥ 打开提取罐进水阀门，加入工艺要求的倍量纯化水，关闭进水阀门，打开蒸汽阀门重复以上煎煮操作，待煎煮生产工艺要求时间后将提取液与第一次提取液合并。

⑦ 操作过程有专人进行过程监控，并做好记录。

⑧ 填写提取岗位生产记录（见表 17-9）。

表 17-9　提取岗位生产记录

批号		
时间		
项目	提取罐 I	提取罐 II
投料时间		
投料量		
投料人		
复核人		
第一次加水量/L		
蒸汽压力/MPa		
温度/℃		
沸腾时间		
放料时间		
第一次药液量/L		
第二次加水量/L		
蒸汽压力/MPa		
温度/℃		
沸腾时间		
放料时间		
第二次药液量/L		
总药液量/L		

（3）提取岗位清场操作

① 用纯化水清洗提取罐内、外的残渣。

② 用洁净刷子洗刷喷水管的残渣物及清除喷孔中的药渣，而后用水溶液洗刷喷水管。

③ 用橡皮管放水冲洗提取罐，直至罐体内外无可见污迹。

④ 提取罐内、外壁和提取罐的喷水管为重点清洁部位。

⑤ 及时填写清场记录（见表 17-10）。

表 17-10　提取岗位清场记录

项目	要　　求	工艺员检查情况	QA人员检查情况
1	提取罐储罐、过滤器内外应清洁		
2	控制台柜、工作台柜整洁无杂物		
3	相关设备如磅秤、排风扇、灯、运输车等应清洁		
4	物料应按规定盛放；容器具应清洁，垃圾应按规定及时清理		
5	归位物品应摆放整齐		
6	门窗、地面、四周墙壁、天花板应清洁、无异物、无前次残留物品		
7	结　　论		

清场者：　　　　　　　　　　　QA检查员：

5. 提取液的浓缩

（1）浓缩岗位生产前准备

① 操作人员按更衣规程更衣后进入配料间。

② 确认无上次生产遗留物。

③ 检查浓缩器、储罐及管路清洁状态标识。

④ 检查系统运行是否正常。

⑤ 填写浓缩岗位生产前检查记录（见表 17-11）。

表 17-11　浓缩岗位生产前检查记录

品名		批号		
浓缩生产前检查项目		是		否
1.有否上批产品清场合格证，并在有效期内				
2.检查房间内温度、相对湿度是否达到要求				
3.检查房间内压差是否达到要求				
4.工具、器具、是否齐备，并已清洁、干燥				
5.无上次生产遗留物				
6.浓缩器、储罐及管路清洁状态标识				
7.检查系统运行是否正常				
日　期		检查人		
备　注				

（2）浓缩岗位生产操作

① 关闭所有阀门和放汽装置，启动多级水泵，使水力喷射器抽到 $-0.006MPa$ 左右时，打开进料阀门进料，当药液上升到一定高度（以蒸发罐进料管一半左右为宜），停止进料。渐渐打开蒸汽阀门开始加热（压力 $0.1MPa$ 左右，不得 $\geqslant 0.2MPa$）。

② 关闭通往醇提的循环水泵阀门，打开通向水箱的循环水阀门，开启循环水泵，使其水箱与房外水池进行水循环。

③ 送药液加热时，观察真空度及流向罐内的流量，使之相对稳定（真空度一般控制在 $-0.09 \sim -0.05$ MPa，锅内温度一般保持在 $50 \sim 75℃$），适当控制进料量，否则会发生药液上升溢出，一旦溢出应立即打开空气阀门，并及时调整进液速度和蒸汽进量。

④ 水力喷射泵不得低于 0.25MPa（表压），水箱水温不得超过 $50℃$，若超过此温度应打开冷水阀门，补充低温冷却水。

⑤ 浓缩一定时间后，打开底部出料阀门，取样测试浓度（及时测试，防止粘壁），当达到工艺规定后（一般密度 1.2g/cm³ 左右，不得太高），停车收取浓缩液。

⑥ 储罐内药液全部进入浓缩罐后，应放入饮用水略微冲洗储罐，并将冲洗液抽入浓缩罐内浓缩。

⑦ 填写浓缩岗位生产记录（见表 17-12）。

表 17-12　浓缩岗位生产记录

品名		批号	
日期		时间	
煎煮液编号	浓缩前药液量/L	浓缩后药液量/L	浓缩后药液编号

蒸汽压力 ＿＿＿＿＿ MPa

操作者：　　　　　　　　复核人：　　　　　　　　QA：

（3）浓缩岗位清场操作

① 用 NaOH 加入纯化水配制成 1% 的 NaOH 溶液打入加热器内，通蒸汽煮沸，清除机内的残留物。

② 排污液后，用刷子清除浓缩罐的沉淀物。

③ 用纯化水冲洗干净，直至无可见物，清洗液显无色，pH 值近中性。

④ 浓缩器内外壁和玻璃试镜为重点清洁部位。

⑤ 及时填写浓缩岗位清场记录（见表 17-13）。

表 17-13　浓缩岗位清场记录

品名：　　　　批号：　　　　清场时间：　　年　　月　　日　　编号：

项目	要　　求	工艺员检查情况	QA 人员检查情况
1	双效浓缩器内外应清洁		
2	物料应按规定盛放;容器具应清洁,垃圾应按规定及时清理		
3	归位物品应摆放整齐		
4	门窗、地面、四周墙壁、天花板应清洁、无异物、无前次残留物品		
5	结论		

清场者：　　　　　　　工艺员：　　　　　　　QA 检查员：

6. 收药

（1）收药岗位生产前准备

① 操作人员按更衣规程更衣后进入配料间。

② 确认无上次生产遗留物。

③ 检查料桶、收药罐及管路的清洁状态标识。

④ 检查称量器具是否有检定合格证并已校正。

⑤ 填写收药岗位生产前检查记录（见表 17-14）。

表 17-14　收药生产前检查记录

品名			批号		
收药生产前检查项目			是	否	
1. 有否上批产品清场合格证，并在有效期内					
2. 检查房间内温度、相对湿度是否达到要求					
3. 检查房间内压差是否达到要求					
4. 工具、器具、是否齐备，并已清洁、干燥					
5. 无上次生产遗留物					
6. 料桶、收药罐及管路的清洁状态标识					
7. 称量器具是否有检定合格证并已校正					
日期：　　年　月　日　　检查人：					
备注					

（2）收药岗位生产操作

① 开启收药罐处真空，利用真空将真空浓缩罐内药液引至收药罐内。

② 关闭真空阀、进药阀，打开排空阀，将药液放入洁净的密闭料桶中，称量并记录重量，外套双层塑料袋，扎口，并标明品名、批号、数量后送至冷库，低温存放。

③ 放置 12h 以上，转交下一工序。

物料平衡计算公式如下：$\dfrac{收药后数量＋损耗数量}{收药前数量} \times 100\%$

物料平衡应为 98%～100%。

④ 填写收药生产记录（见表 17-15）。

表 17-15　收药岗位生产记录

品名：	批号：		规格：		年　　月　　日
项　　目	记　　录		项　　目	记　　录	
收药前数量/L			计算得药液总体积/L		
毛重/kg			药液损耗量/L		
净重/kg			药液物料平衡/%		
药液密度					
操作者：　　　　　　　复核人：　　　　　　　QA：					

（3）收药岗位清场操作

① 用纯化水冲洗收药罐内壁及外表面。

② 如有污垢，用 1‰NaOH 溶液注入罐内，浸泡 6h。

③ 排出污水，再用纯化水冲洗罐内壁，直至清洗干净，洗出液至近中性及清洗液呈澄清无色。用橡胶水管冲洗收药罐外表面，抹干。

④ 用橡胶水管冲洗收药罐外表面，抹干。

⑤ 及时填写收药岗位清场记录（见表 17-16）。

表 17-16　收药岗位清场记录

品名：　　　　　　批号：　　　　　清场时间：　　年　　月　　日　　　编号：

项目	要　　求	工艺员检查情况	QA 人员检查情况
1	收药罐内外应清洁		
2	物料应按规定盛放，容器具应清洁，垃圾应按规定及时清理		
3	归位物品应摆放整齐		
4	门窗、地面、四周墙壁、天花板应清洁、无异物、无前次残留物品		
5	结论		

清场者：　　　　　　　　QA 检查员：

（三）操作要点和质量控制要点

1. 提取罐底盖每次操作前检查密封条，尽量采用旋转类似高压锅的舱门。

2. 定期更换真空泵循环水，保持一定的温度。

三、基础知识

中药注射剂原液的制备可分为两类：一类是有效成分已经明确且比较单一的，可选择合适的溶剂与附加剂配成注射液，如穿心莲、丹皮酚及银黄注射液等；另一类是有效成分尚不明确或不完全明确的，特别是一些验方和复方制剂，为了使药用成分在提取中不损失，通常采用传统中药水煎剂和酒剂的制备方法，用水和乙醇提取有效成分，再用适宜的方法尽量除去杂质，制成注射液，如复方丹参、复方大青叶注射液等。亦有少量品种用乙醚、醋酸乙酯、苯、氯仿等有机溶剂提取。

四、生产依据

《药品生产质量管理规范》2010 年版、《中华人民共和国药典》2010 年版、《批生产指令》、《产品工艺规程》、《设备标准操作规程》、《SOP 标准操作规程》等。

模块三　安瓿的处理

一、准备工作

1. 职业形象

穿着正确，移动准确，行动准确，工作正确。

2. 职场环境

（1）环境　C 级控制区内进行生产，C 级控制区要求门窗表面应光洁，并易于清洗。窗户要求密封并具有保温性能，不能开启。对外应急门要求密封并具有保温性能。

（2）环境温湿度　应当保证操作人员的舒适性。

（3）环境灯光　不能低于 300 lx，灯罩应密封完好。

（4）电源　应在操作间外，确保安全生产。

二、生产过程

（一）接受生产任务

自指令下发部门接受批生产指令（见表 17-17）。

表 17-17　批生产指令

浸膏/kg		
pH 值调节剂/kg		
渗透压调节剂/kg		
内包材名称	规格	数量/个
钠钙玻璃瓶	1ml/10ml	

（二）洗烘瓶生产过程

1. 生产前准备

（1）检查确认生产现场已清场，有上批清场合格证，并在有效期内。

（2）检查确认与本批生产无关的标识物、文件等已清离现场。

（3）开机前打开热交换器的阀门，将注射用水排放约 10000ml。

（4）检查洗瓶机运转是否正常。

（5）检查各压力表的状况，确认校验合格并在有效期内。

（6）检查确认注射用水的供应是否正常。

（7）使用前，开动洗瓶机开关，空机运行 2min，打开隧道灭菌烘箱开关，检查加热管是否完好，传送链是否运行正常，运行正常方可生产。

（8）洗烘瓶操作工将装满安瓿的周转盘摆放于洗瓶机进瓶轨道旁边的物料架上。

洗烘瓶生产前确认记录（见表 17-18）。

表 17-18　洗烘瓶岗位生产前记录

品名：		批号：	
称量前检查项目		是	否
1.有否上批产品清场合格证,并在有效期内			
2.检查房间内温度、相对湿度是否达到要求			
3.检查房间内压差是否达到要求			
4.检查洗瓶机运转正常			
5.检查压力表校验合格			
6.检查注射用水供应正常			
7.检查隧道烘箱是否正常			
日期		检查人	
备注			

2. 洗烘瓶生产操作

（1）打开洗瓶机开关。

（2）打开各阀门开关（纯化水阀、注射用水阀和压缩空气阀）开关。

（3）送空瓶

① 从物料架上取装满安瓿的周转盘，挡板端朝向进瓶斗，推到进瓶网带上。

② 取下挡板，向网带内推瓶，一直推到进瓶螺杆中，撤下周转盘。

③ 按洗瓶机每分钟洗 130～200 瓶的速度进行洗瓶。

（4）接洗瓶

① 将烘瓶用周转盘，开口端朝内，推到洗瓶机的出瓶轨道上。

② 用两块切板挡住洗瓶机出瓶轨道的安瓿，将安瓿送入周转盘内。

③ 当周转盘上充满安瓿时，将盘中的安瓿和出瓶轨道的安瓿隔开。

（5）烘瓶

① 将灭菌烘箱各开关打开，预热达到规定温度 200℃。

② 从操作架上取安瓿周转盘放置烘箱进口处，按动传送带开关，将周转盘送至烘箱内，开始烘瓶。

③ 每箱灭菌 15min，灭菌温度为 180℃±5℃。

（6）填写洗烘瓶操作记录（见表 17-19）。

表 17-19　洗烘瓶岗位生产记录

产品名称		规格		生产批号		生产日期	年　月　日

生产操作：1. 执行理瓶、洗瓶、配制岗位生产操作规程
　　　　　2. 依据该产品的工艺规程及主配方操作
　　　　　3. 执行设备操作规程（　　　　　　　　　　）

理瓶数量	个	个/盘	损耗数/个		理瓶人		复核人	
洗瓶				烘瓶				
开始加热时间				烘干预热段温度/压力				
开始送瓶时间				烘干灭菌段温度/压力				
洗瓶段压力				烘干冷却段温度/压力				
进盘速度				出盘数量				
停止送瓶时间				停机时间				
投入量/个		产出量/个		废品量/个		物料平衡	%（　　　）	
操作人			复核人		日期	年　月　日　时　分		
质量监控	结论		QA 监控员			日期	年　月　日	
移交数量/个	移交人		接收人			日期		

☆生产过程异常情况：无　□
　　　　　　　　　　有　□"生产过程偏差处理管理规程"处理并附相应的记录

3. 清场过程

（1）设备、容器、传送带的清洗　设备、容器外表面、传送带用纯化水冲净；变速箱外壳用湿润的净化抹布擦干净后，再用干净化抹布擦干。

（2）地漏的清洗与消毒　清除地漏中污水、污物，用纯化水冲净；向地漏中灌注 300ml 消毒液；盖上地漏封水盖。

（3）清洁工具的清洗与消毒　清洗干净后，用消毒液浸泡 15min 消毒；再用纯化水冲洗干净，挂在专用支架上备用。

（4）填写清场记录单（见表 17-20）。

表 17-20　洗烘瓶清场记录

清场前产品名称			清场前产品编号		
清场项目	序号	清场要求	清场情况		检查结果
	1	上次生产使用的标识应清除	清除（　）未清除（　）		合格（　）不合格（　）
	2	地面、门窗、墙壁、灯具应清洁	清洁（　）不清洁（　）		合格（　）不合格（　）
	3	洗瓶、灭菌干燥机应清洁	清洁（　）不清洁（　）		合格（　）不合格（　）
	4	生产工器具应清洁	清洁（　）不清洁（　）		合格（　）不合格（　）
	5	上次产生的垃圾应清除	整除（　）未整除（　）		合格（　）不合格（　）
	6	清洁工具应清洁	清洁（　）不清洁（　）		合格（　）不合格（　）
	7	生产记录送交车间负责人	送交（　）未送交（　）		合格（　）不合格（　）
备注					
检查人员			清场人员		
检查时间			结　论		

（三）操作要点与质量控制重点

1. 隧道烘箱内应保持清洁，隧道烘箱恒温温度、时间必须保障。隧道烘箱恒温段的温度应保持 350℃并维持 5min 左右。

2. 洗瓶与隧道烘箱的连接应当符合要求。

3. 安瓿瓶的隧道烘箱出口处应当有 A 级保护，避免污染。隧道烘箱出口前 5 排安瓿生产前弃去。

4. 注意保持注射用水针头通畅，并对准瓶口正中心。

5. 清洗水需经 0.22μm 膜滤器过滤，冲水水压 0.40～0.60MPa；滤膜应在使用前、后进行完整性测试。

6. 清洗灭菌后的安瓿应清洁干燥，温度在 40℃以下，于 1h 内使用，超过时间应重新清洗灭菌。

三、基础知识

（一）气水喷射洗涤法

气水喷射洗涤法是目前生产上认为最有效的洗瓶方法，该法利用滤过的纯化水与滤过的压缩空气，由针头喷入安瓿内交替喷射洗涤。压缩空气的压力控制在 294.2～392.3kPa，冲洗顺序为气→水→气→水→气，洗涤 4～8 次。为防止压缩空气中带入油雾而污染安瓿，应对压缩空气进行净化处理，即将压缩空气先冷却，待压力平稳后再经纯化水洗，经焦炭（或木炭）、泡沫塑料、瓷圈、砂芯滤棒等滤过，以去除空气中的尘粒、水汽、油滴等物质，使空气净化。洗涤水和空气也可用微孔滤膜滤过。近年来国内有采用无润滑油空气压缩机，此种压缩机出来的空气含油雾较少，滤过系统可以简化。

（二）安瓿的干燥与灭菌

大生产多采用隧道式干热灭菌机进行安瓿的干燥，此设备隧道内平均温度 200℃左右，有利于安瓿连续化生产。亦有采用电热红外线隧道式自动干燥灭菌机、电热远红外线隧道式自动干燥灭菌机进行安瓿的灭菌处理，具有干燥速度快、产量大、效率高及节能的特点。

灭菌后的安瓿应有净化空气保护，防止污染。

四、生产依据

《药品生产质量管理规范》2010 年版、《中华人民共和国药典》2010 年版、《批生产指令》、《产品工艺规程》、《设备标准操作规程》、《SOP 标准操作规程》等。

模块四　注射液的配制与滤过

一、准备工作

1. 职业形象

穿着正确，移动准确，行动准确，工作正确。

2. 职场环境

（1）环境　对于最终灭菌产品的环境要求是 C 级；对于非最终灭菌产品灌装前无法除菌过滤的环境要求是 B 级下的 A 级；对于非最终灭菌产品灌装前可除菌过滤的药液或产品的配制要求是 C 级。

（2）环境温湿度　应当保证操作人员的舒适性。

（3）环境灯光　不能低于 300 lx，灯罩应密封完好。

（4）电源　应在操作间外，确保安全生产。

二、生产过程

（一）接受生产任务

自指令下发部门接受批生产指令，详见安瓿处理岗位。

（二）配制与滤过生产过程

1. 称量

（1）称量前准备

① 首先检查外观质量，核对原辅料的品名、生产厂家、规格及批号与检验报告是否一致，如发现异常现象不得使用，并及时上报。

② 认真学习和熟悉工艺卡片，计算出投料量，核对无误后方可称量。

③ 根据称取重量选择称量仪器，检查合格证是否在有效期内，称料前对仪器进行校验；将衡器游码调至零位，看标尺是否平衡；如不平衡，调节平衡螺丝使之平衡；把 2kg 砝码置于衡器的中心及四角，看衡器称量是否准确；称料要准确，并经过复核。

④ 称量后剩余原料要经过检斤复核并封口，确认无误后放入指定地点，做好标识，填写记录（见表 17-21）。

表 17-21　　称量前检查记录

品名		批号		
称量前检查项目			是	否
1.有否上批产品清场合格证,并在有效期内				
2.检查房间内温度、相对湿度是否达到要求				
3.检查房间内压差是否达到要求				
4.工具、器具是否齐备,并已清洁、干燥				
5.无上次生产遗留物				
6.校正各种称量衡器,保证灵敏、准确并检查是否有检定合格证				
7.核对原、辅料名称、批号等与生产指令相符并检查原、辅料报告单				
8.包装外壁已清洁				
日期			检查人	
备注				

（2）称量岗位生产操作

① 按规定的方法，准确称取处方量的物料，包括提取中药提取配料液及其他注射剂中所需辅料，在生产记录中记录毛重、件数及净重。需分几次称量的，在配好的每个包装上，均须贴有配料标签，在配料标签右上角注明该包装是第几包装。

② 需根据含量计算重量时，配料员必须按领料单上给定的药料量及检验报告书上的实际含量计算药料量，将含量注明，交其主管负责人审核签字。

③ 对称量所用容器进行称量时，核实称量物料名称及数量；计算实际称量数量（所用容器重量＋物料重量），由 QA 监控员复核后，定位称量。

④ 复称。所有物料称量结束后，总量再进行抽样称量，误差小于 3‰。

⑤ 所有的称量作业必须有人进行复核，复核人进行复核无误后，在配料单上签字。

⑥ 称量过程中所用称量器具应每料一个，不得混用，以避免造成交叉污染。填写称量生产岗位生产记录（见表 17-22）。

表 17-22　　称量岗位生产记录

产品名称		规格		生产批号		生产日期	年　月　日
生产操作:1.执行称量配料岗位生产操作规程 　　　　2.依据该产品的工艺规程及主配方操作 　　　　3.执行设备操作规程(　　　　)							
物料名称	批号		毛重		件数	净重	报告单号
投料量:　　kg		产出量:　　kg		废品量:　　kg	物料平衡:　　%(限度　　)		
操作人:	复核人:		日期:　年　月　日　时　分				
质量监控:	结论:		QA 监控员:		日期:　年　月　日		
移交数量:　　kg,共　　件			移交人:		接收人:		日期:　年　月　日
☆生产过程异常情况:无　□ 　　　　　　　有　□"生产过程偏差处理管理规程"处理并附相应的记录							

（3）称量岗位清场操作

① 清理外包装材料，对废弃或印有批号等的外包装材料集中到规定地点，统一销毁。

将剩余物料标注品名、数量、批号等，然后密封，退回原辅料暂存间。

② 废弃物装入垃圾袋放于公司指定位置。

③ 清理操作台，地面及设备和用具，不得留有本批次的原辅料。

④ 物料桶、不锈钢盘、取料器具用纯化水冲洗干净，再用注射用水冲洗 2～3 遍，晾干。

⑤ 电子秤先用干尼龙刷刷去表面粉尘，然后用半干的仪器布擦拭干净，挂上"完好"、"已清洁"标示。

⑥ 下班前确认电子秤及电子天平电源已关闭，水电关闭，门窗关闭后方可离开。

2. 配液

（1）生产前准备

① 检查操作间是否有清场合格标志，并在有效期内，否则按清场标准操作规程进行清场，并经 QA 人员检查合格后，填写清场合格证，才能进入下一步操作。检查设备的本体和附件是否完整，检查压力表、安全阀、计量装置等是否灵敏可靠。

② 清洗浓、稀配制罐及管道。开启配制罐清洗阀，用 65℃ 以上循环的注射用水冲洗罐的内壁 5～10min；同时，用注射用水将钛棒、砂棒过滤器、微孔过滤器、药液泵冲洗干净。

③ 安装砂棒/钛棒过滤器。将处理好的砂棒/钛棒用过滤注射用水正反冲洗干净，安装在洁净的不锈钢板上，放入砂棒/钛棒过滤器桶内，平放橡皮密封圈，盖上滤器盖，固定好。

④ 安装微孔过滤器。将处理好的微孔膜滤芯（做气泡点实验符合规定）用注射用水冲洗干净，把滤芯"O"型圈用注射用水沾湿，垂直插入滤芯座，再把滤芯插入滤芯座，放上密封圈，盖上滤器盖，固定好。

⑤ 连接浓配药液管道及稀配药液管道。

⑥ 活性炭打底。在浓配罐/稀配罐内放入适量的注射用水，按每支砂棒/钛棒 10g 活性炭量（用架盘天平准确称取所需的活性炭），加注射用水润湿后投入浓配罐/稀配罐，搅拌均匀，启动药液泵，通过砂棒/钛棒回流至回流水澄清，排净浓配罐/稀配罐及砂棒/钛棒过滤器内的存水。

⑦ 根据批生产指令单核对原料名称、批号、生产厂家，用电子天平称取所需原辅料，并进行复称，确认数量正确无误后签名。

⑧ 挂设备状态标识牌和生产状态标识，按生产品种工艺规程进行药液配制。

（2）浓配

① 开启电源开关。在浓配罐内放入适量（按浓配浓度为 40%～50% 计算）注射用水，启动搅拌机，投入原料，搅拌至全部溶解，加入经湿润的活性炭，开启蒸汽加热，在工艺规定温度保温至规定时间；调节药液 pH 值为中间体的规定值。然后，开启浓配泵，打开出料阀，药液经砂棒脱炭输入稀配罐内；待药液输尽后用注射用水洗涤浓配罐 3 次，并将浓配罐洗涤液经砂棒过滤输入稀配罐内。关闭搅拌装置、蒸汽阀门、其他阀门及浓配泵。

② 生产过程中及时填写好生产记录。

③ 每批浓配结束后，按清场标准管理程序、厂房清洁规程、设备清洁规程进行清场清洁并做好清场记录，经班组长检查、工艺质量员复查合格后发放"清场合格证"，清场不合格的继续清场至合格。

（3）稀配

① 按工艺卫生要求，打开清洗阀门清洁设备内部。

② 打开注射用水阀门，往稀配罐里注入注射用水至规定配制量，然后在稀配罐内放入配制体积1/3量的注射用水，打开药液进料口，接纳浓配罐泵送的药液。待浓配液完全输入

后，加注射用水至配制体积。

③ 关闭注射用水闸门，按稀配体积加入活性炭，启动搅拌机，使药液充分混匀，经微孔过滤器回流至工艺规定时间，药液温度控制在工艺温度，取样经传递窗送化验室进行药液含量、pH 值测定，化验结果应符合中控标准；pH 值不符的用 pH 值调节剂调节，含量不符的按补料或补水规定进行处理，直至均合格并启动搅拌装置，将药液搅拌均匀，关闭搅拌机。

④ 冷却操作。先开冷却水回水阀，再开进水阀，夹层通入冷却水，使冷却水在夹层内循环。同步启动搅拌装置，加快冷却速度。待药液温度降至工艺温度时，先关闭冷却水进水阀，再关回水阀。排尽冷却水后关闭排水阀，关闭搅拌机。夹层工作压力＜0.1MPa。

⑤ 出料。药液检验合格后，先开启稀配泵，再打开出料阀，泵至灌装工序。

⑥ 关闭搅拌装置、所有阀门及稀配泵。切断电源。

⑦ 检测微孔滤膜是否完整，如发现泄漏必须更换膜。填写配液岗位生产记录（见表 17-23）。

表 17-23　配液岗位生产记录

生产指令单号		产品名称		
本批生产量		规格		批号
设备名称		设备编号		
操作时间		月　日　时　分到　月　日　时　分		
指令	工艺参数	操作参数		
1.核对物料	有检验报告单 物料品名、数量与标示卡一致	有（　）	无（　）	
		一致（　）	不一致（　）	
2.设备正常清洁	正常 清洁	正常（　）	不正常（　）	
		清洁（　）	不清洁（　）	
3.按工艺要求配料	溶剂名称 加溶剂量/10^4ml			
(1)额定量溶剂中加入原辅料	原辅料名称	数量	合格证号	
(2)浓配	按浓配浓度为 40%～50%计算，调节药液 pH 值为中间体的规定值	加溶剂至：　　　10^4ml 搅拌时间：　时　分 到　时　分 加 pH 值调节剂名称： pH 调节剂体积：　ml pH 值：		
(3)粗滤	通过砂棒脱碳过滤	过滤时间：　时　分 到　时　分		
(4)稀配	加溶剂至规定量，调节 pH 在规定范围内	加溶剂至：　　　10^4ml 搅拌时间：　时　分 到　时　分 加 pH 值调节剂名称： pH 调节剂体积：　ml pH 值：		
4.精滤	按精滤过滤器规程进行，悬挂状态标志卡待验，检验合格后移交灌封岗位	澄明度：　　　　　药液含量： 过滤时间：　时　分 到　时　分 净药液量：　　　　　移交：		

（4）配液岗位清场操作

① 稀配药液灌装结束后，关掉输液泵，分别在稀、浓配罐内接上清洗头，打开排水阀，

开启注射用水进水阀，用注射用水冲洗配制罐的内壁 3～5min 排尽冲洗水，如此反复冲洗至罐内无药液残留。

② 每日生产结束后拆开过滤器，取出砂棒、钛棒用水冲洗干净，用沸水消毒 30min；取出滤芯用 3% 的过氧化氢或 100℃ 以上纯蒸汽密闭消毒 30min，经气泡点实验合格后备用；用注射用水把滤器冲洗干净，再用消毒液擦拭消毒。

③ 连接浓配罐及滤器，在浓配罐内注入（20～30）×10⁴ml 注射用水，启动输液泵，冲洗浓配药液管道，洗液至稀配罐内，如此反复冲洗干净。

④ 连接过滤器、稀配罐、灌装系统管道，于稀配罐内接入浓配罐洗液（40～60）×10⁴ml，启动输液泵，冲洗滤器、药液管道，洗液一部分经灌装机冲洗灌装头，另一部分再经药液泵送至稀配罐，如此反复冲洗干净，排净冲洗液。

⑤ 清场。生产结束后按清场标准管理程序、厂房清洁规程、设备清洁规程进行清场，并做好清场记录，经班组长检查、工艺质量员复查合格后发放"清场合格证"。不合格继续清场至合格。

⑥ 每日清场结束后，调整好管道阀门，浓配罐、稀配罐和各使用管道用 100℃ 以上纯蒸汽密闭消毒 1h。

⑦ 填写清场记录（见表 17-24）。

表 17-24　配液岗位清场记录

清场前产品名称				清场前产品编号	
清场项目	序号	清场要求		清场情况	检查结果
	1	上次生产用的原辅料、标识、产生的垃圾应清除		清除（　）未清除（　）	合格（　）不合格（　）
	2	记录用具应清洁		清洁（　）不清洁（　）	合格（　）不合格（　）
	3	操作台应清洁		清洁（　）不清洁（　）	合格（　）不合格（　）
	4	地面、门窗、墙壁、灯具应清洁		清洁（　）不清洁（　）	合格（　）不合格（　）
	5	工具、器具、容器应清洁		清洁（　）不清洁（　）	合格（　）不合格（　）
	6	物品存放应整齐		整齐（　）不整齐（　）	合格（　）不合格（　）
	7	地漏应清洁		清洁（　）不清洁（　）	合格（　）不合格（　）
	8	配液罐系统及微孔滤器应清洁并蒸汽灭菌		是（　）否（　）	合格（　）不合格（　）
	9	抹布、垃圾容器应清洁		清洁（　）不清洁（　）	合格（　）不合格（　）
	10	生产记录送交车间负责人		送交（　）未送交（　）	合格（　）不合格（　）
备注					
QA 检查员				清场人员	
检查时间				结　论	

（三）操作要点与质量控制重点

1. 称量操作应为双人复核操作。

2. 根据生产品种选择过滤器，中间体药液检验合格后，以孔径为 0.22～0.8μm 的滤膜进行精滤，使用时先用注射用水漂洗至无异物脱落，并在使用前后做起泡点实验。如选用 0.22μm 及以下规格的滤膜，应在微孔滤膜使用前后进行完整性检查；使用前的完整性测试应当在灭菌前测定。

3. 药液中间体实际含量高于标示量时，按下式补充注射用水。

$$补水量（ml）=\frac{[测得含量（\%）-标示量（\%）]×配制药液体积（ml）}{标示量（\%）}$$

4. 药液中间体实际含量低于标示量时，按下式补料。

$$补料量（g）=[标示量（\%）-测得含量（\%）]×配制药液体积（ml）$$

5. 配液过程中使用的各种工器具应当进行灭菌后使用。

6. 浓配时搅拌电机的启动必须零位启动，再顺时针慢速旋转调节旋钮，至转速表上指针在 180r/min 左右，切勿超过 200r/min。搅拌电机停机，先逆时针旋转调节旋钮至零位，然后切断电源。

7. 药液的传输应当选用管道输送，避免人工搬运。输药前要对管路、储罐进行灭菌处理，并记录确认情况。

8. 药液经粗、精滤至澄明，使用泵以管道送至灌封岗位。

9. 药液从配制到灌封应在 12h 之内完成，然后进行灭菌。

10. 配液罐、管路、工器具、滤器清洁灭菌后应在 24h 内使用，超过 24h 应重新灭菌。

11. 应由专职化验员依据各品种的工艺规程、工艺卡片及检验操作规程要求进行配液后半成品的化验，并根据规定标准及检验结果出具报告单交给配液岗位（化验数据要经复核）。

三、基础知识

（一）中药注射剂配液的常见形式

中药注射剂的配液浓度要根据原料的情况常用以下方法表示。

（1）原料为已提纯的单体　通常用有效成分的百分含量（g/100ml）或限幅表示。亦可用每毫升含单体多少毫克或微克来表示，如丹皮酚注射液每毫升含丹皮酚 5mg。

（2）原料为总提取物（有效部位）　以总提取物的百分浓度或每毫升含总提取物的量来表示，如毛冬青注射液每毫升含毛冬青提取物 18～22mg。

（3）有效成分不明确的中药　以每毫升相当于中药（生药）的量来表示。仅限于老产品，凡新品种均须有含量规定。

（二）注射液的配制方法

药液的配制通常有浓配法和稀配法两种，鉴于安全性、实际的可操作性，浓配法运用的更为普遍。将全部原料药物加入部分溶剂中配成溶液，加热过滤，必要时冷却后再过滤，根据含量测定的结果，再用滤过的注射溶剂稀释至所需浓度。适用于药物（原液）杂质含量较高的注射剂的配制，杂质在浓配时滤过除去。

（三）注射剂常用的配制设备

1. 配液罐

配液罐是注射剂生产中配制药物溶液的容器，配液罐应有化学性质稳定、耐腐蚀的材料制成，避免污染药液，目前药厂都采用 316L 不锈钢配液罐（见图 17-1）。配液罐在罐体上带有夹层，罐盖上装有搅拌器。夹层既可通入蒸汽加热，提高原辅料在注射用水中的溶解速度；又可通入冷水，吸收药物溶解热。搅拌器由电机经减速器带动，转速约 20r/min，加速原辅料的扩散溶解，并促进传热，防止局部过热。

2. 微孔滤膜滤器

微孔滤膜是一种高分子滤膜材料，具有很多的均匀微孔，孔径 0.025～14μm 不等，其过滤机制主要是物理过筛作用。微孔滤膜的种类很多，常用的有醋酸纤维滤膜、聚丙烯滤

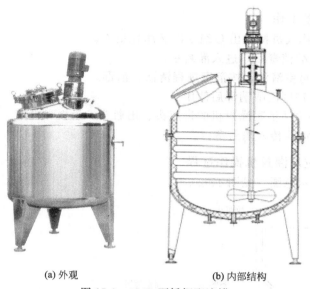

(a) 外观   (b) 内部结构

图 17-1   316L 不锈钢配液罐

膜、聚四氟乙烯滤膜等。微孔滤膜的优点是孔隙率高、过滤速度快、吸附作用小、不滞留药液、不影响药物含量，设备简单、拆除方便等；缺点是耐酸、耐碱性能差，对某些有机溶剂如丙二醇适应性也差，截留的微粒易使滤膜阻塞，影响滤速，故应用其他滤器初滤后，才可使用该膜过滤。

四、生产依据

《药品生产质量管理规范》2010 年版、《中华人民共和国药典》2010 年版、《批生产指令》、《产品工艺规程》、《设备标准操作规程》、《SOP 标准操作规程》等。

模块五   注射剂的灌装

一、准备工作

1. 职业形象
穿着正确，移动准确，行动准确，工作正确。

2. 职场环境
（1）环境   对于最终灭菌产品的环境要求是 C 级背景下的 A 级；对于非最终灭菌产品灌装的环境要求是 B 级下的 A 级。

（2）环境温湿度   室内相对室外呈正压，温度 18～26℃，相对湿度 45％～65％。

（3）环境灯光   不能低于 300 lx，灯罩应密封完好。

（4）电源   应在操作间外，确保安全生产。

二、生产过程

（一）接受生产任务
自指令下发部门接受批生产指令，详见安瓿处理岗位。

（二）生产前准备工作

（1）灌装岗位操作人员按进出 C 级洁净区净化更衣。

（2）手用 75％乙醇消毒后，进入灌封室。

（3）灌封室按灌封室清洁，按消毒规程清洁、消毒。

（4）使用工具用 75％乙醇消毒后使用。

（5）用 75％乙醇清洁消毒灌封机的进瓶头、出瓶斗、齿板和外壁。

（6）将已灭菌灌注器传入灌封室。

（三）ALG6 型拉丝灌封机操作过程

拉丝灌封机结构示意图（见图 17-2）。

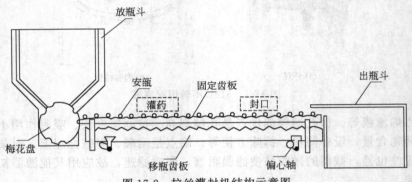

图 17-2　拉丝灌封机结构示意图

1. 操作前准备工作

（1）检查主机电源、电路系统、燃气系统是否正常，气源接口是否松动，皮管是否破裂。

（2）对机器的润滑点加油，使机器处于良好润滑状态，但注意润滑油不得污染药品。

（3）将移动齿板移至最低位置，调整进料斗拦板与齿板齿形对中，使安瓿正确定位。

（4）调整齿板，使两边齿板运行同步，安瓿与地衬板垂直成 90°。调整针头，使其与齿板同步。

（5）查看针头是否与安瓿口摩擦，针头插入安瓿的深度和位置是否合适，发现针头与瓶口摩擦，必须重新调节针头的位置，达到灌装的技术标准。

（6）通过调节药液装量螺钉，调节合适的装量。

（7）根据安瓿的规格，调节出料斗拦瓶板。

（8）根据装量通知单，核对品名、批号、装量及药液体积。

2. 生产操作

（1）取烘干灭菌的安瓿，用镊子剔除碎口及不合格安瓿，将合格安瓿放入进瓶斗，取少许摆放在齿盘上。

（2）手动盘车，观察机器各部位动作是否协调，拉出盘车手柄。

（3）点火时，先开煤气，再开氧气，调好火头的高低、远近及强弱。开启机台上方的排风系统。

（4）在机台下的储药瓶中注满药液。

（5）在出料斗处放好接收安瓿的铝盘。

（6）在进料斗中放好安瓿。

（7）接通电源，开启电磁开关，开启主电机，机器运转，调整针头与装量。

（8）根据每分钟产量调节走瓶速度。

（9）在出瓶斗将灌装后的安瓿装满洁净钢盘，用消毒的金属框套住盘中所有安瓿，逐盘放入标签并标明品名、批号、规格、操作者。

（10）填写灌装岗位批生产记录（见表 17-25）。

表 17-25　灌装岗位生产记录

产品名称		规格		批号	
接液总量		理论装量		最低装量	
装量范围		理论产量			

操作前现场检查情况					
执行的标准文件		物料		现场	
设备、岗位 SOP 文件	□	中间产品品名、批号核对	□	清洁、清场合格标志	□
清洁、清场 SOP 文件	□	数量核对	□	设备试运行良好	□
各种记录表格	□	合格报告单	□	计量、器具符合要求	□
其他有关文件	□	包装完好	□	其他	□

操作记录	
灌装起止时间	～

装量自查记录（每 20min 一次，每次 5 瓶）

时间 ＼ 装量 ＼ 瓶次	1	2	3	4	5	平均装量	检查人

内包装材料领用记录

包材名称	领用数	使用数	损耗数	剩余数	领用人

物料平衡	接液总量	灌装瓶数	总平均装量	灌装总量	本批剩余药液量

物料平衡计算：灌装总量＝灌装瓶数×平均装量＝物料平衡 $= \dfrac{灌装总量＋本批剩余药液＋其他废液量}{接液总量} \times 100\%$

$= \dfrac{\quad}{\quad} \times 100\% = 98\% \leqslant 限度 \leqslant 100\%$　实际为 　　　符合限度 □　　不符合限度 □

收率 $= \dfrac{灌装总量}{接液总量} \times 100\% = \dfrac{\quad}{\quad} \times 100\% = 97\% \leqslant 限度 \leqslant 100\%$　实际为 　　符合限度 □　　不符合限度 □

操作人：　　　　　组长：　　　　　现场 QA：

3. 生产结束

灌封完毕停机时，按此顺序关闭，关电磁开关→关机器电源→关氧气开关→关煤气开关→关氧气总阀→关煤气总阀→关总电源。

4. 灌装岗位清场

（1）将剩余药液瓶口密封，贴明标志并标明品名、批号、规格、数量，送至恒温冷室，将剩余安瓿返回洗瓶室。

（2）灌装结束，用 $60\sim70℃$ 的注射用水冲洗药液管路，用纯蒸汽 $121℃$ 消毒 $30min$。拆卸分液装置及漏斗，冲洗干净，目测无残留药液。用 3% 过氧化氢浸泡消毒 $8h$ 后用注射用水冲洗 $1\sim2min$，湿热灭菌 $5min$。用清洁布、消毒剂消毒灌装机外表面。

（3）使用工具用 75% 乙醇消毒后放置于指定位置。

（4）填写灌装岗位清场记录（见表 17-26）。

表 17-26　灌装岗位清场记录

清场前产品名称			清场前产品编号	
	序号	清场要求	清场情况	检查结果
清场项目	1	上次生产使用的标识应清除	清除（　）未清除（　）	合格（　）不合格（　）
	2	地面、门窗、墙壁、灯具应清洁	清洁（　）不清洁（　）	合格（　）不合格（　）
	3	工具、器具、容器应清洁	清洁（　）不清洁（　）	合格（　）不合格（　）
	4	上次产生的垃圾应清除	清除（　）未清除（　）	合格（　）不合格（　）
	5	物品定置存放应整齐	整齐（　）不整齐（　）	合格（　）不合格（　）
	6	清洁工具应清洁	清洁（　）不清洁（　）	合格（　）不合格（　）
	7	灌封机应清洁、保养调试	清洁（　）不清洁（　）	合格（　）不合格（　）
	8	灌药器、灌药针、灌气针应清洁	清洁（　）不清洁（　）	合格（　）不合格（　）
	9	生产记录送交车间负责人	送交（　）未送交（　）	合格（　）不合格（　）
备注				
检查人员			清场人员	
检查时间			结　论	

（四）操作要点与质量控制重点

1. 经灭菌后的安瓿到灌装前要有效保护，避免污染。

2. 注意装量的控制，数值如下。

标示量	1ml	2ml	20ml
易流动液体实际装量	1.1ml	2.15ml	20.6ml
黏稠液实际装量	1.15ml	2.25ml	20.9ml

3. 对于灌装区域应当进行适当的动态监测。

4. 应当对灌装间内出入人员数量进行严格限制。

5. 每次开机前用手轮转动机器，观察转动是否正常，确定正常后将手摇柄拉出，方可开机。

6. 每次调整机器后，必须将螺钉紧固，再用转动手轮观察各工位动作是否协调，方可重新开机。

7. 不得更换及改动设备上的安全防护装置。

8. 在无瓶空机试运转时，必须半闭电磁开关，以免烧坏电磁开关。

9. 开机后不得用手触摸机器运转部件，运转中发生异常情况，应立即停机进行检查，严禁在运转中排除机器故障。

10. 拔丝后刚送出的安瓿，不得用手触摸，以免烫伤。

11. 设备的清洁应在断电、机器停转的状态下进行，清洁时不得使用易燃及腐蚀性清洁剂，电器装置严禁用水冲洗。

（五）常见问题及原因分析

（1）封口不严　出现毛细孔。多在顶封时出现，多为火焰调节不到位所致，应调整火焰，并检查夹子的灵活性。

（2）装量不准确　装量可能出现偏高、偏低现象。可能因注射器容量调节不准确，也可能操作一定时间后，注射器螺丝松动所致，应经常抽查，及时调整。

（3）焦头　产生焦头的原因有灌药时给药太急，溅起药液在安瓿壁上，封口时形成炭化点。针头往安瓿里注药后，针头不能立即回药，尖端还带有药液水珠；针头安装不正，尤其是安瓿往往粗细不匀，给药时药液沾瓶；压药与针头打药的行程配合不好，造成针头刚进瓶口就注药或针头临出瓶时才注完药液；针头升降轴不够润滑，针头起落迟缓等。应分析原因，加以调整。

（4）大头（鼓泡）　大头是因为火焰太强、位置太低，安瓿内空气突然膨胀所致。

（5）瘪头　出现瘪头，主要是因为安瓿不转动，火焰集中一点所致。

模块六　注射剂的灭菌和检漏

一、准备工作

1.职业形象
穿着正确，移动准确，行动准确，工作正确。

2.职场环境
（1）环境　D级控制区内进行生产，D级控制区要求门窗表面应光洁，不要求抛光表面，应易于清洁。窗户要求密封并具有保温性能，不能开启。对外应急门要求密封并具有保温性能。

（2）环境温湿度　应当保证操作人员的舒适性。

（3）环境灯光　不能低于300lx，灯罩应密封完好。

（4）电源　应在操作间外，确保安全生产。

二、生产过程

（一）接受生产任务
接受由灌装岗位转运过来的产品。

（二）灭菌、检漏生产过程

1.灭菌、检漏生产前准备
（1）生产操作人员按照D级要求进行更衣，进入生产操作间。

（2）由该岗位操作人员对该岗位进行全面检查，有前次生产清场合格证，并在有效期内，设备有"完好"标志和"已清洁"标志；使用工具完好，容器具有"已清洁"标志。

（3）操作员根据生产指令取下现场所有标志，给设备换上"正在运行"标志，操作间换上"正在生产"标志。

（4）填写灭菌、检漏生产前检查记录（见表17-27）。

表 17-27 灭菌、检漏生产前检查记录

品名：		批号：	
称量前检查项目		是	否
1. 有否上批产品清场合格证,并在有效期内			
2. 检查房间内温度、相对湿度是否达到要求			
3. 检查房间内压差是否达到要求			
4. 工具、器具是否齐备,并已清洁、干燥			
5. 无上次生产遗留物			
6. 查看蒸汽压力表在 0.4MPa 以上,水源压力在 0.15MPa 以上			
日期	年　月　日	检查人	
备注			

2. 灭菌、检漏生产操作

（1）拉出灭菌架　接通电源,按动检漏灭菌柜的红色开关,打开检漏灭菌柜的前门,将灭菌车推到检漏灭菌柜前门处,使灭菌车前部两块钢板伸到检漏灭菌柜进出轨道上,固定好灭菌车。

右手握住灭菌架横梁,向外拉灭菌架,左手握住灭菌车扶手,固定住灭菌车,将灭菌架从检漏灭菌柜内沿轨道拉到灭菌车上,再将不锈钢网从灭菌架上取下来,放于旁边的操作架上。

（2）取中间产品

① 从干热灭菌箱中取出一些周转盘放于传送带旁边的操作架上。

② 取一个周转盘放于传送带出口处,接住传送过来的中间产品,直至装满一盘后,放于旁边的操作架上,再放上一个空周转盘。

（3）排列、检选中间产品

① 对周转盘中中间产品进行排列,直至排满一盘后,挡上挡板。

② 一手握住周转盘的挡板端中间,一手握住闭口端中间,搬起周转盘,双手向外用力,将周转盘倾斜一个角度,利用灯光反射作用检查安瓿有无碳化和熔封不合格现象,将周转盘挡板端朝内,放于灭菌架上,取出碳化和熔封不合格的安瓿,单独存放于空周转盘中,再从备品中取出一些补上每盘缺少量,至每盘数量为 800 支中间产品。

③ 重复上述操作至灭菌架上交叉放置三层周转盘后,取一个不锈钢网盖在最上层的周转盘上,使全部覆盖最上层的周转盘,绑好不锈钢网。

（4）中间产品转移

① 右手握住灭菌架横梁,向内推灭菌架,左手握住灭菌车扶手,固定住灭菌车,将灭菌架推进检漏灭菌柜中,再将灭菌车拉离进出轨道。

② 按动检漏灭菌柜绿色开关,关闭检漏灭菌柜前门。

（5）中间产品灭菌检漏

① 灭菌灯检工序灭菌岗位操作工按下操作键,直至运行灯旁边指示灯随之点亮,按下"退出"键,转入"自控"用户界面;按下"工作参数"菜单,设定灭菌温度（115℃）、灭菌时间（30min）、检漏真空度（0.08MPa）、检漏时间（10min）,按 OK 确定。

② 当所有设定结束后,按"安瓿检漏灭菌柜标准操作规程"进行灭菌检漏操作,直至达到规定时间。

③ 按动检漏灭菌柜的红色开关,打开检漏灭菌柜的后门,将灭菌车推到检漏灭菌柜后门处,使灭菌车前部两块钢板伸到检漏灭菌柜进出轨道上,固定好灭菌车。

④ 右手握住灭菌架横梁，向外拉灭菌架，左手握住灭菌四扶手，固定住来源菌车，将灭菌架从检漏灭菌柜中沿轨道拉到灭菌车上，再将周转车推到灭菌架旁边。

(6) 中间产品传递

① 将灭菌架上的不锈钢网解开后取下，放于旁边的操作架上，一手握住挡板端中间，另一手握住封口端中间，将装中间产品周转盘搬下灭菌架，挡板端朝内，交替放于周转车上，以免挡板掉下来。

② 重复上面操作将灭菌架上的周转盘全部摆放于周转车上，每层摆 5 盘，横放 2 盘，竖放 3 盘，然后在 2 盘的上面再竖放 3 盘，3 盘上面横放 2 盘。

③ 重复 (2) 中④的操作将灭菌架推进检漏灭菌柜中，将灭菌车拉高进出轨道，按动检漏灭菌柜的绿色开关，关闭检漏灭菌的后门。

④ 将周转车推入中间站，经灭菌灯检工序班长确认后，灭菌灯检工序灭菌岗位操作工将周转盘整齐摆放于规定的货架上进行除湿（18℃条件下保存 12h），再将周转车推回灭菌灯检工序灭菌。

填写灭菌检漏生产记录（见表 17-28）。

表 17-28 灭菌、检漏生产记录

产品名称		规格		生产批号		
生产批量		生产日期		年 月 日		

生产操作： 1.执行灌装、压盖岗位生产操作规程
　　　　　 2.依据该产品的工艺规程及主配方操作
　　　　　 3.执行设备操作规程（　　　　　　）

半成品总量/支					
项目	灭菌柜号			备注	
	1	2	3		
装柜时间					
装柜数量					
开汽时间					
灭菌温度					
保温时间					
结束时间					

投入量： 支　　产出量： 支　　废品量： 支　　物料平衡： %（　　　）

操作人：　　　　复核人：

日期：　　年　 月　 日　 时　　分

质量监控： 结论：　　　QA 监控员：

日期：　　年　 月　 日

移交数量		移交人		接收人		日期	年 月 日

3. 灭菌岗位清场操作

(1) 待灭菌室（内柜）和搁架温度降到接近室温时，用清洁布擦洗，然后用饮用水冲洗干净，最后用清洁布擦干。

(2) 拔出灭菌室前部底部排气孔上的过滤器，清除纤维屑和沉积物，用饮用水冲洗干净，然后再装入，以保证真空速率和冷凝水畅流以及温度指示与压力吻合。疏水阀（汽水分离器）如果积水不能正常排出，将疏水阀打开，用镊子将杂质清除。

（3）蒸汽过滤器及空气过滤每月要进行清理，将下方螺堵旋出，用镊子将过滤网上的杂质去掉，用水将过滤网冲净。

（4）灭菌器外部，每次使用完后要用清洁布擦干净。

（5）及时填写清场记录（见表17-29）。

表 17-29　灭菌岗位清场记录

品名：　　　　　批号：　　　　　清场时间：　年　月　日　　　　　编号：

项目	要　　求	工艺员检查情况	QA人员检查情况
1	灭菌柜内外应清洁		
2	工作台柜整洁无杂物		
3	相关设备、仪表如排风扇、磅秤等应清洁		
4	物料应按规定盛放；容器具应清洁，垃圾应按规定及时清理		
5	归位物品应摆放整齐		
6	门窗、地面、四周墙壁、天花板应清洁、无异物、无前次残留物品		
7	结　论		

清场者：　　　　　　工艺员：　　　　　　QA检查员：

（三）操作要点和质量控制要点

1. 每柜灭菌后逐盘挑出破损药品。

2. 在同一灭菌柜内不得同时灭菌不同品种、不同规格的药品。

3. 确保灭菌的温度和时间。

4. 要采取有效措施避免已灭菌与未灭菌产品的混淆。

5. 灌封后的药品整齐排列装车，进行检漏和灭菌，灭菌过程保证温度、气压的稳定，保证灭菌时间。

6. 经常检查计量器具、阀门等是否正常，如发现问题应及时维修或更换。

7. 灭菌后必须等灭菌器内压力降到零时，才可缓慢打开柜门，谨防蒸汽喷出伤人。

8. 利用真空将有色水加入灭菌柜内进行检漏（真空度在-0.05MPa以上），色水检漏后进行灭菌。

三、基础知识

注射液的灭菌与检漏：熔封后的安瓿应立即灭菌，不可久置。灭菌方法主要根据主药性质来选择，既要保证灭菌效果，又不能影响主药的有效成分。一般小容量的中药注射剂多采用100℃、30min湿热灭菌，10～20ml的安瓿可酌情延长15min灭菌时间，要求按灭菌效果F_0大于8进行验证。对热稳定的产品，可以热压灭菌。

灭菌后的安瓿应立即进行漏气检查。若安瓿未严密熔合，有毛细孔或微小裂缝存在时，则药液易被微生物与污物污染或药物泄漏，因此必须剔除漏气产品。

注射剂灭菌常用的设备有热压灭菌柜、水浴式灭菌柜等。检漏常用的设备为热压灭菌检漏器，灭菌、检漏可同时进行，注射剂生产中应用较多。热压灭菌器见图17-3。

四、生产依据

《药品生产质量管理规范》2010年版、《中华人民共和国药典》2010年版、《批生产指令》、《产品工艺规程》、《设备标准操作规程》、《SOP标准操作规程》等。

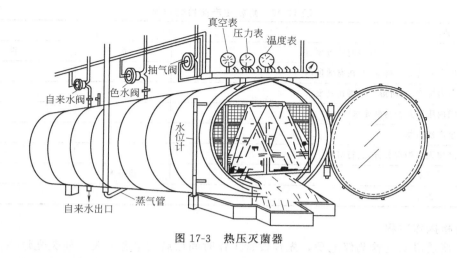

图 17-3　热压灭菌器

模块七　注射剂的灯检

一、准备工作

1.职业形象
穿着正确，移动准确，行动准确，工作正确。

2.职场环境
（1）环境　一般生产区。

（2）环境温湿度　应当保证操作人员的舒适性。

（3）环境灯光　不能低于300 lx，灯罩应密封完好。

（4）电源　应在操作间外，确保安全生产。

二、生产过程

（一）接受生产任务
操作人员接受生产指令。并将合格产品由灭菌、检漏岗位转移至灯检岗位。

（二）灯检生产过程

1.灯检生产前准备
（1）灯检岗位操作工执行"一般生产区人员出入更衣、更鞋标准操作规程"，提前10min进入一般生产区。

（2）由该岗位操作人员对该岗位进行全面检查，是否有前次"清场合格证"，并在有效期内；检查灯检室是否有"已清洁"标志，并在有效期内；检查容器具是否有"已清洁"标志；检查是否有与本次生产无关的文件；确认无上次生产遗留物。

（3）操作人员根据生产指令取下现场所有标志，给设备换上"正在运行"标志，操作间换上"正在生产"标志。

（4）将待检品按灭菌柜次分开，进行灯检。

（5）填写灯检生产前检查记录（见表17-30）。

表 17-30　灯检生产前检查记录

品名			批号		
灯检前检查项目			是	否	
1.有否上批产品清场合格证,并在有效期内					
2.检查房间内温度、相对湿度是否达到要求					
3.检查房间内压差是否达到要求					
4.无上次生产遗留物					
5.将待检品按灭菌柜次分开,进行灯检					
日期			检查人		
备注					

2.灯检操作过程

（1）接通澄明度检测仪电源，先预设置工作时间后启动电源开关，使荧光灯亮。

（2）灯检操作工坐在灯检架前面的座位上，右手拿起夹子，用力使夹子张开后伸到周转盘中，夹起 10～15 支中间产品，拿到灯检架前荧光灯旁边。

（3）将夹子从上到下振动一次后迅速返回原位置，轻轻振动夹子，使药液下流，眼睛距安瓿瓶 25cm，逐支检查药液中有无异物和碳化点，药液装量是否合格，重复操作 3 遍。

（4）检查合格的中间产品放到正前方的空周转盘中。

（5）不合格的中间产品剔除，分类放于特制的周转盘中，待灯检操作结束后统一销毁，并记录。

（6）重复上述操作，直至灯检结束，将不合格品数清，倒入套有塑料袋的废弃物桶中进行处理。

（7）填写灯检生产记录（见表 17-31）。

表 17-31　灯检批生产记录

产品名称			规格			生产批号		
生产批量			生产日期			年　月　日		
上工序移交数量：			万支					
项目		灯检人员						合计
不合格项目	玻璃							
	异物							
	装量							
	瓶盖							
	破损							
	小计							
投入量：　　支　　　产出量：　　支　　　废品量：　　支　　　物料平衡：　　%（　）								
操作人：　　　　复核人：　　　　日期：　　年　月　日　时　分								
质量监控：　　　结论：　　QA 监控员：　　　　日期：　　年　月　日								
移交数量：　　　移交人：　　　　接收人：　　　　日期：　　年　月　日								
生产过程异常情况:无　□								
有　□"生产过程偏差处理管理规程"处理并附相应的记录								

3. 灯检岗位清场操作

（1）每班工作完毕后，关掉灯检仪电源，打开房间开始清洁工作。

（2）将空盘放入消毒室。

（3）用湿布擦拭灯检仪、灯检台，拭去玻璃屑或破碎时溅落的药液。再用纱布蘸上75％乙醇对设备表面进行擦拭。

（4）清除地面玻璃屑，再用拖布拖湿。

（5）拖布、抹布用后用自来水冲洗干净，沥干后备用。

（6）清场检验合格后，取下"待清洁"标志，换上"已清洁"标志，注明有效期。

（7）填写灯检岗位清场记录（见表17-32）。

表 17-32　灯检岗位清场记录

清场前产品名称			清场前产品编号	
	序号	清场要求	清场情况	检查结果
清场项目	1	上次生产使用的标识应清除	清除（　）未清除（　）	合格（　）不合格（　）
	2	上次的产品、盘卡应清除	清洁（　）不清洁（　）	合格（　）不合格（　）
	3	上次产生的垃圾应清除	清洁（　）不清洁（　）	合格（　）不合格（　）
	4	地面、门窗、墙壁、灯具应清洁	清洁（　）不清洁（　）	合格（　）不合格（　）
	5	灯检台、椅应清洁	清洁（　）不清洁（　）	合格（　）不合格（　）
	6	工具、器具应清洁	清洁（　）不清洁（　）	合格（　）不合格（　）
	7	垃圾容器应清洁	清洁（　）不清洁（　）	合格（　）不合格（　）
	8	物品定置存放应整齐	整齐（　）不整齐（　）	合格（　）不合格（　）
	9	生产记录送交车间负责人	送交（　）未送交（　）	合格（　）不合格（　）
备注				
检查人员			清场人员	
检查时间			结　论	

（三）操作要点与质量控制重点

1. 核对待检产品的品名、批号、亚批、数量，正确无误后按批号进行灯检。

2. 首先检查外观质量，然后检查澄明度。

3. 灯检发现异常情况要及时通知工艺员。

4. 灯检员检查的合格品由检查员进行抽检确认，不合格品超限者进行返工重检，直至合格。

5. 灯检合格后的药品每盘放入一张填有品名、批号、检查者及盘数的灯检卡，合格品、待检品、待抽检、不合格品分别加以标识，放在指定地点。

6. 灯检过程每 2 小时休息眼睛 15min。

7. 每一灭菌柜的药品灯检结束后应清场并做好记录，清场结果由检查员检查确认合格。

8. 灯检岗位的操作人员视力应当在 5.0 以上。

三、基础知识

安瓿自动灯检机的结构（如图 17-4 所示）包括机架、进瓶装置、设在机架上的转动盘、与转动盘对应的压瓶旋转装置、制动装置、光源检测装置、出瓶装置和伺服系统。

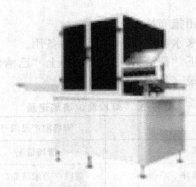

图 17-4   ADJ 1/20 型安瓿注射液异物自动检查机

安瓿自动灯检机工艺流程：待检品→输送带→进瓶拨轮→光电检测区→第一次旋瓶→第一次刹车→第一次检测→第二次旋瓶→第二次刹车→第二次检测→第三次旋瓶→第三次刹车→第三次检测→出瓶拨轮→出瓶绞龙→分瓶器根据软件指令区分合格品、不合格品→合格品与不合格品分别出瓶。

安瓿自动灯检机利用机器视觉系统对可见异物进行检测。当被检测物送到输送带后，由输送带输送到进瓶拨轮，由进瓶拨轮输送到检测区连续旋转大盘上。当到达旋瓶位置时，旋瓶电机高速旋转被检测物，使得被检测物高速旋转，进入光电检测时，通过刹车制动，使得被检测物停止旋转，而瓶内的液体仍在旋转，此时被检测物体进入光电检测区，光源照射到被检测物上，工业相机对被检测物高速拍照。经过多幅图像进行比较，如果被检测物内液体含有可见异物，即可判定为不合格品，检测结果不受瓶壁影响，通过工业相机采集到的图像还可以判定液位是否满足要求。为保证检测精度，被检物再经过两次重复检测，无论任何一次检测结果判定为不合格，此被检测物将被视为不合格品，分瓶装置把合格品与不合格品区分开并自动进入相应的区域。

四、生产依据

《药品生产质量管理规范》2010 年版、《中华人民共和国药典》2010 年版。

模块八   注射剂的印字与包装

一、准备工作

1. 职业形象
穿着正确，移动准确，行动准确，工作正确。

2. 职场环境
（1）环境   一般生产区。

（2）环境温湿度　应当保证操作人员的舒适性。

（3）环境灯光　不能低于300勒克斯，灯罩应密封完好。

（4）电源　应在操作间外，确保安全生产。

二、生产过程

（一）接受生产任务

按批包装指令（见表17-33）要求领取各种包装材料，核对品名、数量。

表17-33　注射剂包装批生产指令

包材名称	规格	数量
标签		
合格证		
说明书		
纸箱		

（二）印字包装过程

1. 印字包装前生产准备

（1）操作人员按进出一般生产区更衣规程进行更衣。

（2）检查是否有前批清场合格证，并附于本批生产记录内。

（3）检查设备是否有"完好"标识卡及"已清洁"标志。

（4）准备盛装印字包装物的容器及工具等。

（5）填写印字包装生产前检查记录（见表17-34）。

表17-34　印字包装生产前检查记录

品名		批号	
灯检前检查项目		是	否
1.有否上批产品清场合格证，并在有效期内			
2.检查房间内温度、相对湿度是否达到要求			
3.检查房间内压差是否达到要求			
4.是否有"完好"标识卡及"已清洁"标志			
5.是否有盛装印字包装物的容器及工具等			
日期		检查人	
备注			

2. 印字包装生产操作

（1）按批生产指令填写领料单，向仓库领取所需包装材料。

（2）向中间站领取待包装药品，并摆放于安瓿印字泡罩包装机旁。

（3）打印外包装箱批号，有效期并填写装箱单。

（4）按安瓿印字泡罩包装机操作进行印字泡罩封装，操作人员将印字不合格的不良品及破损品剔除，并补加到规定数量。

（5）在规定量的泡罩封盒上摆放单张说明书。

（6）将说明书及泡罩封装后的药品装入药盒后，扣盖，贴标签。

（7）填写印字包装生产记录（见表17-35）。

表 17-35　印字包装生产记录

产品名称		规格		生产批号		生产日期	
包装规格				理论包装数			
中间站领取待包装品批号				数量			

确认	1.本批生产指令和生产记录是否收到					收到（　）	
	2.本批使用的包材是否到位					收到（　）	
	3.本批使用的纸盒是否合格，是否有加盖同意使用章的检验报告单					合格（　）	

物料名称	报告单号	限度	领用量	使用量	破损量	剩余量	物料平衡
标签		100.0%					
说明书		100.0%					
小盒		100.0%					
中盒		100.0%					
封口签		100.0%					
热缩膜		100.0%					
装箱单		100.0%					
大箱		100.0%					

合　箱

批号		数量		批号		数量	

成品物料平衡：投料量：　　　　　　　产出量：　　　　　　　取样量：
　　　　　　　废品量：　　　　　　　物料平衡：　　　　%（限度：　　　　%）

操作人			复核人					
班　长			日期		年　　月　　日　　时　　分			
成品移交/入库数量		移交人	接收人		日期	年　月　日		
标签退料数量		退料人	接收人		日期	年　月　日		
说明书退料数量		退料人	接收人		日期	年　月　日		
小盒退料数量		退料人	接收人		日期	年　月　日		
中盒退料数量		退料人	接收人		日期	年　月　日		
封口签退料数量		退料人	接收人		日期	年　月　日		
热缩膜退料数量		退料人	接收人		日期	年　月　日		
装箱单退料数量		退料人	接收人		日期	年　月　日		
大箱退料数量		退料人	接收人		日期	年　月　日		
本批剩余零头数量		退零头人	接收人					
质量监控		结论	QA 监控员		日期			
入库数量		理论产量	实际产量		成品率	%（限度）		

☆生产过程异常情况：无　□
　　　　　　　　　　有　□"生产过程偏差处理管理规程"处理并附相应的记录

3. 印字包装岗位清场操作

(1) 将剩余包装材料，清点数量，退回仓库。

(2) 将所有有缺陷及已打印批号、有效期的包装材料，清点数量、登记台账集中销毁。

(3) 将残损废药清点支数，记录并销毁。

(4) 填写印字包装岗位清场记录（见表 17-36）。

表 17-36 印字包装岗位清场记录

清场前产品名称				清场前产品编号		
	序号	清场要求		清场情况		检查结果
清场项目	1	上批使用的包装材料、标识、说明书应清除		清除（ ）未清除（ ）		合格（ ）不合格（ ）
	2	上次的产品应清除		清除（ ）不清除（ ）		合格（ ）不合格（ ）
	3	上次使用的印字版应清除并清洁		清洁（ ）不清洁（ ）		合格（ ）不合格（ ）
	4	上次产生的垃圾应清除		清除（ ）不清除（ ）		合格（ ）不合格（ ）
	5	贴标机（含输送带）应清洁		清洁（ ）不清洁（ ）		合格（ ）不合格（ ）
	6	桌、椅、登、地面、灯具、门窗、墙壁应清洁		清洁（ ）不清洁（ ）		合格（ ）不合格（ ）
	7	工具、器具应清洁		清洁（ ）不清洁（ ）		合格（ ）不合格（ ）
	8	烘车、烘箱应清洁		清洁（ ）不清洁（ ）		合格（ ）不合格（ ）
	9	垃圾容器应清洁		清洁（ ）不清洁（ ）		合格（ ）不合格（ ）
	10	物品定置存放应整齐		整齐（ ）不整齐（ ）		合格（ ）不合格（ ）
	11	生产记录送交车间负责人		送交（ ）未送交（ ）		合格（ ）不合格（ ）
备注						
检查人员				清场人员		
检查时间				结　论		

（三）操作要点与质量控制重点

1. 核对待包装产品的品名、批号、灯检代号和数量，按批号、灯检代号进行包装。

2. 需印字的品种用蓝色油墨在瓶身印字，保证字迹清晰整齐、内容完整正确（含量、规格、品名及批号），瓶身清洁。

3. 需贴签的品种（麻醉药品、一类精神药品）不干胶打印正确、完整（批号、有效期至）、字迹清晰，并要保证不干胶粘贴端正，无漏贴、无重叠。

4. 标签、产品合格证、包装箱上的需打印品名、规格、批准文号、批号、有效期、生产日期等项的打印应清晰准确（包装箱上打印的字体颜色按照各品种包装标准执行），内外包装应相符，按灯检者代号进行包装，并做好标识和记录。

5. 盒内支数与箱内盒数要准确，按各品种规定加放说明书。

6. 标签粘贴或摆放要端正、牢固。

7. 麻醉药品及一类精神药品种需加防盗锁，保证锁牢固，不得漏锁，其他根据各品种包装标准加贴封签。

8. 每一批包装结束后将印有批号的标签、包装箱、产品合格证和残损的标签、包装箱、产品合格证、说明书由两人监督销毁，剩余的标签、包装箱、说明书退至包材领料员处。

9. 每一批包装结束后清场并做好记录，清场结果由检查员检查确认合格。

10. 说明书、标签的管理应当实行双人双锁，避免丢失。

11. 严格核对说明书、标签等的相关内容，尤其对于同品名、不同规格的品种，避免混淆的发生。

三、基础知识

注射剂经质量检查合格后即可进行印字和包装，每支注射剂应直接印上品名、规格、批号等。印字有手工印字和机械印字两种。少量安瓿印字时，通常将打印或刻印的蜡纸反铺在涂有少量玻璃油墨的 2～3 层纱布上，纱布固定在橡胶板、纸盒或其他物品上，将安瓿在蜡纸上轻轻滚过即可。机械印字常采用安瓿印字机。日前已有印字、装盒、贴标签及包扎等联成一体的印包联动机。装安瓿的纸盒内应衬有瓦楞纸及说明书。盒外应贴标签，标签上须注明下列内容：①注射剂的名称（中文、拉丁文全名）；②内装支数；③每支容量与主药含量；④批号、生产日期与有效日期；⑤处方；⑥制造者名称和地址；⑦应用范围、用法、用量、禁忌；⑧贮藏法等。

四、生产依据

《药品生产质量管理规范》2010 年版、《中华人民共和国药典》2010 年版。

附　　录

附录一　《中国药典》2010 年版一部
附录中微生物限度检查法

微生物限度检查法系检查非规定灭菌制剂及其原料、辅料收微生物污染程度的方法。检查项目包括细菌数、霉菌数、酵母菌数及控制菌检查。

无菌检查应在环境洁净度 10000 级下的局部洁净度 100 级的单向流空气区域内进行，检验全过程必须严格遵守无菌操作，防止再污染，防止污染的措施不得影响供试品中微生物的检出。单向流空气区、工作台面及环境应定期按《医药工业洁净室（区）悬浮粒子、浮游菌和沉降菌的测试方法》的国家标准规定进行洁净度验证。

供试品检查时，如果使用了表面活性剂、中和剂或灭火剂，应证明其有效性及对微生物无毒性。

除另有规定外，本检查法中细菌及控制菌培养温度为 30～35℃，真菌、酵母菌培养温度为 23～28℃。

检查结果以 1g、1ml、10g、10ml 或 10cm² 为单位报告，特殊品种可以最小包装单位报告。

附录二　《中国药典》2010 年版一部
附录中微生物限度标准

2010 年版《中国药典》一部附录中微生物限度标准

剂型	细菌数	霉菌和酵母菌数	大肠埃希菌	大肠菌群	金黄色葡萄球菌	铜绿假单胞菌	梭菌	沙门菌
不含药材原粉的口服给药制剂	不得过 1000cfu/g,不得过 100cfu/ml	不得过 100cfu/g 或 100cfu/ml	每 1g 或 1ml 不得检出					
含药材原粉的口服给药制剂	不得过 10000cfu/g（丸剂 30000cfu/g），不得过 500cfu/ml	不得过 100cfu/g 或 100cfu/ml	每 1g 或 1ml 不得检出	应小于 100 个/g,应小于 10 个/ml				
含豆豉、神曲等发酵原粉的口服给药制剂	不得过 100000cfu/g,不得过 1000 个/ml	不得过 500cfu/g,不得过 100 cfu/ml	每 1g 或 1ml 不得检出	应小于 100 个/g,应小于 10 个/ml				

剂型	细菌数	霉菌和酵母菌数	大肠埃希菌	大肠菌群	金黄色葡萄球菌	铜绿假单胞菌	梭菌	沙门菌
用于表皮或黏膜不完整的含药材原粉的局部给药制剂	不得过 1000cfu/g 或 1000cfu/10cm²，不得过 100cfu/ml	100cfu/g 或 100cfu/ml 或 100cfu/10cm²			每 1g、1ml 或 10cm² 不得检出	每 1g、1ml 或 10cm² 不得检出		
用于表皮或黏膜完整的含药材原粉的局部给药制剂	不得过 10000cfu/g 或 10000cfu/10cm²，不得过 100cfu/ml	100cfu/g 或 100cfu/ml 或 100cfu/10cm²			每 1g、1ml 或 10cm² 不得检出	每 1g、1ml 或 10cm² 不得检出		
耳、鼻或呼吸道吸入给药制剂	不得过 100cfu/g 或 100cfu/ml 或 100cfu/10cm²	不得过 10cfu/g 或 100cfu/ml 或 100cfu/10cm²	鼻或呼吸道给药制剂每 1g、1ml 或 10cm² 不得检出		每 1g、1ml 或 10cm² 不得检出	每 1g、1ml 或 10cm² 不得检出		
阴道、尿道给药制剂	不得过 100cfu/g 或 100cfu/ml 或 100cfu/10cm²	小于 10cfu/g 或 100cfu/ml 或 100cfu/10cm²			每 1g、1ml 或 10cm² 不得检出	每 1g、1ml 或 10cm² 不得检出	每 1g、1ml 或 10cm² 不得检出	每 1g、1ml 或 10cm² 不得检出
直肠给药制剂	不得过 1000cfu/g，不得过 100cfu/ml	不得过 100cfu/g 或 100cfu/ml			每 1g 或 1ml 不得检出	每 1g 或 1ml 不得检出		
其他局部给药制剂	不得过 100cfu/g 或 100cfu/ml 或 100cfu/10cm²	不得过 100cfu/g 或 100cfu/ml 或 100cfu/10cm²			每 1g、1ml 或 10cm² 不得检出	每 10g 或 10ml 不得检出		
含动物组织（包括脏器提取物）及动物类原药材粉（蜂蜜、王浆、动物角、阿胶除外）的口服给药制剂	不得过 10000cfu/g（丸剂 30000cfu/g），不得过 500cfu/ml	不得过 100cfu/g 或 100cfu/ml	每 1g 或 1ml 不得检出	应小于 100 个/g，应小于 10 个/ml				每 10g 或 10ml 不得检出
用于手术、烧伤或严重创伤的局部给药制剂	应符合无菌检查法规定							

附录三 《中国药典》2010 年版一部附录中无菌检查法

　　无菌检查法系用于药典要求无菌的药品、原料、辅料及其他品种是否无菌的一种方法。若供试品符合无菌检查法的规定，仅表明了供试品在该检验条件下未发现微生物污染。

　　无菌检查应在环境洁净度 10000 级下的局部洁净度 100 级的单向流空气区域内或隔离系统中进行，其全过程应严格遵守无菌操作，防止微生物污染，防止污染的措施不得影响供试品中微生物的检出。单向流空气区、工作台面及环境应定期按《医药工业洁净室（区）悬浮粒子、浮游菌和沉降菌的测试方法》的国家标准规定进行洁净度验证。隔离系统按相关的要求进行验证，其内部环境的洁净度须符合无菌检查的要求。日常检验还需对试验环境进行监控。

　　无菌检查人员必须具备微生物二专业知识，并经过无菌技术的培训。

参 考 文 献

[1] 元英进等.中药现代化生产技术.北京：化学工业出版社，2000.
[2] 陆彬.中药新剂型与新技术.北京：化学工业出版社，2008.
[3] 董方言.现代实用中药新剂型新技术.北京：人民卫生出版社，2007.
[4] 汪小根.中药制剂技术.北京：人民卫生出版社，2009.
[5] 陈琼.中药制剂技术.北京：中国农业大学出版社，2009.
[6] 国家药典委员会.《中华人民共和国药典》2010年版一部.北京：中国医药科技出版社，2010.
[7] 中华人民共和国卫生部79号令.《药品生产质量管理规范》（2010年修订）.

全国医药高职高专教材可供书目

	书 名	书 号	主 编	主 审	定 价
1	化学制药技术(第二版)	15947	陶 杰	李健雄	32.00
2	生物与化学制药设备	7330	路振山	苏怀德	29.00
3	实用药理基础	5884	张 虹	苏怀德	35.00
4	实用药物化学	5806	王质明	张 雪	32.00
5	实用药物商品知识(第二版)	07508	杨群华	陈一岳	45.00
6	无机化学	5826	许 虹	李文希	25.00
7	现代仪器分析技术	5883	郭景文	林瑞超	28.00
8	中药炮制技术(第二版)	15936	李松涛	孙秀梅	35.00
9	药材商品鉴定技术(第二版)	16324	林 静	李 峰	48.00
10	药品生物检定技术(第二版)	09258	李榆梅	张晓光	28.00
11	药品市场营销学	5897	严 振	林建宁	28.00
12	药品质量管理技术	7151	负亚明	刘铁城	29.00
13	药品质量检测技术综合实训教程	6926	张 虹	苏 勤	30.00
14	中药制药技术综合实训教程	6927	蔡翠芳	朱树民 张能荣	27.00
15	药品营销综合实训教程	6925	周晓明 邱秀荣	张李锁	23.00
16	药物制剂技术	7331	张 劲	刘立津	45.00
17	药物制剂设备(上册)	7208	谢淑俊	路振山	27.00
18	药物制剂设备(下册)	7209	谢淑俊	刘立津	36.00
19	药学微生物基础技术(修订版)	5827	李榆梅	刘德容	28.00
20	药学信息检索技术	8063	周淑琴	苏怀德	20.00
21	药用基础化学(第二版)	15089	戴静波	许莉勇	38.00
22	药用有机化学	7968	陈任宏	伍焜贤	33.00
23	药用植物学(第二版)	15992	徐世义 埞榜琴		39.00
24	医药会计基础与实务(第二版)	08577	邱秀荣	李端生	25.00
25	有机化学	5795	田厚伦	史达清	38.00
26	中药材 GAP 概论	5880	王书林	苏怀德 刘先齐	45.00
27	中药材 GAP 技术	5885	王书林	苏怀德 刘先齐	60.00
28	中药化学实用技术	5800	杨 红	裴妙荣	23.00
29	中药制剂技术(第二版)	16409	张 杰	金兆祥	36.00
30	中医药基础	5886	王满恩	高学敏 钟赣生	40.00
31	实用经济法教程	8355	王静波	潘嘉玮	29.00
32	健身体育	7942	尹士优	张安民	36.00
33	医院与药店药品管理技能	9063	杜明华	张 雪	21.00
34	医药药品经营与管理	9141	孙丽冰	杨自亮	19.00
35	药物新剂型与新技术	9111	刘素梅	王质明	21.00
36	药物制剂知识与技能教材	9075	刘一	王质明	34.00
37	现代中药制剂检验技术	6085	梁延寿	屠鹏飞	32.00
38	生物制药综合应用技术	07294	李榆梅	张 虹	19.00
39	药物制剂设备	15963	路振山	王竟阳	39.80

欲订购上述教材，请联系我社发行部：010-64519689，64518888；
责任编辑　陈燕杰　64519363
如果您需要了解详细的信息，欢迎登录我社网站：www.cip.com.cn